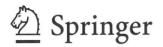

编 著 〔美〕惠培（Pei Hui）
〔美〕纳塔利娅·布佐（Natalia Buza）
主 译 郑兴征 詹 阳
副主译 钟萍萍 何春燕
主 审 惠 培 金玉兰

Atlas of
Intraoperative Frozen
Section Diagnosis in
Gynecologic Pathology

妇科病理术中
冰冻诊断图谱

北京科学技术出版社

First published in English under the title
Atlas of Intraoperative Frozen Section Diagnosis in Gynecologic Pathology
by Pei Hui and Natalia Buza
Copyright © Springer International Publishing Switzerland, 2015
This edition has been translated and published under licence from
Springer Nature Switzerland AG.

著作权合同登记号　图字：01-2024-2392

图书在版编目（**CIP**）数据

妇科病理术中冰冻诊断图谱 /（美）惠培 (Pei Hui),
（美）纳塔利娅·布佐 (Natalia Buza) 编著；郑兴征，
詹阳主译 .— 北京 : 北京科学技术出版社，2024.10
　　书名原文 : Atlas of Intraoperative Frozen
Section Diagnosis in Gynecologic Pathology
　　ISBN 978-7-5714-3913-2

　　Ⅰ . ①妇… Ⅱ .①惠… ②纳… ③郑… ④詹… Ⅲ .
①妇科病—肿瘤—切片 (生物学)—诊断—图谱 Ⅳ .
① R737.304.3-64

中国国家版本馆 CIP 数据核字 (2024) 第 087405 号

责任编辑：杨　帆
责任校对：贾　荣
封面设计：北京永诚天地艺术设计有限公司
图文制作：北京永诚天地艺术设计有限公司
责任印制：吕　越
出 版 人：曾庆宇
出版发行：北京科学技术出版社
社　　址：北京西直门南大街16号
邮政编码：100035
电　　话：0086-10-66135495（总编室）　　0086-10-66113227（发行部）
网　　址：www.bkydw.cn
印　　刷：北京顶佳世纪印刷有限公司
开　　本：889 mm×1194 mm　1/16
字　　数：300千字
印　　张：18.5
版　　次：2024年10月第1版
印　　次：2024年10月第1次印刷
ISBN 978-7-5714-3913-2

定　　价：268.00元

译者名单

主　译

郑兴征　首都医科大学附属北京妇产医院

詹　阳　首都医科大学附属北京妇产医院

副主译

钟萍萍　首都医科大学附属北京妇产医院

何春燕　首都医科大学附属北京妇产医院

主　审

惠　培　美国耶鲁大学医学院

金玉兰　首都医科大学附属北京妇产医院

译校者（以姓氏笔画为序）

于双妮　中国医学科学院北京协和医院

于海云　首都医科大学附属北京妇产医院

马建慧　首都医科大学燕京医学院

王　昀　中国人民解放军总医院第一医学中心

王志强　首都医科大学附属北京妇产医院

王爱春　北京市海淀区妇幼保健院

支文雪　首都医科大学附属北京妇产医院

毛美玲　中日友好医院

吕　佳　大同市第一人民医院

杨安强　上海市长宁区妇幼保健院

陈佳敏　首都医科大学附属北京地坛医院

姚　倩　北京大学肿瘤医院

磨　娜　首都医科大学附属北京妇产医院

前　言

本书的创作灵感源于我们在临床实践中解决术中病理会诊难题的经验积累。医疗机构中，冰冻切片标本最常见的来源是妇科肿瘤组织，然而，由于妇科肿瘤种类繁多，加之形态多样，因此，冰冻诊断往往很困难。书中介绍了妇科肿瘤重要的临床特征、大体病理和镜下特征，着重关注术中冰冻诊断的适应证、局限性及潜在的诊断陷阱，强调识别疾病关键特征的诊断要点，并讨论了冰冻诊断对临床外科手术方案决策的影响。本书旨在为参与术中诊断的病理医师提供详尽的术中病理诊断指导。

本书疾病的一般分类遵循2014版世界卫生组织（WHO）女性生殖系统肿瘤分类。书中对每种疾病进行简明描述，配以丰富的高质量新鲜大体和冰冻切片显微镜下图像进行说明，帮助读者识别疾病的组织形态学特征，可作为术中诊断期间快速查阅的参考书。本书不仅对常见疾病的术中诊断进行详细阐述，也对不常见疾病的诊断进行了简要介绍。需要强调的是，并没有适用于临床实践的术中病理诊断标准指南，事实上，提供统一的冰冻诊断规范是困难的，因为不同的医院，甚至同一医院内不同的妇科肿瘤专家对术中冰冻诊断的适应证都有不同的认识，且差异很大。

在冰冻诊断中，如果没有其他的辅助手段，我们基本上要回归传统的形态学，必须依赖于可用的大体图像和冰冻切片，根据不同的、高质量的形态学图像做出诊断。本书充分利用了耶鲁-纽黑文医院杰出的妇科病理医师们精心收集整理的妇科病理标本。我们感谢布莱恩·韦斯特博士对耶鲁大学妇科病理学发展的领导和支持，感谢我们的病理住院医师在为各种妇科标本拍摄高质量的大体图像时所做的努力。特别感谢耶鲁斯迈洛癌症医院术中冰冻诊断实验室的技术人员，读者从本书中欣赏到的高质量的冰冻切片图像正是他们提供的。

惠　培（Pei Hui，MD）

纳塔利娅·布佐（Natalia Buza，MD）

美国康涅狄格州纽黑文

目 录

1 妇科病理术中冰冻诊断概述 ·· 1

妇科病理术中冰冻诊断的目的 ·· 1

冰冻切片样本的评估和取材 ·· 1

冰冻切片病理诊断分析 ·· 1

冰冻诊断成功的策略 ·· 2

参考文献 ·· 2

2 外阴及阴道 ·· 5

概述 ·· 5

鳞状上皮病变（Squamous Lesions） ·· 5

良性鳞状上皮病变（Benign Squamous Lesions） ···························· 5

鳞状上皮内病变（Squamous Intraepithelial Lesion，SIL）/ 外阴和

阴道上皮内瘤变（Vulvar and Vaginal Intraepithelial Neoplasia，

VIN and VAIN） ·· 6

鳞状细胞癌（Squamous Cell Carcinoma，SCC） ···························· 7

浅表浸润性鳞状细胞癌（Superficially Invasive Squamous

Cell Carcinoma） ··· 11

基底细胞癌（Basal Cell Carcinoma） ······································ 11

腺性病变（Glandular Lesions） ··· 13

良性腺性病变（Benign Glandular Lesions） ································· 13

外阴 Paget 病（Vulvar Paget Disease） ···································· 14

巴氏腺 / 前庭大腺癌（Bartholin Gland Carcinomas） ····················· 15

乳腺型腺癌（Adenocarcinoma of the Mammary Type） ····················· 15

间叶性肿瘤（Mesenchymal Tumors） ······································ 16

侵袭性血管黏液瘤（Aggressive Angiomyxoma） ···························· 16

纤维上皮性间质息肉（Fibroepithelial Stromal Polyp） ······················ 16

肉芽组织（Granulation Tissue） ·· 17

术后梭形细胞结节（Postoperative Spindle Cell Nodule） ···················· 17

　　血管肌纤维母细胞瘤（Angiomyofibroblastoma）·················17

　　平滑肌瘤和平滑肌肉瘤（Leiomyoma and Leiomyosarcoma）·········18

　　葡萄状横纹肌肉瘤（Botryoid Rhabdomyosarcoma）/ 葡萄状肉瘤

　　　（Sarcoma Botryoides）··············18

　　近端型上皮样肉瘤（Proximal Epithelioid Sarcoma）·············20

　　颗粒细胞瘤（Granular Cell Tumor）··············20

　杂类肿瘤（Miscellaneous Tumors）··············20

　　恶性黑色素瘤（Malignant Melanoma）··············20

　　淋巴瘤（Lymphomas）··············21

　　原发性卵黄囊瘤（Primary Yolk Sac Tumor）··············21

　　透明细胞癌（Clear Cell Carcinoma）··············21

　参考文献··············21

3 宫颈··············23

　概述··············23

　宫颈瘤样病变（Tumorlike Conditions of the Cervix）··············23

　　宫颈内膜息肉（Endocervical Polyp）··············23

　　隧道样腺丛（Tunnel Clusters）··············24

　　深部纳氏囊肿（Deep Nabothian Cyst）··············24

　　小叶状和弥漫性层状宫颈内膜腺体增生（Lobular

　　　and Diffuse Laminar Endocervical Glandular Hyperplasia）··············25

　　微腺体增生（Microglandular Hyperplasia，MGH）··············26

　　慢性宫颈炎（Chronic Endocervicitis）··············27

　　淋巴瘤样病变（Lymphoma-Like Lesions）··············27

　　阿 - 斯反应（Arias-Stella Reaction）··············27

　　中肾管增生（Mesonephric Hyperplasia）··············28

　　宫颈内膜异位症（Endocervicosis）··············28

　　子宫内膜异位症（Endometriosis）··············28

　　输卵管子宫内膜样化生（Tubo-endometrial Metaplasia）··············28

　　鳞状上皮化生（Squamous Metaplasia）··············28

　　移行上皮化生（Transitional Metaplasia）··············29

　鳞状细胞癌（Squamous Cell Carcinoma，SCC）··············29

　　鳞状上皮内病变（Squamous Intraepithelial Lesion）··············29

　　浸润性鳞状细胞癌（Invasive Squamous Cell Carcinoma）··············29

　宫颈腺癌（Adenocarcinoma of the Cervix）··············32

　　宫颈原位腺癌（Endocervical Adenocarcinoma In Situ，AIS）··············32

　　普通型浸润性宫颈腺癌［Invasive Endocervical Adenocarcinoma

　　　（Usual Type）］··············33

宫颈腺癌的组织学亚型 ………………………………………………………35

　　绒毛管状腺癌（Villoglandular Adenocarcinoma）………………………35

　　子宫内膜样癌（Endometrioid Adenocarcinoma）………………………36

　　黏液性癌（Mucinous Carcinomas）………………………………………37

　　毛玻璃细胞癌（Glassy Cell Carcinoma）………………………………38

　　腺鳞癌（Adenosquamous Carcinoma）…………………………………39

　　腺样基底细胞癌（Adenoid Basal Carcinoma）…………………………40

　　腺样囊性癌（Adenoid Cystic Carcinoma）……………………………40

　　中肾管腺癌（Mesonephric Adenocarcinoma）…………………………41

　　浆液性癌（Serous Carcinoma）…………………………………………41

　　透明细胞癌（Clear Cell Carcinoma）…………………………………41

　　神经内分泌癌（Neuroendocrine Carcinomas）…………………………43

　　转移性癌（Metastatic Carcinomas）……………………………………44

间叶性肿瘤和混合性上皮 – 间叶肿瘤（Mesenchymal Tumors and Mixed
　　Epithelial and Mesenchymal Tumors）……………………………………44

　　平滑肌肿瘤（Smooth Muscle Tumors）…………………………………44

　　米勒管腺肉瘤（Mullerian Adenosarcoma）……………………………45

　　恶性米勒混合瘤（癌肉瘤，Malignant Mixed Mullerian Tumor,
　　　Carcinosarcoma）…………………………………………………………45

淋巴瘤（Lymphomas）…………………………………………………………45

参考文献 ………………………………………………………………………47

4　子宫内膜上皮性病变 ……………………………………………………51

概述 ……………………………………………………………………………51

冰冻诊断适应证 ………………………………………………………………52

术中冰冻标本的处理 …………………………………………………………52

瘤样病变（Tumorlike Conditions）…………………………………………52

　　子宫内膜息肉（Endometrial Polyp）……………………………………52

　　化生性和反应性改变（Metaplastic and Reactive Changes）…………54

　　阿 - 斯反应（Arias–Stella Reaction）……………………………………54

子宫内膜增生（Endometrial Hyperplasia）…………………………………54

子宫内膜样癌（Endometrioid Adenocarcinoma）……………………………58

黏液性癌（Mucinous Carcinoma）……………………………………………65

浆液性癌（Serous Carcinoma）………………………………………………65

透明细胞癌（Clear Cell Carcinoma，CCC）………………………………70

未分化癌和去分化癌（Undifferentiated Carcinoma and Dedifferentiated
　　Carcinoma）…………………………………………………………………74

神经内分泌癌（Neuroendocrine Carcinoma）………………………………74

混合性癌（Mixed Carcinoma）···75

转移性癌（Metastatic Carcinoma）··································76

参考文献···78

5 子宫间叶性肿瘤 ···81

概述···81

平滑肌肿瘤（Smooth Muscle Tumors）·······························82

　普通型平滑肌瘤（Conventional Leiomyoma）·······················82

　平滑肌瘤亚型（Leiomyoma Variants）····························85

　伴少见生长方式和（或）临床行为的平滑肌肿瘤（Leiomyomas with
　Unusual Growth Pattern and/or Clinical Behavior）···············91

　平滑肌肉瘤（Leiomyosarcoma）···································94

　变异型平滑肌肉瘤（Leiomyosarcoma Variants）···················97

　恶性潜能未定的平滑肌肿瘤（Smooth Muscle Tumors of Uncertain
　Malignant Potential，STUMP）··································99

子宫内膜间质肿瘤（Endometrial Stromal Tumors）···················101

　子宫内膜间质结节（Endometrial Stromal Nodule，ESN）············101

　低级别子宫内膜间质肉瘤（Low-Grade Endometrial Stromal Sarcoma，
　LGESS）···103

　高级别子宫内膜间质肉瘤（High-Grade Endometrial Stromal Sarcoma，
　HGESS）···104

混合性上皮-间叶肿瘤（Mixed Epithelial and Mesenchymal Tumors）······105

　腺肌瘤（Adenomyoma）··105

　非典型息肉样腺肌瘤（Atypical Polypoid Adenomyoma，APA）·········106

　米勒管腺肉瘤（Mullerian Adenosarcoma）························106

　恶性米勒混合瘤/癌肉瘤（Malignant Mixed Mullerian Tumor，
　MMMT/Carcinosarcoma）··109

其他子宫间叶性肿瘤及子宫杂类肿瘤（Other Mesenchymal and
Miscellaneous Uterine Tumors）·····································110

　未分化子宫肉瘤（Undifferentiated Uterine Sarcoma）··············111

　类似于卵巢性索肿瘤的子宫肿瘤（Uterine Tumor Resembling
　Ovarian Sex-Cord Tumor，UTROSCT）···························112

　炎性肌纤维母细胞瘤（Inflammatory Myofibroblastic Tumor，
　IMT）··113

　血管周上皮样细胞肿瘤（Perivascular Epithelioid Cell Tumor，
　PEComa）···113

　腺瘤样瘤（Adenomatoid Tumor）··································113

参考文献··114

6　宫内妊娠与妊娠滋养细胞疾病 ·· 117

概述 ··· 117

宫内妊娠（Intrauterine Pregnancy） ······································· 117

葡萄胎（Hydatidiform Mole） ··· 118

完全性葡萄胎（Complete Hydatidiform Mole，CHM） ·············· 118

部分性葡萄胎（Partial Hydatidiform Mole，PHM） ················· 120

侵袭性葡萄胎（Invasive Hydatidiform Mole） ·························· 120

妊娠滋养细胞肿瘤（Gestational Trophoblastic Tumors） ········· 121

妊娠绒毛膜癌（Gestational Choriocarcinoma，CC） ·················· 121

胎盘部位滋养细胞肿瘤（Placental Site Trophoblastic Tumor，

PSTT） ·· 122

上皮样滋养细胞肿瘤（Epithelioid Trophoblastic Tumor，ETT） ······ 123

非肿瘤性病变（Tumorlike Conditions） ··································· 124

胎盘部位超常反应（Exaggerated Placental Site Reaction，EPS） ······ 124

胎盘部位结节（Placental Site Nodule，PSN） ·························· 124

参考文献 ·· 124

7　输卵管 ·· 125

概述 ··· 125

输卵管原发性肿瘤（Primary Tumors of the Fallopian Tube） ·········· 125

浆液性腺纤维瘤（Serous Adenofibroma） ································· 125

浆液性交界性肿瘤 / 非典型增生性浆液性肿瘤（Serous Borderline

Tumor/Atypical Proliferative Serous Tumor，SBT/APST） ········· 125

输卵管浆液性上皮内癌（Serous Tubal Intraepithelial Carcinoma，

STIC） ·· 125

高级别浆液性癌（浸润性）［High-Grade Serous Carcinoma

（Invasive）］ ·· 127

腺瘤样瘤（Adenomatoid Tumor） ··· 128

输卵管转移性肿瘤（Metastatic Tumors of the Fallopian） ········· 129

女性生殖道来源（Gynecologic Primaries） ································ 129

非女性生殖道来源（Non-gynecologic Primaries） ······················ 129

输卵管非肿瘤性 / 反应性病变（Nonneoplastic/Reactive Lesions of the

Fallopian Tube） ·· 129

输卵管上皮增生（Tubal Epithelial Hyperplasia） ····················· 129

胚胎残件 / 囊肿（Embryonic Remnants/Cysts） ························ 131

子宫内膜异位症（Endometriosis） ·· 131

急性、慢性输卵管炎（Salpingitis：Acute and Chronic） ············ 132

异位妊娠（Ectopic Pregnancy） ·· 132

降低风险的输卵管 - 卵巢切除术标本（Risk-Reducing Salpingo-

oophorectomy Specimens）·· 132

参考文献 ··· 134

8　卵巢上皮性肿瘤 ··· 137

概述 ·· 137

卵巢浆液性肿瘤（Serous Ovarian Tumors）························· 137

浆液性囊腺瘤（Serous Cystadenoma）··························· 137

浆液性囊腺纤维瘤 / 腺纤维瘤（Serous Cystadenofibroma/

Adenofibroma）··· 139

浆液性交界性肿瘤 / 非典型增生性浆液性肿瘤（Serous Borderline

Tumor/Atypical Proliferative Serous Tumor, SBT/APST）··············· 141

SBT/APST 微乳头亚型（非浸润性低级别浆液性癌）［SBT/APST

Micropapillary Variant（Noninvasive Low-Grade Serous

Carcinoma）］··· 143

浸润性低级别浆液性癌（Low-Grade Serous Carcinoma,

LGSC）··· 144

SBT/APST 伴非浸润性腹膜种植［Peritoneal Implants of SBT/APST

（Noninvasive）］··· 146

浆液性肿瘤累及淋巴结（Lymph Node Involvement by Serous

Tumors）··· 147

高级别浆液性癌（High-Grade Serous Carcinoma, HGSC）············· 148

卵巢黏液性肿瘤（Mucinous Ovarian Tumors）···················· 151

黏液性囊腺瘤（Mucinous Cystadenoma）······················· 151

黏液性交界性肿瘤 / 非典型增生性黏液性肿瘤

（Mucinous Borderline Tumor/Atypical Proliferative

Mucinous Tumor, MBT/APMT）······························· 153

黏液性癌（Mucinous Carcinoma）···························· 156

卵巢黏液性肿瘤伴附壁结节（Mucinous Ovarian Tumors with Mural

Nodules）··· 158

子宫内膜样肿瘤（Endometrioid Tumors）······················· 158

子宫内膜样腺纤维瘤（Endometrioid Adenofibroma）··············· 158

子宫内膜样交界性肿瘤 / 非典型增生性子宫内膜样肿瘤

（Endometrioid Borderline Tumor/Atypical Proliferative

Endometrioid Tumor, EBT/APET）·························· 160

子宫内膜样癌（Endometrioid Adenocarcinoma）················· 160

透明细胞肿瘤（Clear Cell Tumors）·························· 165

透明细胞囊腺瘤 / 腺纤维瘤（Clear Cell Cystadenoma/Adenofibroma）···· 165

透明细胞交界性肿瘤 / 非典型增生性透明细胞肿瘤（Clear Cell
Borderline Tumor/Atypical Proliferative Clear Cell Tumor） ············· 166

透明细胞癌（Clear Cell Carcinoma） ······························· 167

Brenner 瘤（Brenner Tumors） ······································ 170

良性 Brenner 瘤（Benign Brenner Tumor） ······················· 170

交界性 / 非典型增生性 Brenner 瘤（Borderline/Atypical
Proliferative Brenner Tumor） ································· 172

恶性 Brenner 瘤（Malignant Brenner Tumor） ····················· 173

混合性上皮 – 间叶肿瘤（Mixed Epithelial–Mesenchymal Tumors） ········· 176

癌肉瘤（恶性米勒混合瘤）（Carcinosarcoma, Malignant Mixed
Mullerian Tumor，MMMT） ································ 176

参考文献 ··· 177

9　卵巢生殖细胞肿瘤 ·· 181

概述 ··· 181

无性细胞瘤（Dysgerminoma） ·· 181

卵黄囊瘤（Yolk Sac Tumor，YST） ··································· 183

非妊娠绒毛膜癌（Choriocarcinoma，Non–gestational） ················· 184

胚胎性癌（Embryonal Carcinoma） ···································· 186

混合性生殖细胞肿瘤（Mixed Germ Cell Tumor） ······················ 186

畸胎瘤（Teratomas） ·· 187

成熟性畸胎瘤（Mature Teratoma）/ 成熟性囊性畸胎瘤（Mature Cystic
Teratoma）/ 皮样囊肿（Dermoid Cyst） ······················· 187

未成熟性畸胎瘤（Immature Teratoma） ··························· 189

单胚层畸胎瘤（Monodermal Teratomas） ·························· 190

混合性生殖细胞和性索间质肿瘤（Mixed Germ Cell and Sex–Cord
Stromal Tumors） ·· 196

性腺母细胞瘤（Gonadoblastoma） ······························· 196

参考文献 ··· 197

10　卵巢性索间质肿瘤 ·· 199

概述 ··· 199

纤维瘤（Fibroma） ·· 199

卵泡膜细胞瘤（Thecoma） ·· 202

黄素化卵泡膜细胞瘤伴硬化性腹膜炎（Luteinized Thecoma with
Sclerosing Peritonitis） ·· 203

成人型颗粒细胞瘤（Adult Granulosa Cell Tumor，AGCT） ·············· 203

幼年型颗粒细胞瘤（Juvenile Granulosa Cell Tumor，JGCT） ··········· 209

支持 – 间质细胞瘤（Sertoli–Leydig Cell Tumor，SLCT）······················ 212

支持细胞瘤（Sertoli Cell Tumor）···················· 217

睾丸型间质细胞瘤（Leydig 细胞瘤，Leydig Cell Tumor）·················· 218

非特异性类固醇细胞瘤〔Steroid Cell Tumor，Not Otherwise

　　Specified（NOS）〕·················· 219

硬化性间质瘤（Sclerosing Stromal Tumor）·················· 222

印戒样间质瘤（Signet–Ring Stromal Tumor）·················· 222

微囊性间质瘤（Microcystic Stromal Tumor）·················· 224

纤维肉瘤（Fibrosarcoma）·················· 224

参考文献·················· 224

11　卵巢非肿瘤性病变及原发性杂类肿瘤 ················ 227

概述·················· 227

卵巢非肿瘤性病变（Nonneoplastic Lesions of the Ovary）·················· 227

　皮质包涵囊肿（Cortical Inclusion Cysts）·················· 227

　囊状滤泡 / 滤泡囊肿（Cystic Follicle/Follicle Cyst）·················· 227

　囊状黄体 / 黄体囊肿（Cystic Corpus Luteum/

　　Corpus Luteum Cyst）·················· 229

　子宫内膜异位症 / 子宫内膜异位囊肿（Endometriosis/Endometriotic

　　Cyst）·················· 229

　（卵巢固有）间质卵泡膜细胞增生（Stromal Hyperthecosis）·················· 232

　巨大水肿（Massive Edema）·················· 233

　卵巢扭转（Ovarian Torsion）·················· 233

　表面乳头状间质增生（Surface Papillary Stromal Proliferation）·················· 234

　输卵管卵巢脓肿（Tubo–ovarian Abscess）·················· 234

卵巢原发性杂类肿瘤（Miscellaneous Primary Ovarian Tumors）·················· 234

　淋巴瘤（Lymphomas）·················· 234

　高钙血症型小细胞癌（Small Cell Carcinoma, Hypercalcemic Type）·················· 235

　肺型小细胞癌（Small Cell Carcinoma, Pulmonary Type）·················· 237

参考文献·················· 237

12　卵巢转移性肿瘤 ················ 239

概述·················· 239

胃肠道（Gastrointestinal Tract）·················· 240

　肠腺癌（Intestinal Adenocarcinoma）·················· 240

　具有印戒细胞特征的转移性腺癌 / 克鲁肯贝格瘤（Metastatic

　　Adenocarcinoma with Signet– Ring Cells/Krukenberg Tumor）·················· 242

　胰胆管系统腺癌（Pancreatobiliary Adenocarcinomas）·················· 244

阑尾肿瘤（Appendiceal Tumors）·· 245

低级别阑尾黏液性肿瘤（Low-Grade Appendiceal Mucinous Neoplasm,
LAMN）··· 245

乳腺（Breast）··· 249

女性生殖器官（Gynecologic Organs）·· 251

普通型宫颈腺癌（Cervical Adenocarcinoma，Usual Type）·············· 251

子宫内膜癌（Endometrial Adenocarcinoma）······························ 251

参考文献 ·· 253

13　腹膜 ··· 255

概述 ·· 255

米勒管型上皮性肿瘤（Mullerian Epithelial Tumors）························· 255

间皮肿瘤（Mesothelial Tumors）··· 255

恶性间皮瘤（Malignant Mesothelioma）·································· 255

高分化乳头状间皮瘤（Well-Differentiated Papillary Mesothelioma）······ 257

间叶性肿瘤（Mesenchymal Tumors）··· 257

腹膜播散性平滑肌瘤病（Leimyomatosis Peritonealis Disseminata）········ 257

胃肠道间质瘤（Gastrointestinal Stromal Tumor，GIST）················· 258

起源不明的肿瘤（Tumors of Uncertain Histogenesis）······················· 260

促纤维增生性小圆细胞肿瘤（Desmoplastic Small Round Cell Tumor,
DSRCT）··· 260

转移性肿瘤（Metastatic Tumors）·· 261

腹膜假黏液瘤（Pseudomyxoma Peritonei）······························ 261

转移性癌（Metastatic Carcinomas）····································· 263

非肿瘤性/反应性病变（Nonneoplastic/Reactive Conditions）············· 263

反应性间皮细胞增殖/增生（Reactive Mesothelial Proliferation /
Hyperplasia）··· 263

子宫内膜异位症（Endometriosis）·· 264

输卵管内膜异位症（Endosalpingiosis）··································· 265

宫颈内膜异位症（Endocervicosis）······································· 265

腹膜包涵囊肿（Peritoneal Inclusion Cyst）······························ 266

参考文献 ·· 267

索　引 ··· 269

妇科病理术中冰冻诊断概述

妇科病理术中冰冻诊断的目的

冰冻诊断的主要作用是对术中送检组织做出尽可能准确、迅速的评估，并将诊断结果有效地传达给手术医师，以指导对患者的后续手术处理[1-4]。

为发挥这一作用，冰冻诊断医师应完成以下工作：

- 评估是否存在恶性肿瘤
- 评估肿瘤的原发部位、组织学类型和分级
- 评估肿瘤局部浸润和远处转移的程度

因后续临床或诊断的需要，妇科病理术中冰冻诊断也可用于[2]：

- 药物敏感性和耐药性测试的病变组织取材
- 辅助诊断研究（分子检测、核型分析、电子显微镜等）的病变组织取材

进行冰冻诊断可能还出于以下考虑：

- 保留生育功能
- 减轻患者和家属的焦虑
- 针对疾病进展和预后的后续风险评估
- 预估治疗方案的费用

然而，目前外科医师术中冰冻诊断的申请并没有标准的规范。冰冻诊断的适应证在不同医疗机构之间存在很大差异，甚至同一机构内的妇科肿瘤医师之间也有不同的观点。原则上，只要其结果能指导患者的后续手术或其他医疗处置[2,5]，术中冰冻诊断的需求即可以认为是合理的。需要强调的是，冰冻诊断的临床价值只有建立在病理医师拥有丰富的医学知识和外科医师合理运用的基础上才能实现，其最终目的是为患者服务[6]。

冰冻切片样本的评估和取材

在进行冰冻诊断之前，认真查阅临床信息并了解冰冻诊断的临床期望，是术中冰冻诊断成功的关键。许多拟行冰冻诊断的样本是有特定临床问题的，这提示我们关注肉眼检查，以识别有意义的病变。当临床指征或标本定位不明确时，应及时与手术医师沟通，以确定病变并选取合适的部位取材进行冰冻诊断。

冰冻切片病理诊断分析

由于外科医师和病理医师的共同参与，冰冻诊断常常在术中提供最具决定性的建议。在常规病理学检查中，冰冻诊断与石蜡组织学诊断符合率为96.5%~98.5%[7-9]，平均符合率为96.8%，中位符合率为97.4%[8]。诊断不一致的常见原因包括对冰冻切片的误判（解读错误）、石蜡包埋后再切片与原冰冻切片可能存在不一致，以及冰冻切片取材的抽样误差[9]。

在妇科病理诊断中，冰冻诊断是评估肿瘤局部扩散的重要手段，可用于指导子宫内膜癌患者术中是否进行淋巴结清扫和（或）网膜切除。研究证实，冰冻诊断与最终石蜡切片诊断符合率一

般很高，肿瘤分级符合率为88%~89.9%，肌层浸润深度符合率为85.4%~98.2%，宫颈受累符合率为100%，淋巴管血管侵犯符合率为92.4%[10-12]。在卵巢癌中，原发性肿瘤的冰冻诊断总体准确率为80.7%~97.1%[13,14]，转移性肿瘤的冰冻诊断准确率为78.8%~90%[15,16]。

虽然病理医师应该尽最大努力做出精准、快速的诊断，但在许多情况下，冰冻切片的评估并不完美。冰冻诊断本身的局限性需要仔细考虑，病理医师和外科医师之间也需要充分沟通。与福尔马林固定石蜡包埋组织制备的常规病理诊断明显不同的是，冰冻切片的评估受到组织质量不佳、组织加工（冷冻和切片）假象、不同组织染色质量不同、冷冻时间限制及缺乏辅助研究工具的限制。影响冰冻诊断的其他重要因素包括病理学家的经验、是否有机会与其他病理医师/专科病理医师讨论、病理实习生的参与、是否有术前诊断标本、同时多台术中冰冻切片及技术问题（例如，仪器、工作人员的技术技能）[17]。

冰冻诊断成功的策略

- 了解临床病史、冰冻诊断的原因和手术处理策略
- 在术前预先了解患者先前的相关样本
- 对大体标本进行彻底检查，选择合适的区域取材
- 提供简明的冰冻诊断报告，然后与外科医师进行有效沟通
- 有疑问时，向经验丰富的同事征求意见
- 在冰冻诊断过程中及时与外科医师讨论，有助于解决疑难病例和异常或意外的发现，并在需要时获取额外的临床信息
- 病理医师应该排除由焦虑的外科医师带来的干扰和压力
- 冰冻诊断不能代替样本的整体评估。获得恰当的冰冻诊断比花费大量精力取材以期获得"理想"诊断更重要
- 处理小的组织样本时，应保证在不影响冰冻诊断

的情况下，尽可能留取福尔马林固定的可长期保存的组织
- 参与冰冻切片－石蜡切片诊断质控有助于持续提高病理医师的业务水平[18]
- 病理医师应与外科医师建立长期的、相互尊重的工作关系

（郑兴征　译）

参考文献

1. Stout AP. Frozen section diagnosis in surgery. Surg Clin North Am. 1956;335–44.
2. Kindschi GW. Frozen sections. Their use and abuse. JAMA. 1984;251:2559–60.
3. Lechago J. The frozen section: pathology in the trenches. Arch Pathol Lab Med. 2005;129:1529–31.
4. Gal AA, Cagle PT. The 100-year anniversary of the description of the frozen section procedure. JAMA. 2005;294:3135–7.
5. Ackerman LV, Ramirez GA. The indications for and limitations of frozen section diagnosis; a review of 1269 consecutive frozen section diagnoses. Br J Surg. 1959;46:336–50.
6. Taxy JB. Frozen section and the surgical pathologist: a point of view. Arch Pathol Lab Med. 2009;133:1135–8.
7. Novis DA, Gephardt GN, Zarbo RJ. Interinstitutional comparison of frozen section consultation in small hospitals: a College of American Pathologists Q-Probes study of 18,532 frozen section consultation diagnoses in 233 small hospitals. Arch Pathol Lab Med. 1996;120:1087–93.
8. Howanitz PJ, Hoffman GG, Zarbo RJ. The accuracy of frozen-section diagnoses in 34 hospitals. Arch Pathol Lab Med. 1990;114:355–9.
9. Gephardt GN, Zarbo RJ. Interinstitutional comparison of frozen section consultations. A college of American Pathologists Q-Probes study of 90,538 cases in 461 institutions. Arch Pathol Lab Med. 1996;120:804–9.
10. Stephan JM, Hansen J, Samuelson M, McDonald M, Chin Y, Bender D, et al. Intra-operative frozen section results reliably predict final pathology in endometrial cancer. Gynecol Oncol. 2014;133:499–505.
11. Karabagli P, Ugras S, Yilmaz BS, Celik C. The evaluation of reliability and contribution of frozen section pathology to staging endometrioid adenocarcinomas. Arch Gynecol Obstet. 2015;292(2): 391–7.
12. Turan T, Oguz E, Unlubilgin E, Tulunay G, Boran N, Demir OF, Kose MF. Accuracy of frozen-section examination for myometrial invasion and grade in endometrial cancer. Eur J

Obstet Gynecol Reprod Biol. 2013;167:90–5.

13. Bige O, Demir A, Saygili U, Gode F, Uslu T, Koyuncuoglu M. Frozen section diagnoses of 578 ovarian tumors made by pathologists with and without expertise on gynecologic pathology. Gynecol Oncol. 2011;123:43–6.

14. Malipatil R, Crasta JA. How accurate is intraoperative frozen section in the diagnosis of ovarian tumors? J Obstet Gynaecol Res. 2013;39:710–3.

15. Stewart CJ, Brennan BA, Hammond IG, Leung YC, McCartney AJ. Accuracy of frozen section in distinguishing primary ovarian neoplasia from tumors metastatic to the ovary. Int J Gynecol Pathol. 2005;24:356–62.

16. Aslam MF, Ghayoori R, Khulpateea N. Adnexal masses: relative accuracy of sonography and frozen section in predicting final pathology. Int J Gynecol Pathol. 2010;30:187–9.

17. Novis DA, Zarbo RJ. Interinstitutional comparison of frozen section turnaround time. A College of American Pathologists Q-Probes study of 32868 frozen sections in 700 hospitals. Arch Pathol Lab Med. 1997;121:559–67.

18. Raab SS, Tworek JA, Souers R, Zarbo RJ. The value of monitoring frozen section-permanent section correlation data over time. Arch Pathol Lab Med. 2006;130:337–42.

外阴及阴道

概述

外阴肿瘤性病变的组织学分类和阴道部位的完全相同，分为鳞状上皮、腺上皮、色素细胞及间叶性肿瘤。鳞状细胞癌是外阴和阴道最常见的原发性恶性肿瘤，大多数病例与人乳头瘤病毒感染相关。鳞状上皮内病变是鳞状细胞癌最常见的癌前病变。传统的米勒源性腺癌是外阴和阴道的罕见恶性肿瘤。乳腺外佩吉特（Paget）病是一种特殊的腺上皮恶性病变，很少发生浸润。过去，阴道原发性透明细胞癌因与宫内使用己烯雌酚相关而闻名，现在非常罕见了。黑色素瘤占外阴恶性肿瘤的5%，并且能够广泛转移。包括良性血管肌纤维母细胞瘤和深部侵袭性血管黏液瘤在内的各种良性、恶性间叶性肿瘤也可原发于外阴和阴道。

由于外阴和阴道都很容易进行活检诊断，所以对这两个部位发生的肿瘤进行术中冰冻诊断的迫切性相对较低。冰冻诊断最主要的作用是对鳞状细胞癌或腺癌的手术切缘进行术中评估[1]，其次是用于判断是否存在多灶同步发生的肿瘤和评估淋巴结转移情况。冰冻诊断很少用于确定外阴或阴道肿块病变的良恶性。

鳞状上皮病变（Squamous Lesions）

良性鳞状上皮病变（Benign Squamous Lesions）

鳞状上皮增生（Squamous Hyperplasia）

- 良性增生性病变，常与硬化性苔藓有关
- 伴有棘层肥厚、角化过度、角化不全
- 缺乏人乳头瘤病毒所致的细胞改变、炎症或间质纤维化

鳞状上皮乳头状瘤（Squamous Papilloma）

- 鳞状上皮的乳头状瘤样增生，细胞相对成熟、无异型性，不伴人乳头瘤病毒感染所致的细胞病变或异型增生

尖锐湿疣（Condyloma Acuminatum）

- 鳞状上皮乳头状瘤样增生，伴有纤维间质轴心
- 常见显著的棘层增厚、角化不全和角化过度
- 可见挖空细胞
  - 细胞核增大，多核，深染，不规则或葡萄干样核膜，可见核周空晕
  - 挖空细胞可以是局灶性的，也可成簇出现在浅表鳞状上皮细胞中
- 也可见显著的含有透明角质颗粒特征的粒层细胞层

脂溢性角化病（Seborrheic Keratosis）

- 基底样鳞状细胞显著增生，基底膜光滑、平坦

- 多发性角蛋白（角质）囊肿形成
- 常伴角化过度、棘层增厚和乳头状瘤病
- 常见基底层和副基底层黑色素增多
- 缺乏细胞异型性或显著的核分裂象
- 可能伴有人乳头瘤病毒感染（以脂溢性角化病为特征的尖锐湿疣）

硬化性苔藓（Lichen Sclerosus，LS）（图 2.1）

- 常见的鳞状上皮病变——鳞状细胞癌的一种癌前病变，与人乳头瘤病毒感染无关
- 肉眼观，外阴病变有光泽，可扁平或有褶皱，可能与瘢痕形成有关
- 表皮钉突消失，上皮 – 间质连接变平
- 上皮下间质均质胶原化，可见慢性炎症细胞浸润带
- 可能与角化过度有关
- 保留上皮成熟和极性，无显著的细胞异型性
- 鉴别诊断包括扁平苔藓和放射治疗引起的间质纤维化
- 病变可能与分化型外阴上皮内瘤变（Differentiated Vulvar Intraepithelial Neoplasia，dVIN）相关
  - LS 和 dVIN 在冰冻切片上可能很难区分，而且通常没有必要进行术中诊断

鳞状上皮内病变（Squamous Intraepithelial Lesion，SIL）/ 外阴和阴道上皮内瘤变（Vulvar and Vaginal Intraepithelial Neoplasia，VIN and VAIN）

- 鳞状上皮异型增生，分为低级别和高级别异型增生
- 高级别鳞状上皮内病变（HSIL）是指异型增生的鳞状细胞超过鳞状上皮层的 2/3，甚至到达全层（图 2.2）
  - 细胞核异型性显著，细胞极性消失，鳞状上皮黏膜中上层可见核分裂象（包括病理性核分裂象）
  - 无间质浸润
- 常见的鳞状上皮内病变包括两种组织学亚型：疣性和基底细胞样
- Paget 样 VIN（Pagetoid VIN）的特征是单个或成簇的异型鳞状上皮细胞散在分布于正常成熟的无异型增生的鳞状上皮中
- 分化型 VIN（Differentiated VIN，dVIN）常见于绝经后患者，可能与硬化性苔藓有关，但与人乳头瘤病毒感染无关[2,3]
  - 鳞状上皮增厚伴角化过度
  - 上皮脚延长并融合
  - 上皮中层单个或成群的鳞状细胞反向成熟，可

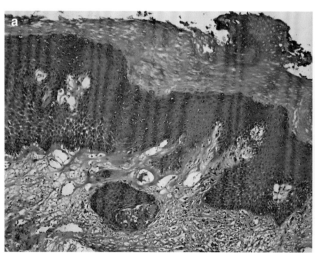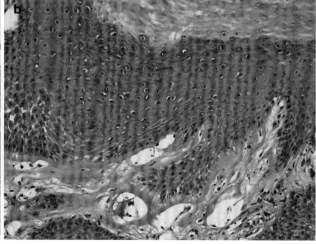

图 2.1　硬化性苔藓。鳞状上皮角化过度，真皮 – 表皮交界处（a）的表皮钉突消失，上皮下间质均质胶原化（b）

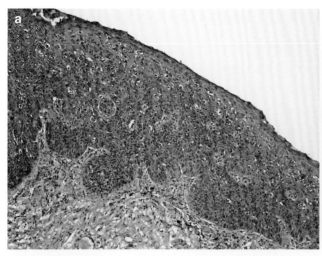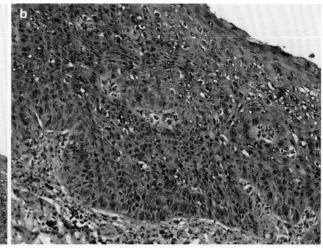

图 2.2 高级别鳞状上皮内病变 / 外阴上皮内瘤变 3 级（VIN3）。异型性显著的鳞状细胞超过鳞状上皮层的 2/3，a 为低倍镜，b 为高倍镜

见嗜酸性胞质，有明显的细胞间桥及核仁
- 基底层和副基底层细胞异型增生，伴显著的细胞异型性

鉴别诊断

- Paget 病
- 黑色素瘤
- 浸润性鳞状细胞癌

诊断陷阱 / 冰冻诊断要点

- 不理想的切面和斜切面可造成鳞状上皮的假浸润
- 一旦高度怀疑是 dVIN，冰冻诊断时需要排除病变附近是否存在浸润性高分化鳞状细胞癌，因为它常与浸润性癌并存

鳞状细胞癌（Squamous Cell Carcinoma, SCC）[4-7]

临床特征

- 最常见于绝经后患者
- 出血、性交困难、瘙痒和疼痛

大体病理（图 2.3）

- 大多数鳞状细胞癌位于阴道壁后上 1/3，外阴病变通常为多灶

- 角化过度、白斑或红斑，或形成外生性肿块，常伴有溃疡

镜下特征

- 大多数阴道鳞状细胞癌属于中分化、非角化型，常起源于高级别鳞状上皮内病变
- 大多数外阴鳞状细胞癌属于高分化、角化型，常起源于高级别鳞状上皮内病变，少数病例与皮肤病或硬化性苔藓有关
- 异型鳞状细胞呈片状、巢状或条索状浸润间质，伴促结缔组织增生反应
- 鳞状细胞癌的亚型包括角化型、基底细胞样和疣性（图 2.4）
- 其他组织学亚型
  - 疣状癌
    - 推挤性边界
    - 无显著的细胞异型性
    - 无明显间质浸润
  - 梭形细胞 / 肉瘤样鳞状细胞癌（图 2.5）
    - 梭形细胞增生
    - 原位鳞状上皮病变伴局灶梭形细胞转化
    - 必须与恶性米勒混合瘤进行鉴别
  - 乳头状鳞状细胞癌（图 2.6）
    - 表面鳞状细胞乳头状增生，有间质轴心
    - 鳞状细胞重度异型性

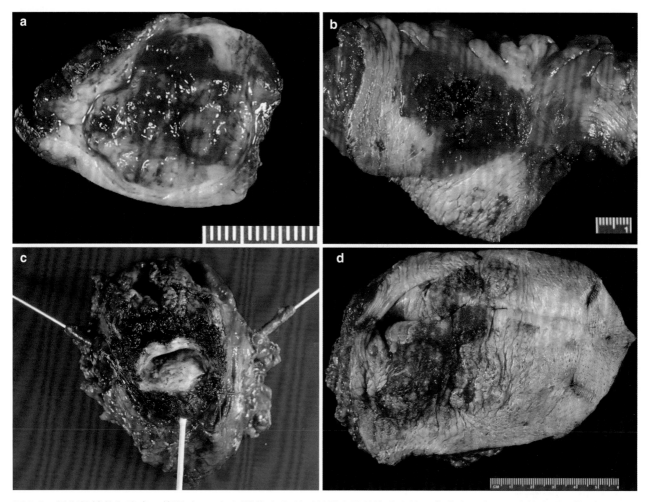

图 2.3   浸润性鳞状细胞癌。外阴（a，b）和阴道（c）处可见外生性肿块或斑块，伴溃疡和出血，疣状癌累及外阴（d）

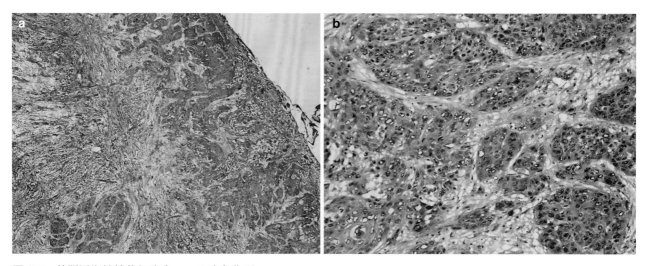

图 2.4   外阴浸润性鳞状细胞癌。a、b 为角化型

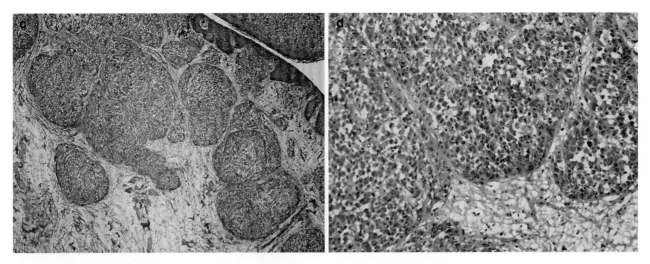

图 2.4（续） c、d 为基底样型

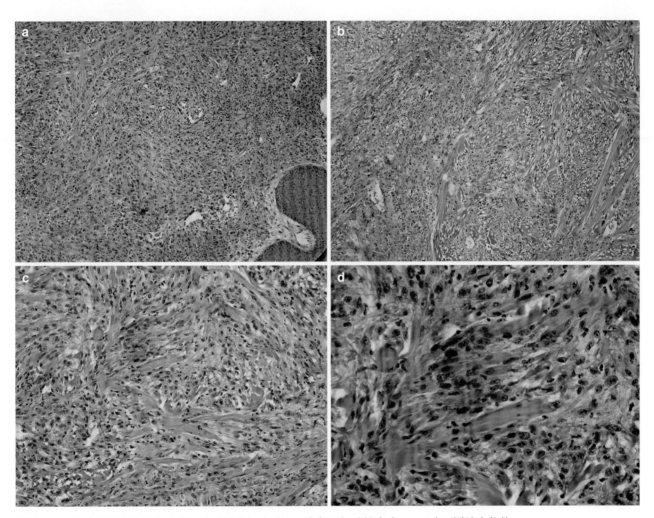

图 2.5 外阴梭形细胞鳞状细胞癌。梭形鳞状细胞增生，类似于间叶性肉瘤。a~d 为不同放大倍数

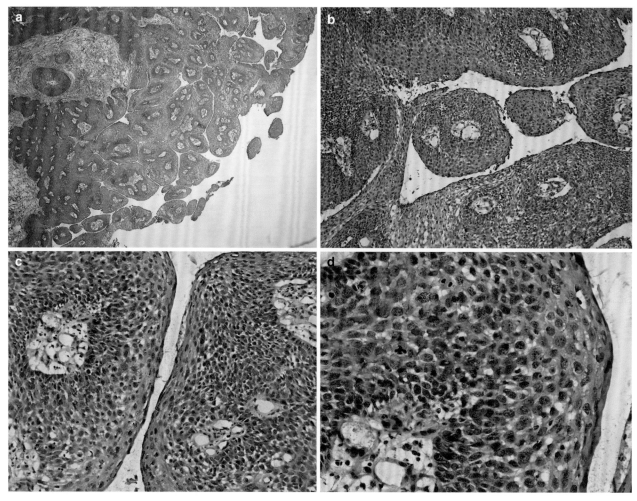

图 2.6　外阴乳头状鳞状细胞癌。伴有间质轴心（a，b）的高度异型鳞状细胞（c，d）呈乳头状增生

　　◆ 可能存在潜在的浸润性鳞状细胞癌

鉴别诊断

- HSIL/VIN3
- 外阴基底细胞癌
- 皮脂腺癌
- 外阴颗粒细胞瘤可引起显著的鳞状细胞假上皮瘤样增生
- 平滑肌肉瘤、软组织梭形细胞肉瘤和梭形细胞黑色素瘤

诊断陷阱 / 冰冻诊断要点

- 术中冰冻常用于评估腹股沟淋巴结是否转移（图2.7）

- 准确的标本定位对于手术切缘的术中评估至关重要
- 切面良好的冰冻切片有助于避免将正常皮肤结构的斜切面、鳞状增生或 HSIL/VIN3/VAIN3 误诊为浸润性鳞状细胞癌（图2.8）
- 包含肿瘤边界的整体切片，有助于识别整体推挤性侵袭边界，以便将疣状癌与尖锐湿疣、鳞状乳头状瘤和假上皮瘤样增生区分开[8]，尤其是与假上皮瘤样增生下方的颗粒细胞瘤的识别
- 仔细寻找有无鳞状上皮分化和原位黑色素瘤成分，如存在明确的鳞状上皮分化并缺乏原位黑色素瘤成分，则诊断为梭形细胞鳞状细胞癌，排除梭形细胞黑色素瘤或梭形细胞肉瘤

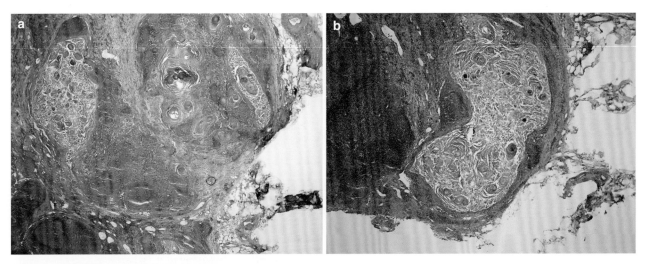

图2.7 外阴鳞状细胞癌伴区域淋巴结转移。转移性鳞状细胞癌分化成熟，伴囊性变

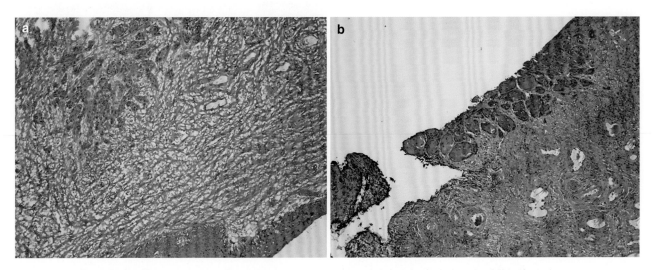

图2.8 外阴鳞状细胞癌累及手术切缘。鳞状细胞癌的微小病灶累及手术基底切缘（a）和间质外切缘（b）

浅表浸润性鳞状细胞癌（Superficially Invasive Squamous Cell Carcinoma）

- 早期间质浸润，深度小于1 mm
- 从原位病变基底部以出芽方式出现在间质内的单个或不规则异型上皮细胞团
- 孤立的肿瘤细胞巢呈反向成熟，杂乱无章地排列，高度提示早期浸润（图2.9）
- 几乎总是可见间质反应，包括促结缔组织增生、水肿和（或）淋巴细胞、浆细胞浸润
- 鉴别诊断包括高级别鳞状上皮内病变（HSIL）伴假浸润或 HSIL 的斜切面

基底细胞癌（Basal Cell Carcinoma）[9]

- 占外阴恶性肿瘤的 3%
- 大多发生于老年女性
- 结节／斑块状病变（图2.10），可伴有色素沉着
- 实性或腺样结构周围均匀一致的基底细胞成巢状或片状增生，呈栅栏状排列（图2.11）
- 可能存在鳞状上皮成分［变异型基底细胞癌（Metatypical Basal Carcinoma）或基底鳞状细胞癌（Basosquamous Carcinoma）］
- 鉴别诊断包括基底细胞样鳞状细胞癌和其他皮肤附属器肿瘤

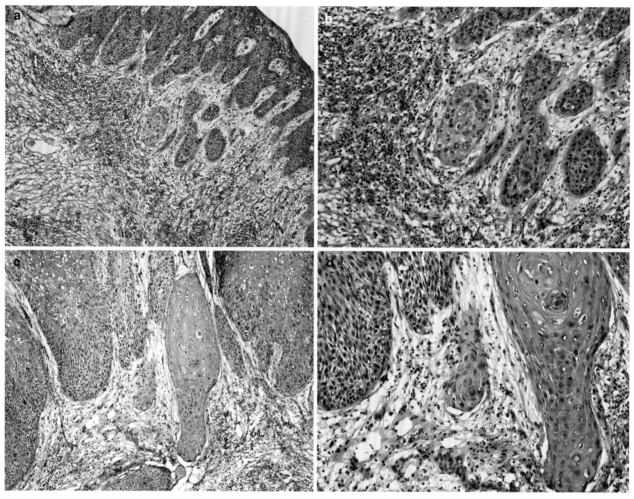

图 2.9　浅表浸润性鳞状细胞癌。高级别鳞状上皮内病变下基底细胞基底膜消失，可见游离的具有特征性反向成熟的小灶异型鳞状细胞巢，提示早期间质浸润

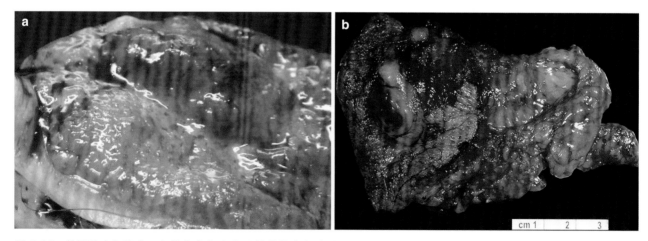

图 2.10　外阴基底细胞癌。斑块状病变（a）和结节状病变（b）

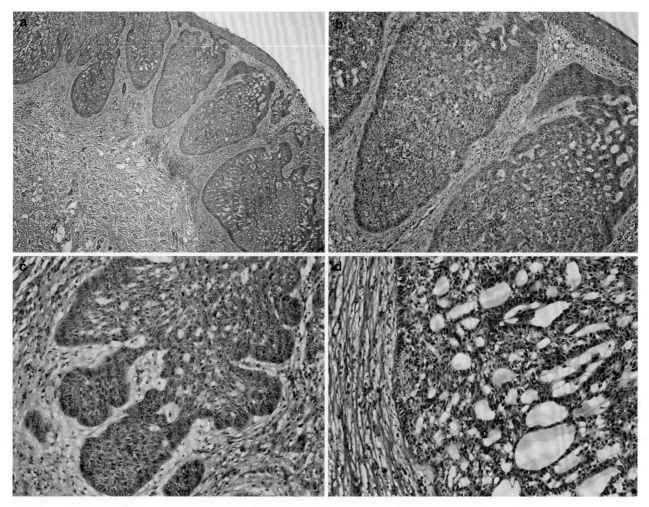

图 2.11 外阴基底细胞癌（腺样组织学亚型）。异型增生的基底细胞呈巢状或片状浸润（a），周围呈栅栏状（b，c）及腺样结构（c，d）

- 术中诊断时，与基底细胞样鳞状细胞癌的鉴别很重要，因为后者的侵袭性更强，外科治疗可能需要进行区域淋巴结清扫
- 基底细胞癌应与正常毛囊的斜切面鉴别，尤其在手术切缘部位

腺性病变（Glandular Lesions）

良性腺性病变（Benign Glandular Lesions）

瘤样病变（Tumorlike Lesions）

- Bartholin/ 巴氏腺 / 前庭大腺增生：巴氏腺导管周围的黏液腺呈结节状或小叶状增生，常伴有囊肿形成（图 2.12）；可能伴有鳞状上皮化生等化生性改变

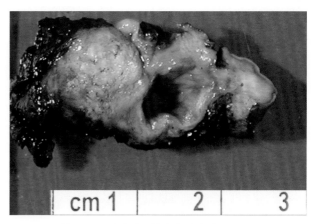

图 2.12 外阴巴氏腺囊肿 / 前庭大腺囊肿

- 外阴异位乳腺组织与良性疾病（腺病和乳头状瘤）相关
- 阴道腺瘤（绒毛状和管状绒毛状）和阴道腺病
- 阴道子宫切除术后偶尔会出现输卵管脱垂，表现为阴道穹隆的息肉样病变。输卵管黏膜破坏，经常伴有炎症、纤维化和反应性上皮改变，可能与浸润性腺癌相似[10]

外阴乳头状汗腺瘤（Vulvar Hidradenoma Papilliferum）[11]

- 最常见的外阴良性腺瘤
- 一般无症状，体积小（直径<2 cm），常累及大阴唇
- 组织学上，肿瘤界限清，呈结节状，致密的腺体或管状上皮增生形成乳头状结构，间质常伴玻璃样变性

- 上皮具有双层结构（至少是局灶性的），内衬高柱状腺上皮细胞，外层为肌上皮细胞
- 可能伴有局灶皮脂腺和（或）鳞状上皮分化
- 边界无浸润及细胞轻度异型性的组织学特点，有别于其他各种腺癌。可见核分裂象，即使易见，也不一定意味着恶性

外阴 Paget 病（Vulvar Paget Disease）[12-15]

临床特征

- 原位 / 表皮内腺癌
- 占外阴恶性肿瘤的 5%
- 几乎仅见于白种人，常见于绝经后女性

大体病理（图 2.13）

- 红色湿疹样斑块，大、小阴唇均可受累

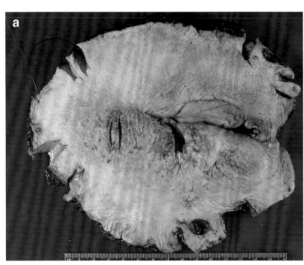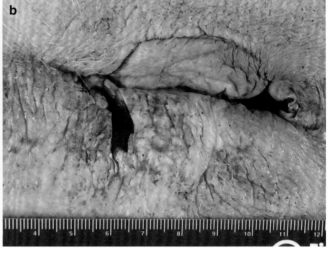

图 2.13　外阴 Paget 病。大阴唇和小阴唇的红色湿疹样斑块（多切面取材进行冰冻以评估边缘受累情况）

镜下特征（图 2.14）

- 肿瘤由散在的单个或成簇的大而圆的含有黏蛋白的细胞组成，累及表皮下半部乃至全层，甚至累及毛囊或其他皮肤附属器
- 瘤巢内可伴有局灶腺样结构形成
- 肿瘤细胞胞质丰富，淡染，中央可见圆形细胞核，核仁居中、突出。核分裂象常见

- 常为多灶性病变
- 可伴发潜在的浸润性腺癌（尽管很少见）

鉴别诊断

- 原位黑色素瘤
- 尿路上皮或肛门癌的外阴表皮内扩散[16]（继发性 Paget 病）
- 伴黏液分化的 VIN 和 Paget 样 VIN（Pagetoid VIN）

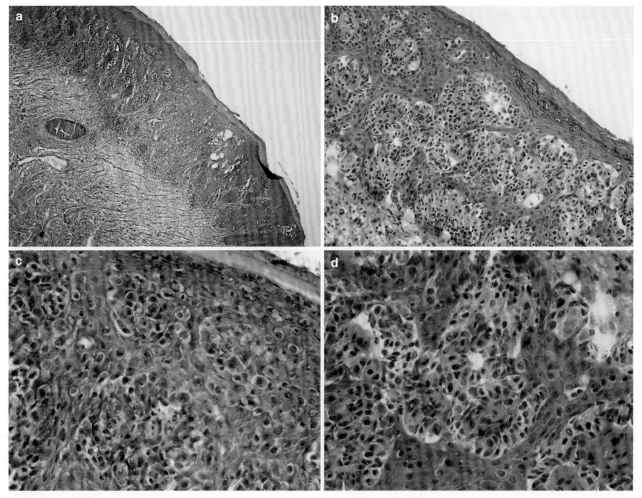

图 2.14 外阴 Paget 病。图示单个或成簇的大而圆的含有黏蛋白的细胞，累及表皮下半部，局灶累及表皮全层（a~c），伴腺样结构形成（d）

诊断陷阱 / 冰冻诊断要点

- 肿瘤巢内出现腺样结构高度提示 Paget 病，而不是黑色素瘤
- 外阴 Paget 病进行术中冰冻，是为了评估手术切缘受累情况；然而，肿瘤通常是多灶性的，其临床和肉眼表现可能具有迷惑性。肉眼看似未受累的手术切缘，显微镜下可能会被证实为阳性
- 在冰冻诊断时对切缘尽可能多地取材评估是防止复发的关键

巴氏腺 / 前庭大腺癌（Bartholin Gland Carcinomas）[17]

- 多发生于中老年人群

- 正常巴氏腺和癌成分之间存在组织学过渡
- 排除巴氏腺以外的原发性肿瘤
- 组织学变异类型包括：鳞状细胞癌（40%）、腺癌（25%）、腺样囊性癌（12%），还有罕见的移行细胞癌和各种黏液性癌
- 诊断需要满足以下条件：肿瘤发生在巴氏腺部位，组织学上可见残留的巴氏腺结构，无其他部位的原发癌

乳腺型腺癌（Adenocarcinoma of the Mammary Type）[18]

- 非常罕见，很可能来自外阴异位的乳腺组织
- 在组织学上，该肿瘤类似于常见的乳腺导管癌和小叶癌

- 在冰冻诊断时，必须排除乳房原发癌转移，之后才能做出诊断

间叶性肿瘤（Mesenchymal Tumors）

虽然罕见，但在外阴和阴道可以发生各种良性、恶性软组织肿瘤。本部分讨论相对常见的软组织肿瘤和肿瘤样病变。

侵袭性血管黏液瘤（Aggressive Angiomyxoma）[19]

临床特征

- 好发于育龄期女性
- 经常表现为外阴或阴道的无痛性"囊肿"或深部软组织肿块
- 妊娠期间可能会快速增大

大体病理（图 2.15）

- 深部软组织肿块，主要累及骨盆会阴部软组织
- 通常超过 10 cm，边界不清，向邻近的正常组织不规则侵犯
- 切面呈胶冻状或橡胶样

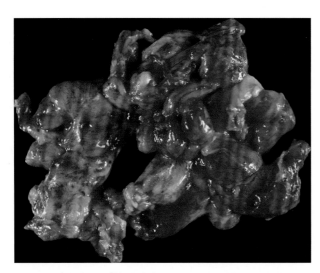

图 2.15　侵袭性血管黏液瘤。可见不规则结节状肿块，呈胶冻状外观，棕褐色至粉红色

镜下特征（图 2.16）

- 细胞稀疏，分布在大量水肿样至黏液样基质中
- 肿瘤细胞大小一致，形态温和，椭圆形至短梭形，核圆形，胞质不明显，可见星芒状胞质突起
- 不同管径的血管成簇分布，包括中、大动脉，其中一些动脉管壁呈特征性的套袖样胶原化改变
- 侵袭性肿瘤边缘，常与正常脂肪组织或横纹肌相互交融

鉴别诊断

- 浅表血管黏液瘤
- 富于细胞性血管纤维瘤
- 血管肌纤维母细胞瘤
- 纤维上皮性间质息肉

诊断陷阱 / 冰冻诊断要点

- 深部软组织肿物、浸润性边缘和典型的血管成簇分布并伴有套袖样胶原化改变，有助于与其相关的良性病变鉴别
- 冰冻诊断时对手术切缘尽可能多地取材评估是降低复发率的关键

纤维上皮性间质息肉（Fibroepithelial Stromal Polyp）[20,21]

- 年轻女性常见的息肉样病变
- 组织学上，息肉样病变被覆单一的成熟性鳞状上皮
- 间质细胞疏密不等，大多数细胞形态温和，梭形，无异型性
  - 间质细胞可能常见多核和奇异形核（可误判为恶性肿瘤）
- 罕见的假肉瘤病变可表现为间质细胞丰富，有显著多形性，核染色质深染，核分裂象超过 10 个 /10 HPF，甚至出现病理性核分裂象。这种变异型几乎总是见于妊娠期女性[21]
- 与真性肉瘤诊断不符的特征包括：仅是表面生长，仅见个别散在的多核间质细胞

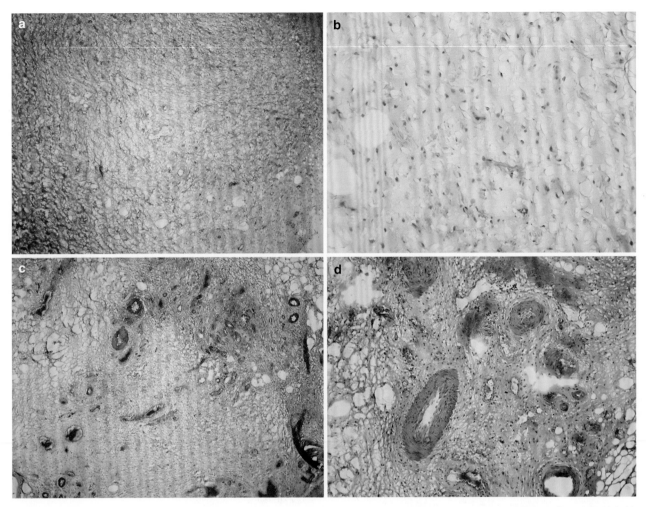

图 2.16 侵袭性血管黏液瘤。细胞稀疏，黏液样外观（a），温和的短梭形细胞增生（b）和由不同管径血管组成的特征性血管簇（c，d）

肉芽组织（Granulation Tissue）

- 阴道或外阴常见的息肉样病变
- 常累及子宫切除术后的阴道上段 / 阴道断端
- 质软，色红，水肿或黏液样息肉样病变
- 疏松的水肿性纤维组织，可见纤细的毛细血管（图 2.17）
- 大量急性、慢性炎症细胞浸润
- 表面生长，表皮常脱失，急性炎症细胞浸润，以及温和的细胞学特征，提示是一种非肿瘤性病变

术后梭形细胞结节（Postoperative Spindle Cell Nodule）[22]

- 发生于 40 岁左右的成年患者

- 术后几个月发生，通常见于子宫切除术后
- 发生于先前手术部位（阴道穹隆或宫颈）的息肉或结节状病变，直径可达数厘米
- 病变包含：水肿背景下束状排列的梭形肌纤维母细胞、纤细的毛细血管和炎症细胞
- 核分裂象易见，但缺乏病理性核分裂象和细胞异型性
- 需要与各种软组织梭形细胞肉瘤进行鉴别诊断

血管肌纤维母细胞瘤（Angiomyofibroblastoma）[23]

- 仅见于成年女性的外阴和阴道软组织
- 通常小于 5 cm，边界清楚
- 组织学上，细胞稀疏区与密集区交替分布，由小

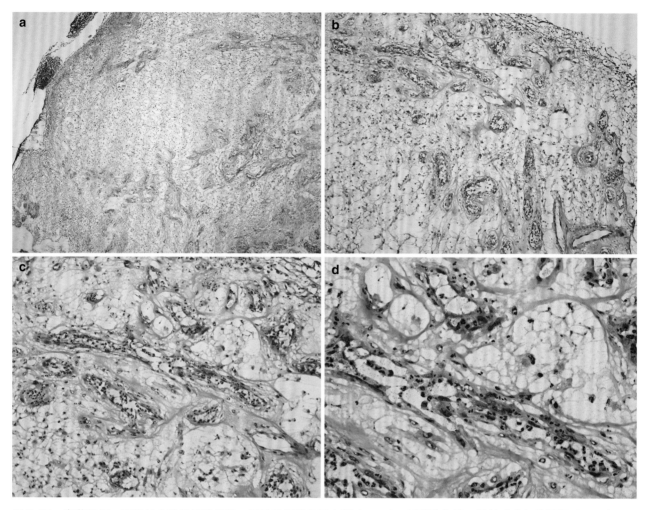

图 2.17 肉芽组织。疏松的水肿性纤维组织，可见纤细的毛细血管（a，b），显著的急性、慢性炎症细胞浸润（c，d）

圆形上皮样细胞和梭形细胞组成，胞质嗜酸性，肿瘤细胞穿插于水肿性或胶原化基质中（图 2.18）

- 上皮样肿瘤细胞通常聚集在毛细血管周围
- 缺乏细胞异型性和核分裂象
- 良性病变，与侵袭性血管黏液瘤的鉴别诊断是非常重要的

平滑肌瘤和平滑肌肉瘤（Leiomyoma and Leiomyosarcoma）

- 罕见的外阴和阴道肿瘤
- 平滑肌瘤比平滑肌肉瘤更常见
- 大多数平滑肌瘤是经典的分化较好的平滑肌肿瘤（图 2.19）

- 上皮样和黏液样平滑肌瘤也可以发生
- 恶性的诊断标准与软组织的平滑肌肉瘤相似（图 2.20），至少满足以下标准中的两条：①直径大于 5 cm；②核分裂象大于 5 个 /10 HPF；③中度或重度细胞异型性。在冰冻诊断时，符合上述部分（但不是全部）标准的病变可归为恶性潜能待定的平滑肌肿瘤（STUMP，图 2.21）

葡萄状横纹肌肉瘤（Botryoid Rhabdomyosarcoma）/ 葡萄状肉瘤（Sarcoma Botryoides）[24,25]

- 多见于 5 岁以下的患者，伴有肿瘤快速生长病史
- 质地软，息肉样或分叶状

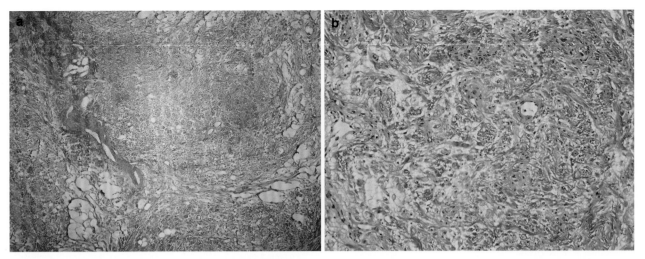

图 2.18　血管肌纤维母细胞瘤。小圆形上皮样细胞和梭形细胞构成细胞稀疏区与密集区交替分布，胞质嗜酸性的肿瘤细胞嵌入胶原化基质中

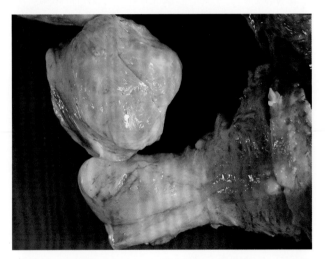

图 2.19　阴道平滑肌瘤。边界清楚的结节状病变，切面灰白色，橡胶状

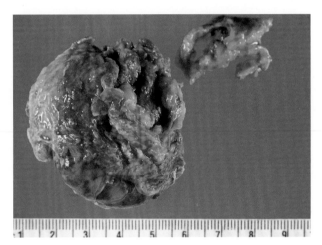

图 2.20　阴道平滑肌肉瘤。肉质软组织肿块，肿瘤边界不清

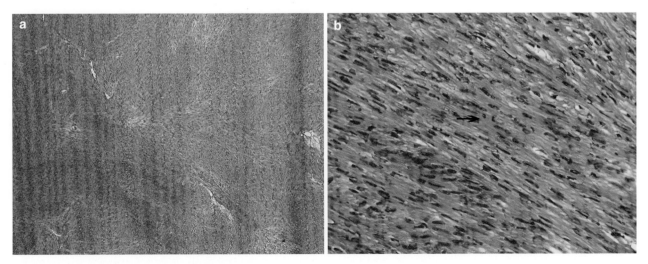

图 2.21　阴道恶性潜能待定的平滑肌肿瘤（STUMP）。富于细胞性平滑肌细胞增生（a），可见核分裂象（箭头所示），但缺乏明显的细胞异型性和凝固性肿瘤细胞坏死（b）

- 黏液样或水肿性间质中可见原始的圆形或梭形细胞，核分裂活跃
- 常有新生层 / 生发层（黏膜下方有小的肿瘤细胞聚集），常有可识别的横纹肌母细胞
- 鉴别诊断：需要与伴非典型间质细胞的纤维上皮性间质息肉进行鉴别
- 肿瘤可能为良性
  - 在新生层仔细寻找小的、核分裂活跃的异型细胞或有横纹的横纹肌母细胞，对于冰冻诊断很重要

近端型上皮样肉瘤（Proximal Epithelioid Sarcoma）[26,27]

- 主要发生在生殖道区域
- 与远端型上皮样肉瘤相比，更具侵袭性
- 多结节生长方式，可见大的嗜酸性上皮样细胞
- 鉴别诊断包括低分化癌和黑色素瘤。原位黑色素细胞病变有助于诊断恶性黑色素瘤

颗粒细胞瘤（Granular Cell Tumor）[28,29]

- 常发生于中年女性
- 位于大阴唇，无症状，孤立性肿块
- 大体表现为界限清晰、质地较硬的包块，直径多小于4 cm，切面棕褐色，呈实性
- 圆形或多边形细胞构成细胞巢或条索，富含颗粒样胞质，细胞核居中，小但明显
- 缺乏核分裂象和细胞异型性
- 浸润性边缘并不罕见
- 冰冻诊断时，如果未考虑到可能存在颗粒细胞瘤，被覆鳞状上皮如有显著的假上皮瘤样增生，可误诊为浸润性鳞状细胞癌
- 恶性颗粒细胞瘤已有报道，但尚无可靠的组织学指标来预测为恶性
- 完全切除肿瘤并评估手术切缘对于避免局部复发是必要的

杂类肿瘤（Miscellaneous Tumors）

恶性黑色素瘤（Malignant Melanoma）[30]

临床特征

- 占外阴或阴道恶性肿瘤的 5%~10%（是第二常见的外阴恶性肿瘤）
- 多见于伴有非典型色素病变（与先前存在黑色素细胞痣相关）的老年白种人患者
- 可表现为瘙痒、出血和肿块

大体病理（图 2.22）

- 色素分布不均匀，病变不对称，边界不规则，斑块或结节状
- 25% 的病例为无色素性病变
- 可见卫星肿瘤结节

镜下特征

- 3 种组织学亚型：肢端型 / 黏膜雀斑型（60%）、结节型和浅表扩散型
- 大的圆形上皮样肿瘤细胞，胞质嗜酸性，核大，居于细胞中央，核仁突出
- 1/3 的病例为梭形细胞黑色素瘤亚型
- 胞质内可见黑色素

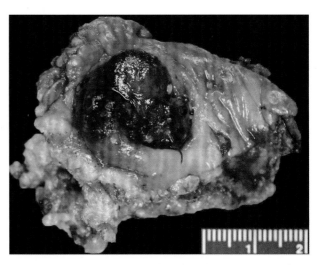

图 2.22　外阴黑色素瘤。色素性不对称结节，界限不清

- 垂直生长期的黑色素瘤常见明显的神经周围受累和促结缔组织增生

鉴别诊断

- 发育不良性黑色素细胞痣
- 外阴 Paget 病
- 鳞状上皮内病变
- 低分化癌，特别是梭形细胞鳞状细胞癌
- 淋巴瘤

诊断陷阱 / 冰冻诊断要点

- 不鼓励对黑色素瘤进行冰冻诊断[1]
- 任何不确切的病变都应等待石蜡切片的诊断

淋巴瘤（Lymphomas）[31,32]

- 外阴和阴道淋巴瘤约有 1/3 是原发性的，其余 2/3 为继发性受累
- 弥漫性大 B 细胞淋巴瘤是原发性和继发性外阴和阴道淋巴瘤中最常见的类型
- 外阴和阴道淋巴瘤在冰冻诊断中可能会被误诊为低分化癌
- 冰冻诊断时，对于高度怀疑淋巴瘤的，留存新鲜的病变组织以便进一步行血液病理学检查是非常重要的
- 冰冻诊断时，报告为"可疑淋巴增生性疾病"即可

原发性卵黄囊瘤（Primary Yolk Sac Tumor）[33,34]

- 发生于 4 岁以下的儿童
- 阴道息肉样病变，伴出血，血清甲胎蛋白（AFP）升高
- 组织学特征与卵巢卵黄囊瘤相似，具有常见的网状生长模式、SD 小体（Schiller–Duval bodies）和嗜酸性透明小球（见第 9 章）
- 常见的鉴别诊断包括透明细胞癌

透明细胞癌（Clear Cell Carcinoma）[35,36]

- 与己烯雌酚（DES）暴露相关的阴道透明细胞癌多见于 20 岁以下的患者，目前已很少见。散发性透明细胞癌见于围绝经期和绝经后患者
- 阴道出血或排液是其典型的临床表现
- 大多数肿瘤在诊断时都已有浅表浸润
- 组织学类型包括管囊状、乳头状和实性，其中管囊状最为常见
- 阴道腺病、宫颈外翻、阴道横隔和宫颈隆起通常与阴道透明细胞癌有关
- 大多数肿瘤中都存在明显的细胞异型性，伴靴钉样改变，核分裂象易见

（马建慧 译，郑兴征 校）

参考文献

1. Smith-Zagone MJ, Schwartz MR. Frozen section of skin specimens. Arch Pathol Lab Med. 2005;129:1536–43.
2. Yang B, Hart WR. Vulvar intraepithelial neoplasia of the simplex (differentiated) type: a clinicopathologic study including analysis of HPV and p53 expression. Am J Surg Pathol. 2000;24:429–41.
3. van de Nieuwenhof HP, Bulten J, Hollema H, Dommerholt RG, Massuger LF, van der Zee AG, et al. Differentiated vulvar intraepithelial neoplasia is often found in lesions, previously diagnosed as lichen sclerosus, which have progressed to vulvar squamous cell carcinoma. Mod Pathol. 2011;24:297–305.
4. Steeper TA, Piscioli F, Rosai J. Squamous cell carcinoma with sarcoma-like stroma of the female genital tract. Clinicopathologic study of four cases. Cancer. 1983;52:890–8.
5. Carlson JA, Ambros R, Malfetano J, Ross J, Grabowski R, Lamb P, et al. Vulvar lichen sclerosus and squamous cell carcinoma: a cohort, case control, and investigational study with historical perspective; implications for chronic inflammation and sclerosis in the development of neoplasia. Hum Pathol. 1998;29:932–48.
6. Otton GR, Nicklin JL, Dickie GJ, Niedetzky P, Tripcony L, Perrin LC, Crandon AJ. Early-stage vaginal carcinoma—an analysis of 70 patients. Int J Gynecol Cancer. 2004;14:304–10.
7. Grayson W, Cooper K. A reappraisal of "basaloid carcinoma" of the cervix, and the differential diagnosis of

basaloid cervical neoplasms. Adv Anat Pathol. 2002;9:290–300.

8. Gualco M, Bonin S, Foglia G, Fulcheri E, Odicino F, Prefumo F, et al. Morphologic and biologic studies on ten cases of verrucous carcinoma of the vulva supporting the theory of a discrete clinicopathologic entity. Int J Gynecol Cancer. 2003;13:317–24.

9. Mulvany NJ, Rayoo M, Allen DG. Basal cell carcinoma of the vulva: a case series. Pathology. 2012;44:528–33.

10. Varnholt H, Otis CN, Nucci MR, Johari VP. Fallopian tube prolapse mimicking aggressive angiomyxoma. Int J Gynecol Pathol. 2005;24:292–4.

11. Scurry J, van der Putte SC, Pyman J, Chetty N, Szabo R. Mammarylike gland adenoma of the vulva: review of 46 cases. Pathology. 2009;41:372–8.

12. Fanning J, Lambert HC, Hale TM, Morris PC, Schuerch C. Paget's disease of the vulva: prevalence of associated vulvar adenocarcinoma, invasive Paget's disease, and recurrence after surgical excision. Am J Obstet Gynecol. 1999;180(1 Pt 1):24–7.

13. Goldblum JR, Hart WR. Vulvar Paget's disease: a clinicopathologic and immunohistochemical study of 19 cases. Am J Surg Pathol. 1997;21:1178–87.

14. Willman JH, Golitz LE, Fitzpatrick JE. Vulvar clear cells of Toker: precursors of extramammary Paget's disease. Am J Dermatopathol. 2005;27:185–8.

15. Shaco-Levy R, Bean SM, Vollmer RT, Papalas JA, Bentley RC, Selim MA, Robboy SJ. Paget disease of the vulva: a histologic study of 56 cases correlating pathologic features and disease course. Int J Gynecol Pathol. 2010;29:69–78.

16. Wilkinson EJ, Brown HM. Vulvar Paget disease of urothelial origin: a report of three cases and a proposed classification of vulvar Paget disease. Hum Pathol. 2002;33:549–54.

17. Cardosi RJ, Speights A, Fiorica JV, Grendys Jr EC, Hakam A, Hoffman MS. Bartholin's gland carcinoma: a 15-year experience. Gynecol Oncol. 2001;82:247–51.

18. Kazakov DV, Spagnolo DV, Kacerovska D, Michal M. Lesions of anogenital mammary-like glands: an update. Adv Anat Pathol. 2011;18:1–28.

19. Fetsch JF, Laskin WB, Lefkowitz M, Kindblom LG, Meis-Kindblom JM. Aggressive angiomyxoma: a clinicopathologic study of 29 female patients. Cancer. 1996;78:79–90.

20. Ostor AG, Fortune DW, Riley CB. Fibroepithelial polyps with atypical stromal cells (pseudosarcoma botryoides) of vulva and vagina. A report of 13 cases. Int J Gynecol Pathol. 1988;7:351–60.

21. Nucci MR, Young RH, Fletcher CD. Cellular pseudosarcomatous fibroepithelial stromal polyps of the lower female genital tract: an underrecognized lesion often misdiagnosed as sarcoma. Am J Surg Pathol. 2000;24:231–40.

22. Proppe KH, Scully RE, Rosai J. Postoperative spindle cell nodules of genitourinary tract resembling sarcomas. A report of eight cases. Am J Surg Pathol. 1984;8:101–8.

23. Nielsen GP, Rosenberg AE, Young RH, Dickersin GR, Clement PB, Scully RE. Angiomyofi broblastoma of the vulva and vagina. Mod Pathol. 1996;9:284–91.

24. Newton Jr WA, Gehan EA, Webber BL, Marsden HB, van Unnik AJ, Hamoudi AB, et al. Classification of rhabdomyosarcomas and related sarcomas. Pathologic aspects and proposal for a new classification—an Intergroup Rhabdomyosarcoma Study. Cancer. 1995;76:1073–85.

25. Daya DA, Scully RE. Sarcoma botryoides of the uterine cervix in young women: a clinicopathological study of 13 cases. Gynecol Oncol. 1988;29:290–304.

26. Guillou L, Wadden C, Coindre JM, Krausz T, Fletcher CD. "Proximal-type" epithelioid sarcoma, a distinctive aggressive neoplasm showing rhabdoid features. Clinicopathologic, immunohistochemical, and ultrastructural study of a series. Am J Surg Pathol. 1997;21:130–46.

27. Hasegawa T, Matsuno Y, Shimoda T, Umeda T, Yokoyama R, Hirohashi S. Proximal-type epithelioid sarcoma: a clinicopathologic study of 20 cases. Mod Pathol. 2001;14:655–63.

28. Lack EE, Worsham GF, Callihan MD, Crawford BE, Klappenbach S, Rowden G, Chun B. Granular cell tumor: a clinicopathologic study of 110 patients. J Surg Oncol. 1980;13:301–16.

29. Wolber RA, Talerman A, Wilkinson EJ, Clement PB. Vulvar granular cell tumors with pseudocarcinomatous hyperplasia: a comparative analysis with well-differentiated squamous carcinoma. Int J Gynecol Pathol. 1991;10:59–66.

30. Ragnarsson-Olding BK, Nilsson BR, Kanter-Lewensohn LR, Lagerlof B, Ringborg UK. Malignant melanoma of the vulva in a nationwide, 25-year study of 219 Swedish females: predictors of survival. Cancer. 1999;86:1285–93.

31. Vang R, Medeiros LJ, Silva EG, Gershenson DM, Deavers M. Non-Hodgkin's lymphoma involving the vagina: a clinicopathologic analysis of 14 patients. Am J Surg Pathol. 2000;24:719–25.

32. Kosari F, Daneshbod Y, Parwaresch R, Krams M, Wacker HH. Lymphomas of the female genital tract: a study of 186 cases and review of the literature. Am J Surg Pathol. 2005;29:1512–20.

33. Copeland LJ, Sneige N, Ordonez NG, Hancock KC, Gershenson DM, Saul PB, Kavanagh JJ. Endodermal sinus tumor of the vagina and cervix. Cancer. 1985;55:2558–65.

34. Flanagan CW, Parker JR, Mannel RS, Min KW, Kida M. Primary endodermal sinus tumor of the vulva: a case report and review of the literature. Gynecol Oncol. 1997;66:515–8.

35. Herbst AL, Robboy SJ, Scully RE, Poskanzer DC. Clear-cell adenocarcinoma of the vagina and cervix in girls: analysis of 170 registry cases. Am J Obstet Gynecol. 1974;119:713–24.

36. Waggoner SE, Mittendorf R, Biney N, Anderson D, Herbst AL. Influence of in utero diethylstilbestrol exposure on the prognosis and biologic behavior of vaginal clear-cell adenocarcinoma. Gynecol Oncol. 1994;55:238–44.

宫　颈

概述

　　鳞状细胞癌是最常见的宫颈恶性肿瘤，由高危型人乳头瘤病毒（HPV）DNA整合入宿主细胞基因组引起[1]。大多数肿瘤为普通型鳞状细胞癌，不管是角化型鳞状细胞癌，还是非角化型大细胞鳞状细胞癌。其他常见的组织学亚型包括疣状癌、基底细胞样鳞状细胞癌、乳头状鳞状细胞癌、淋巴上皮瘤样癌和梭形细胞鳞状细胞癌。浸润性宫颈腺癌占所有宫颈癌的10%~20%。与鳞状细胞癌相似，高危型HPV（特别是18型）是主要的致病因素。宫颈腺癌的组织学类型包括普通型宫颈腺癌、子宫内膜样癌、胃肠型黏液性癌，其亚型包括微偏腺癌（恶性腺瘤）、绒毛管状腺癌、腺样基底细胞癌、腺鳞癌、浆液性癌和透明细胞癌。宫颈间叶源性恶性肿瘤并不常见。许多反应性、化生性和瘤样病变可能与宫颈的各种恶性病变相似。

　　术中冰冻诊断的目的包括明确是否存在宫颈恶性肿瘤和（或）评估肿瘤浸润范围、肿瘤浸润深度和切缘情况，以及淋巴结转移情况。在子宫切除术前，可能需要对盆腔淋巴结进行冰冻诊断以排除晚期转移性癌。最近，前哨淋巴结的冰冻诊断被引入宫颈恶性肿瘤的外科治疗范围。对于年轻患者，宫颈锥形切除术、宫颈切除术或活检需要进行冰冻诊断，最常见的原因是尽量行局部手术切除早期的宫颈癌，从而最大限度地保留生育能力。

宫颈瘤样病变（Tumorlike Conditions of the Cervix）

宫颈内膜息肉（Endocervical Polyp）

- 通常单发，直径一般小于1 cm（图3.1）
- 组织学上，息肉由不同比例的鳞状上皮、宫颈内膜腺上皮和间质成分组成
- 整体表现可呈腺瘤样、囊性、纤维性或炎性（图3.2）

鉴别诊断

- 米勒管腺肉瘤

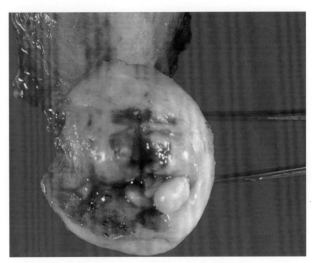

图3.1　宫颈内膜息肉。该病例中可见直径为几毫米的白褐色息肉样病变，邻近的黏膜糜烂和出血

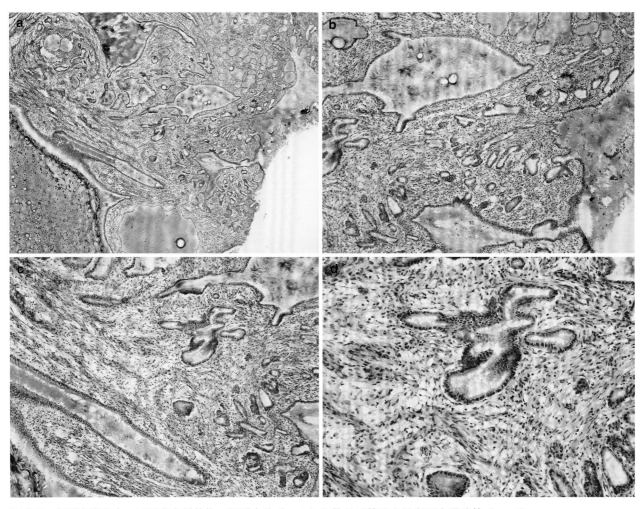

图 3.2 宫颈内膜息肉。可见息肉样结构、间质水肿（a，b）和数量不等的良性宫颈内膜腺体（c，d）

诊断陷阱 / 冰冻诊断要点

- 与腺肉瘤不同，良性宫颈内膜息肉的特点是缺乏腺体周围间质细胞聚集及腺上皮乳头状增生，缺乏上皮非典型性和间质核分裂象

隧道样腺丛（Tunnel Clusters）

- 宫颈内膜腺体局灶性增生，常见于多胎妊娠女性
- A 型隧道样腺丛是非囊性的，由拥挤的边界圆形的宫颈内膜腺体组成。不规则的腺体可见轻度异型性，但一般无核分裂象
- B 型隧道样腺丛由簇状、囊状扩张的圆形腺体组成，被覆单层扁平上皮
- 两种类型都有可能累及较深的宫颈间质

鉴别诊断

- 微偏腺癌（MDA）

诊断陷阱 / 冰冻诊断要点

- 隧道样腺丛与微偏腺癌的区别点是缺乏明显的细胞异型性，缺乏促纤维增生性间质反应，以及整体的小叶生长模式和相对清楚的边界

深部纳氏囊肿（Deep Nabothian Cyst）

- 深在、囊性扩张、充满黏液的宫颈内膜腺体（图 3.3）
- 可见黏液外渗的黏液池
- 囊肿内衬柱状或扁平的宫颈内膜腺上皮

鉴别诊断

- 微偏腺癌

诊断陷阱 / 冰冻诊断要点

- 没有肿块，缺乏浸润性腺体和明显的细胞异型性是纳氏囊肿与微偏腺癌的主要区别

小叶状和弥漫性层状宫颈内膜腺体增生（Lobular and Diffuse Laminar Endocervical Glandular Hyperplasia）[2,3]

- 良性黏液腺增生，呈小叶状或弥漫层状生长

- 可以是累及宫颈间质深部的小叶状肿块，直径超过 1 cm（图 3.4）
- 两种类型都表现为拥挤、增生的腺体，衬覆产生黏液的宫颈内膜腺上皮细胞
- 两者都可能有轻度细胞异型性，核分裂象较少（约 2 个 /10 HPF）
- 在弥漫性层状增生时，病变表现为宫颈黏膜表面上皮下带状分布。尽管两种生长方式可混合存在，但腺体与间质的界限都是很清楚的（图 3.5）

鉴别诊断

- 宫颈黏液性癌，包括微偏腺癌、肠型黏液性癌和非特殊型黏液性癌

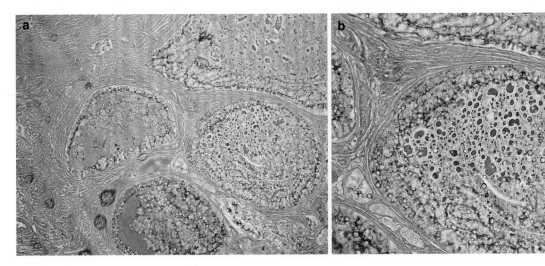

图 3.3　深部纳氏囊肿。深在、囊性扩张的宫颈内膜腺体内充满黏液

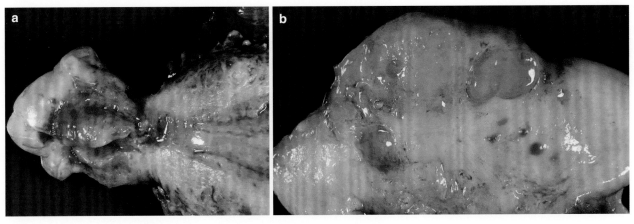

图 3.4　弥漫性层状宫颈内膜腺体增生。边界不清的黏液样肿块累及宫颈

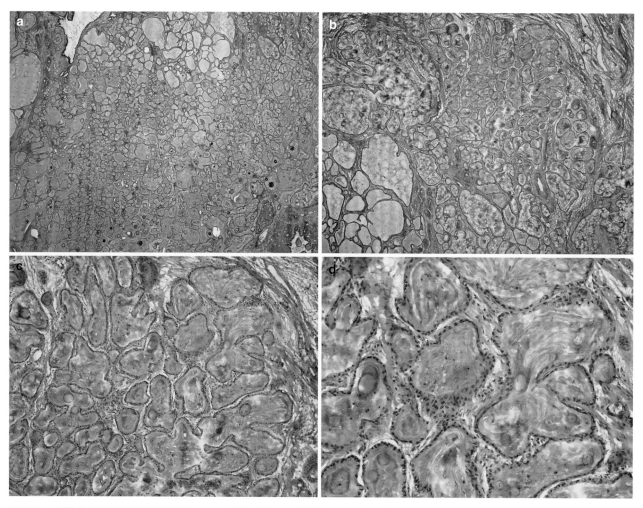

图 3.5　弥漫性层状宫颈内膜腺体增生。宫颈内膜腺体弥漫性增生（a）与邻近的宫颈间质（b，c）分界清楚，缺乏细胞异型性或核分裂象（d）

诊断陷阱 / 冰冻诊断要点

- 宫颈内膜腺体增生与宫颈腺癌的区别在于其位置浅、非浸润性边界、无明显的细胞异型性和促纤维增生性间质反应

微腺体增生（Microglandular Hyperplasia，MGH）[4-6]

- 偶然在显微镜下发现，或是肉眼可见的息肉样病变
- 病变由紧密排列的小至中等大小的宫颈内膜腺体增生形成，呈息肉样、网状、筛状，偶可呈实性，间质富含中性粒细胞（图 3.6）
- 相对一致的宫颈腺细胞，可见核下空泡，可有鳞状上皮化生，常伴有储备细胞增生，呈双层上皮结构

- 可有轻度核异型性
- 核分裂象通常罕见，但偶尔可见较多的情况（可高达 11 个 /10 HPF）

鉴别诊断

- 透明细胞癌
- 子宫内膜样癌——原发于子宫内膜或宫颈内膜
- 黏液性癌——原发于子宫内膜或宫颈内膜

诊断陷阱 / 冰冻诊断要点

- 旺炽性微腺体增生与腺癌的鉴别要点在于缺乏浸润性生长和明显的细胞异型性
- 与微腺体增生不同，微腺体型子宫内膜样癌的特征是缺乏储备细胞层，通常有显著的细胞异型性，并与子宫内膜相连

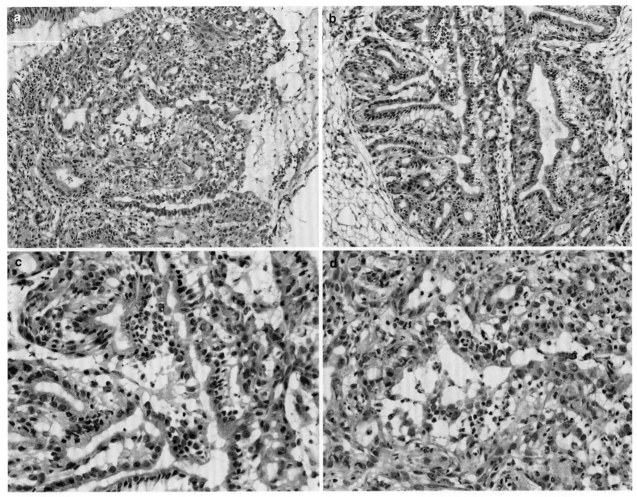

图 3.6　微腺体增生。可见紧密排列的小至中等大小的宫颈内膜腺体（a，b），宫颈腺细胞形态一致，部分腺体可见明显的储备细胞（c），间质中可见中性粒细胞（d）

慢性宫颈炎（Chronic Endocervicitis）

- 淋巴组织弥漫增生，伴有明显的鳞状上皮化生和继发性淋巴滤泡形成
- 可见表面上皮乳头状增生并伴有淋巴滤泡（乳头状宫颈炎）
- 罕见情况下，淋巴滤泡生发中心可能与高级别鳞状上皮内病变累及宫颈内膜腺体混淆，这是由生发中心内细胞具有多形性、核分裂象较多所致

淋巴瘤样病变（Lymphoma-Like Lesions）[7,8]

- 好发于成年女性
- 可出现阴道出血或排液

- 黏膜增厚或红斑，质脆
- 上皮下淋巴细胞带状浸润，混有较大的反应性增生的中心母细胞或免疫母细胞和成熟浆细胞
- 无肿块形成及深部受累的组织学特征有助于与淋巴瘤鉴别

阿-斯反应（Arias-Stella Reaction）[9]

- 一般为局灶性病变，大体可表现为乳头状
- 增大的腺细胞，有丰富的透明胞质，深染的细胞核位于顶部（靴钉样细胞）
- 形态与透明细胞癌非常相似。腺体总体分布正常，细胞核退变，无核分裂，且合并妊娠或使用激素是阿-斯反应的典型特征

中肾管增生（Mesonephric Hyperplasia）[10-12]

- 通常位于宫颈侧壁
- 腺体增生，呈小叶状或不规则分布于中央导管周围
- 腺上皮为立方或低柱状上皮细胞
- 无明显的核异型性或核分裂象
- 腺腔内可见特征性的浓染嗜酸性分泌物
- 良性中肾管增生可表现为假复层、乳头簇状和桥接状增生

鉴别诊断

- 中肾管腺癌

诊断陷阱／冰冻诊断要点

- 在冰冻切片中区别弥漫性中肾管增生和中肾管腺癌可能相当困难
- 中肾管腺癌具有明显的细胞学异型性、促纤维间质反应、腔内坏死碎屑、神经侵犯、淋巴增生性血管侵犯，以及肆意的侵袭生长等特征

宫颈内膜异位症（Endocervicosis）[13]

- 患者可能有子宫手术史（如剖宫产）
- 结节状或囊性肿块，大小、形状不一的腺体浸润宫颈外层间质
- 宫颈内膜腺上皮呈柱状至扁平，无明显的细胞异型性，缺乏核分裂象
- 可能存在对渗出黏液的间质反应

鉴别诊断

- 微偏腺癌
- 转移性高分化腺癌，尤其是当病变累及膀胱、阴道顶部等邻近器官时

诊断陷阱／冰冻诊断要点

- 宫颈内膜异位症与腺癌的区别在于，前者缺乏细胞异型性、核分裂象及间质反应

子宫内膜异位症（Endometriosis）

- 常见的宫颈病变
- 宫颈深部子宫内膜异位症通常与盆腔子宫内膜异位症并存
- 增殖期样子宫内膜腺体，周围可见典型的出血或含铁血黄素的子宫内膜间质

鉴别诊断

- 宫颈原位腺癌

诊断陷阱／冰冻诊断要点

- 与宫颈腺癌相比，子宫内膜异位症缺乏明显的细胞异型性、核复层化、顶端核分裂象及大量的凋亡小体

输卵管子宫内膜样化生（Tubo-endometrial Metaplasia）[14]

- 常见的宫颈病变，可能与之前的宫颈手术（如环切术）有关
- 腺体有输卵管和（或）子宫内膜样分化
- 可见嗜酸性改变，嗜酸性胞质增多，细胞核增大
- 无明显的细胞异型性和核分裂象，出现输卵管型纤毛细胞有助于输卵管子宫内膜样化生与宫颈原位腺癌的鉴别

鳞状上皮化生（Squamous Metaplasia）

- 极其常见，多见于宫颈转化区／移行带或宫颈内膜息肉
- 鳞状上皮化生可广泛累及宫颈内膜腺体，与鳞状上皮内病变甚至浸润性鳞状细胞癌相似（图3.7）
- 乳头状不成熟鳞状上皮化生可与乳头状鳞状细胞癌相似
- 常伴有明显的炎症反应
- 缺乏细胞异型性和间质浸润可佐证鳞状上皮化生的诊断

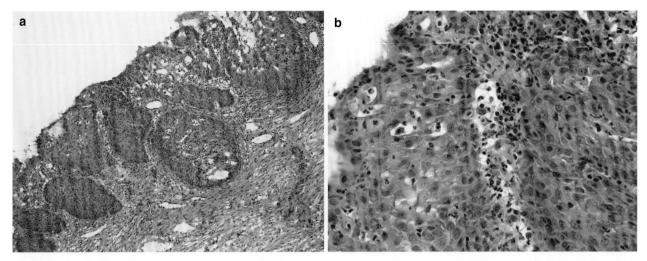

图 3.7　宫颈转化区 / 移行带鳞状上皮化生。鳞状上皮化生常常累及宫颈内膜腺体（a），缺乏明显的细胞异型性和真正的间质浸润（b）

移行上皮化生（Transitional Metaplasia）

- 通常见于围绝经期和绝经后女性
- 移行上皮型上皮细胞取代了全层鳞状上皮，细胞核小，卵圆形
- 细胞呈流水样排列，可见核沟
- 无明显的细胞异型性和核分裂象

鉴别诊断

- 高级别鳞状上皮内病变（宫颈上皮内瘤变 3 级，CIN3）

诊断陷阱 / 冰冻诊断要点

- 与移行上皮化生不同，高级别异型增生的特征是上皮极性消失，显著的细胞异型性，核质比升高，以及核分裂象增多，常伴有病理性核分裂象

鳞状细胞癌（Squamous Cell Carcinoma，SCC）

鳞状上皮内病变（Squamous Intraepithelial Lesion）

- 为宫颈鳞状细胞癌最常见的前驱病变

- 几乎总是与人乳头瘤病毒（HPV）感染有关，高级别鳞状上皮内病变（HSIL）与高危型 HPV 感染有关
- HSIL 好发于 25~35 岁女性
- 在 HSIL 中，异型增生的鳞状细胞至少占上皮层的 2/3，细胞极性消失。低级别鳞状上皮内病变（LSIL）的异常增生细胞局限于上皮层的下 1/3
- 组织学特征包括胞核增大，核质比高，染色质增粗，核膜增厚，在 HSIL 中核分裂象和病理性核分裂象易见（图 3.8）

鉴别诊断

- 不成熟鳞状上皮化生
- 乳头状鳞状上皮化生
- 移行上皮化生
- 反应性上皮改变

浸润性鳞状细胞癌（Invasive Squamous Cell Carcinoma）

临床特征

- 最常见的宫颈癌组织学类型
- 与高危型 HPV 感染相关，并伴有高级别鳞状上皮内病变（HSIL）

- 患者平均年龄为 55 岁，但约有 1/3 的患者年龄小于 35 岁
- 最常见的临床症状有阴道出血、排液和（或）盆腔疼痛

大体病理（图 3.9）

- 粉红色，质地糟脆，常呈外生性息肉样或乳头状生长，也可为表面溃疡性病变
- 通常位于宫颈转化区 / 移行带
- 晚期肿瘤在肉眼上可见不同程度地侵犯邻近器官，如宫旁组织、阴道或子宫体

镜下特征[15]（图 3.10）

- 肿瘤细胞呈片状、巢状、网状或单个细胞浸润性生长
- 常见促纤维增生性间质反应
- 肿瘤细胞胞质多少不等，核大、核仁明显
- 角化型 SCC
  - 显示明显的鳞状分化成熟现象，包括角化珠形成
- 非角化型 SCC
  - 由中等大小的非典型鳞状细胞组成，无明显的

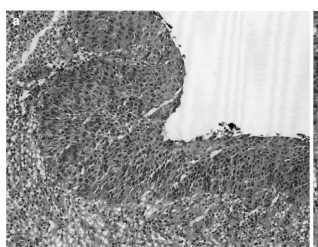
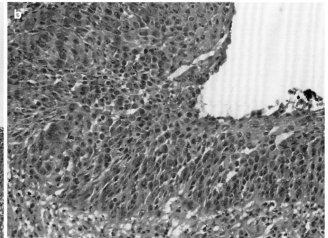

图 3.8　高级别鳞状上皮内病变（HSIL）。异型增生的鳞状细胞约占上皮层的 2/3

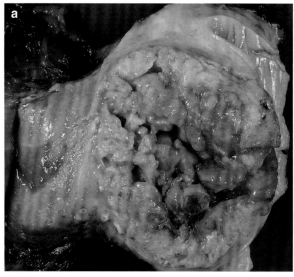
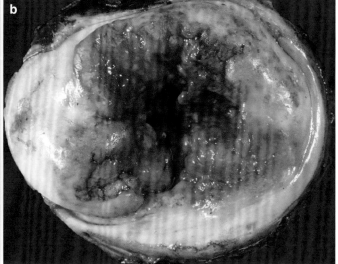

图 3.9　宫颈浸润性鳞状细胞癌。外生性肿块，质地糟脆，伴有出血和坏死

角化珠形成，但常可见单个细胞的角化
- 浅表浸润性 SCC
  - 与 HSIL 相关，组织学上与外阴浅表浸润性 SCC 相似（见第 2 章）
  - 异型性明显的小而不规则的上皮细胞巢，常伴突然角化（反向成熟）现象
  - 可见间质反应，包括间质水肿、促结缔组织增生反应或明显的炎症改变

鳞状细胞癌的亚型[16-23]

- 疣状癌（Verrucous Carcinoma）
  - 高分化亚型，表面隆起，类似于尖锐湿疣或鳞状上皮乳头状瘤
  - 常见角化过度
  - 细胞异型性较轻，核分裂象少

- 冰冻切片评估可能需要多取材，以便发现其推挤性和球茎样浸润性边界
- 疣性 SCC（Warty SCC）
  - 高分化亚型，表面呈疣状，组织结构类似于尖锐湿疣
- 基底细胞样 SCC（Basaloid SCC）
  - 侵袭性肿瘤，癌巢周围伴有特征性的栅栏状排列的未分化高级别肿瘤细胞
  - 核分裂活跃，可见地图样坏死
  - 缺乏间质反应
  - 可出现个别细胞角化，但通常无角化珠
- 乳头状鳞状细胞癌 / 鳞状移行细胞癌（Papillary Squamous/Squamotransitional Carcinoma）
  - 类似于尿路上皮癌，高级别细胞排列成乳头状，具有纤维血管轴心

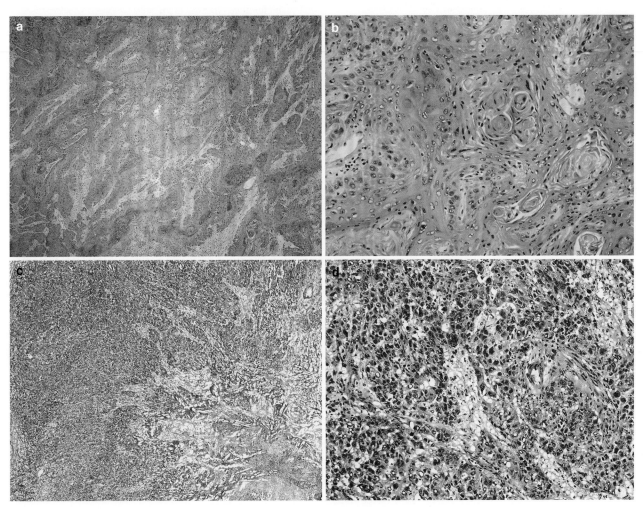

图 3.10　宫颈浸润性鳞状细胞癌。高分化角化型（a，b）和低分化组织学亚型（c，d）

– 冰冻诊断时充分取材很重要，包括肿瘤基底部，以排除合并浸润性成分的可能

- 淋巴上皮瘤样亚型（Lymphoepitheliomatous Variant）
  – 肿瘤细胞体积较大，呈合体细胞样生长，细胞核空泡状，核仁明显，癌巢周围有明显的炎症细胞浸润
- 梭形细胞 / 肉瘤样鳞状细胞癌（Spindle Cell/ Sarcomatoid SCC）
  – 罕见的鳞状细胞癌组织学亚型，临床表现更具侵袭性
  – 组织学上肉瘤样梭形细胞增生，可与普通型鳞状细胞癌混合并存
  – 应与恶性米勒混合瘤（MMMT）鉴别
- 与梭形细胞 SCC 相比，MMMT 有明显的鳞状细胞癌和肉瘤成分，但两种成分没有融合

鉴别诊断

- HSIL 伴广泛累及宫颈内膜腺体
- 妊娠滋养细胞病变：上皮样滋养细胞肿瘤、胎盘部位结节和异位蜕膜
- 透明细胞癌（实性亚型）与胞质富含糖原的 SCC
- 神经内分泌癌，尤其是小细胞癌与低分化 SCC
- 肉瘤与梭形细胞 / 肉瘤样 SCC
- 黑色素瘤
- 反应性和瘤样改变，包括广泛鳞状上皮化生、弥漫的炎症和先前手术所致鳞状上皮假性浸润

诊断陷阱 / 冰冻诊断要点

- 宫颈切除术可用于年轻患者早期宫颈癌的治疗[24]
  – 建议手术切缘距肿瘤至少 5 mm，切缘状态应在冰冻诊断时给予评估[25]
- 宫颈锥形切除术的冰冻切片评估费时费力，并且可能会影响肿瘤细微的组织学特点。如果有可能，应尝试与手术医师沟通后等待石蜡切片[26]
- 存在 HSIL 并局灶向梭形浸润性成分移行区，有助于梭形细胞 SCC 的诊断
  – 梭形细胞 SCC 与恶性米勒混合瘤之间的区别

是，前者癌成分与肉瘤成分没有截然的分界

- 微浸润 / 浅表浸润性 SCC 与 HSIL 累及宫颈内膜腺体的比较
  – 周围栅栏状结构缺失、细胞异型性明显、间质反应和肿瘤细胞突然角化（异常或反向成熟）是浸润的特征
  – 当有疑问时，可诊断为"高级别鳞状上皮内病变，不能排除浸润"
- 宫颈癌前哨淋巴结评估[27,28]
  – 前哨淋巴结评估可在宫颈癌子宫切除术时进行
  – 在缺乏统一指南的情况下，大体可辨认的淋巴结应该连续切片并行冰冻切片，然后进行仔细的显微镜下观察，特别是在被膜下窦区，以识别微小转移（图 3.11）
- 宫颈癌淋巴结转移最常见的鉴别诊断包括输卵管内膜异位症和子宫内膜异位症
  – 两种病变均缺乏恶性细胞异型性
  – 与转移性癌位于被膜下窦不同，输卵管内膜异位常位于淋巴结纤维包膜（见第 8 章）或髓窦内
  – 子宫内膜异位症可见于被膜下窦内，但同时可见腺上皮周围的子宫内膜间质
  – 其他罕见类似转移性癌的病变，包括淋巴结被膜内异位性间皮细胞和妊娠患者的异位蜕膜，不应过度解读为转移性疾病

宫颈腺癌（Adenocarcinoma of the Cervix）

宫颈原位腺癌（Endocervical Adenocarcinoma In Situ，AIS）[24]

- 多见于 30~40 岁的女性
- 巴氏染色涂片上常有非典型腺上皮细胞
- 多数病例与高危型人乳头瘤病毒（HPV）感染有关，主要是 HPV 18 型
- 主要发生在转化区 / 移行带，通常为多灶性和不连续的"跳跃性"病变

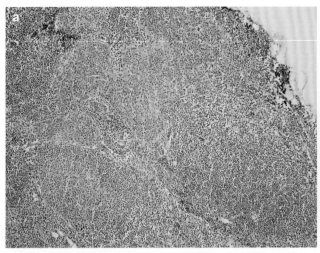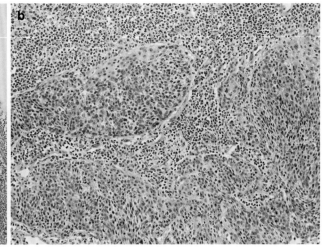

图 3.11　宫颈鳞状细胞癌区域淋巴结转移

组织学表现

- 细胞核拥挤、复层
- 中度至重度核异型性，包括核深染、核增大
- 易于识别的核分裂象：常位于细胞顶端，表现为"跳跃性核分裂象"和凋亡小体
- 其他特征包括腺管内上皮（增生）形成分支、出芽或筛状

组织学亚型

- 典型 / 普通型 AIS：具有宫颈内膜细胞均匀一致的黏液性胞质
- 肠型：可见杯状细胞、嗜银细胞和潘氏细胞
- 子宫内膜样亚型：胞质缺乏黏液
- AIS 可能与鳞状上皮内病变或浸润性鳞状细胞癌共存

鉴别诊断

- 早期宫颈浸润性腺癌
- 子宫内膜癌累及宫颈管黏膜
- 反应性细胞异型性，包括放射因素导致的细胞学改变
- 子宫下段子宫内膜（特别是宫颈切除术后的切缘评估）
- 非典型嗜酸性改变（化生）

诊断陷阱 / 冰冻诊断要点

- 原位腺癌与早期浸润性腺癌的鉴别在冰冻诊断时是困难的（见下文）
  - 冰冻诊断为"至少为原位腺癌，待石蜡切片排除浸润"，不影响术中处理
- 反应性细胞异型性可表现为细胞核增大和多核，但无核拥挤和核分裂象增多

普通型浸润性宫颈腺癌 [Invasive Endocervical Adenocarcinoma (Usual Type)] [29]

临床特征

- 占所有宫颈癌的 10%~15%
- 80% 的患者出现异常出血和肿块

大体病理（图 3.12）

- 约 50% 的病例可见外生性肿块
- 溃疡性或浸润性病变导致宫颈呈桶状并不少见

镜下特征

- 普通型宫颈腺癌（图 3.13）占所有宫颈腺癌的 80%~90%
- 中等大小的腺体复杂增生，可见成角、乳头分支状及筛状结构
- 上皮呈假复层，胞质呈嗜酸性或双嗜性，产生极

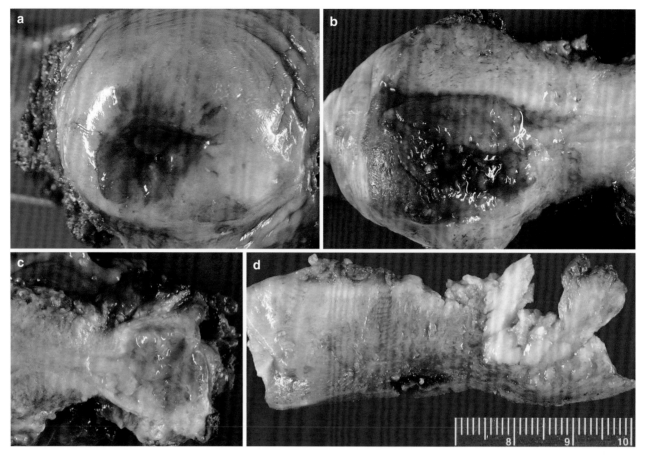

图 3.12 浸润性宫颈腺癌。外生性肿块伴溃疡和出血（a，b）或宫颈深部间质浸润（c，d）

少量黏液

- 显著核异型性，核仁明显，核分裂活跃（上皮顶端"跳跃性"核分裂象），凋亡小体易见
- 常见的组织学结构包括筛状、微囊性、微腺体、乳头状、绒毛状和实性[30,31]

鉴别诊断

- 宫颈原位癌
- 宫颈子宫内膜样癌
- 宫颈绒毛管状腺癌
- 子宫内膜癌累及宫颈
- 转移性腺癌
- 各种非肿瘤性腺上皮病变，包括小叶状和弥漫性宫颈内膜腺体增生、隧道样腺丛和微腺体增生

诊断陷阱 / 冰冻诊断要点

- 早期浸润性腺癌与广泛性原位腺癌的鉴别是基于

肿瘤性腺体表现出与正常宫颈内膜腺体分布不同的生长方式

- 异型腺体连续或带状生长，广泛累及宫颈黏膜
- 腺体复杂，包括腺体排列拥挤，腺体大小不一，形状多样，以及广泛的筛网状结构形成，这些组织学形态应高度怀疑浸润性腺癌
- 腺体位置较深或靠近较大的血管
- 一些早期浸润性病变，在原位腺癌的基础上单细胞出芽或成簇的异型增生细胞，伴有间质反应是早期浸润的诊断依据
- 冰冻诊断时很难鉴别 AIS 与早期浸润性腺癌（见下文）。冰冻诊断为"至少为原位腺癌，待石蜡切片排除浸润"，不影响术中处理
- 年轻患者早期宫颈腺癌的宫颈切除术（图 3.14），建议取样位置距手术切缘至少 5 mm[25]
- 区分普通型宫颈腺癌和宫颈子宫内膜样癌或绒毛管状腺癌是基于它们独特的组织学特征（见下文）

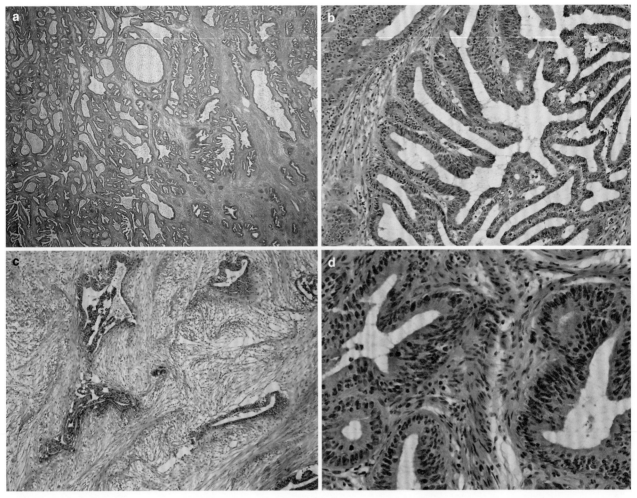

图 3.13　普通型宫颈腺癌。复杂的腺体增生伴成角、乳头状结构（a，b）和浸润性生长伴促纤维增生性间质反应（c）。细胞呈假复层，黏液较少，胞质嗜酸性或双嗜性，细胞顶端可见大量核分裂象——"跳跃性"核分裂象（d）

- 区分浸润性宫颈腺癌的组织学亚型对术中治疗并不重要
- 非肿瘤性腺上皮病变的特点是位于黏膜浅层，边界清楚，缺乏浸润性生长，无明显细胞异型性及核分裂象，缺乏间质反应等

宫颈腺癌的组织学亚型

绒毛管状腺癌（Villoglandular Adenocarcinoma）[32]

- 好发于 40 多岁的女性

- 大多病例表现为外生性生长，无深层间质浸润（图 3.15）
- 组织学特征为细长的乳头，乳头表面光滑，肿瘤细胞无簇状生长
- 宫颈内膜起源的肿瘤细胞轻度至中度异型性，罕见病例可表现为子宫内膜样型
- 鉴别诊断包括浆液性癌和其他类型的腺癌
- 术中冰冻诊断时，低核级、顶端胞质清晰、管腔内缘光滑（无簇状）可用于绒毛管状腺癌与浆液性癌的鉴别诊断
  - 术中明确浸润性宫颈腺癌组织学亚型对手术处理来说并不重要

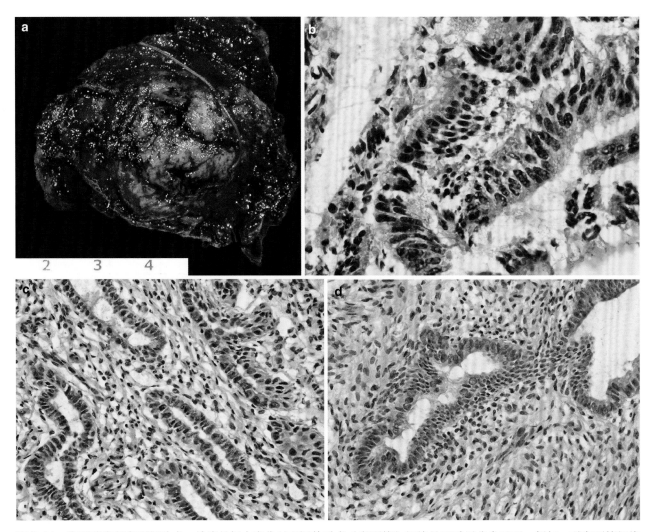

图 3.14　宫颈腺癌行宫颈切除术。恰当的标本定位对于评估手术（宫颈管）切缘是否受累非常重要，例如，对宫颈管切缘进行涂墨（a）。宫颈腺癌表现为细胞核深染、增大、核质比升高、细胞极性消失（b）。形态类似的良性腺体包括子宫下段子宫内膜腺体（尤其是宫颈切除术的切缘，c）或输卵管化生上皮（d）

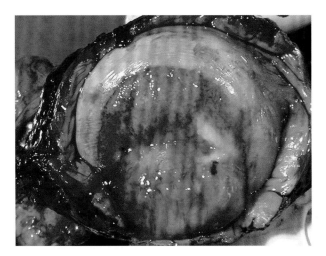

图 3.15　宫颈绒毛管状腺癌。图示外生性病变，伴有黏液分泌，累及宫颈口

子宫内膜样癌（Endometrioid Adenocarcinoma）[29,33]

- 罕见的组织学亚型，可能与宫颈子宫内膜异位症有关
- 子宫内膜样组织形态，伴有不同的生长模式和组织学级别
- 存在纤毛样肿瘤细胞、鳞状分化及圆形至椭圆形腺体等特点，这是与普通型宫颈腺癌的鉴别要点
- 与子宫内膜的子宫内膜样癌的鉴别诊断很大程度上取决于肿瘤的位置、是否存在子宫内膜增生，以及是否存在相关的宫颈原位癌或局灶性普通型

宫颈腺癌

- 宫颈腺癌和子宫内膜癌也可同时发生。仔细的形态学评估可识别两种截然不同的、独立的原发性肿瘤的组织学证据（图 3.16）

黏液性癌（Mucinous Carcinomas）

- 肿瘤细胞胞质含有丰富的黏液，而普通型宫颈腺癌胞质内黏液则很少[2]
  - 肠型黏液性癌与结直肠腺癌相似，组织学具有特征性的杯状细胞和潘氏细胞
  - 胃型黏液性癌（2020 版 WHO 女性生殖系统肿瘤分类中已独立为一种 HPV 非依赖性亚型）由结构简单、大小不一、不规则的囊性腺体组成，也可呈筛状或局灶性实性结构。肿瘤细胞边界清楚，透明或嗜酸性的胞质位于细胞顶部，细胞核位于基底部，异型性明显
  - 印戒细胞型黏液性癌由局灶或弥漫分布的印戒细胞组成[34]
  - 微偏腺癌（恶性腺瘤或高分化胃型黏液性癌，2020 版 WHO 女性生殖系统肿瘤分类中已并入胃型腺癌）
    - 罕见的黏液性癌
    - 肿块质硬，形成桶状宫颈
    - 组织学特征为宫颈深层腺体浸润，这些腺体扩张，分布不规则、大小明显不一、形态异常（图 3.17）
    - 肿瘤细胞胞质富含黏液，细胞核位于基底部

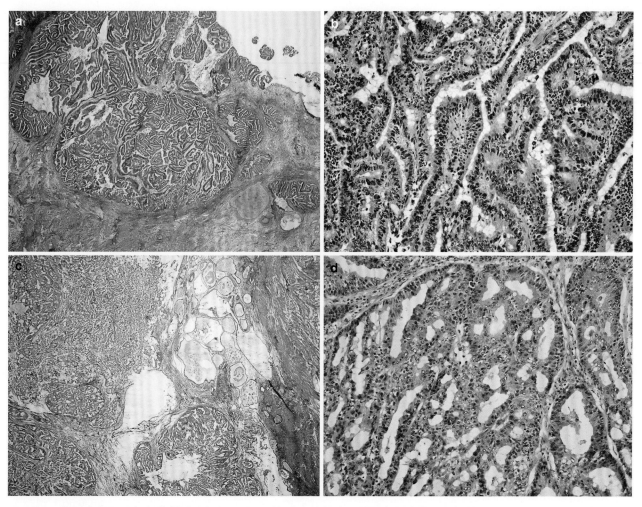

图 3.16 宫颈腺癌和子宫内膜癌同时发生。图示两个独立的肿瘤，累及宫颈（普通型宫颈腺癌，a 和 b）和子宫内膜（高分化子宫内膜癌，c 和 d）

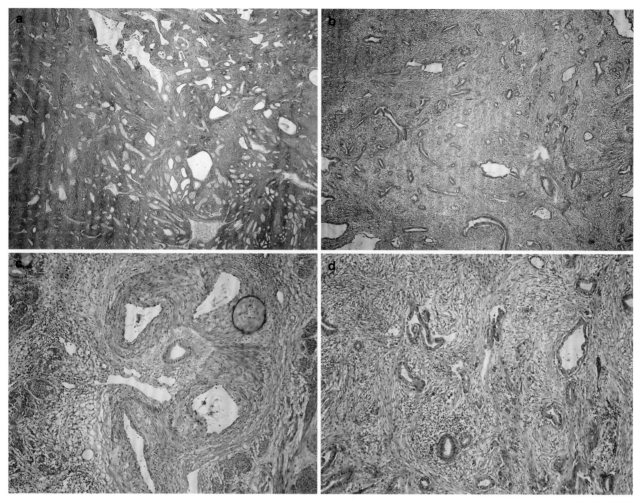

图 3.17　微偏腺癌，胃型。看似良性的腺体在宫颈深部间质中浸润性生长（a，b），局灶邻近大血管（c），并伴有间质反应（d）

- ◆ 明显异常增生的腺体和（或）单个或簇状浸润的肿瘤细胞，周围伴有间质反应（图 3.18）
- ◆ 肿瘤性腺体可邻近大血管，累及子宫下段肌层或子宫旁组织，并有淋巴管血管或神经侵犯

鉴别诊断

- 小叶状或弥漫型宫颈内膜腺体增生
- 宫颈内膜异位症
- 隧道样腺丛
- 中肾管增生
- 中肾管腺癌
- 子宫内膜黏液性癌累及宫颈

诊断陷阱 / 冰冻诊断要点

- 与非肿瘤性疾病鉴别的依据是：非肿瘤性疾病位于黏膜浅层、边界清楚，且缺乏浸润性生长，无明显的细胞异型性及核分裂，缺乏间质反应
- 中肾管腺癌和黏液性癌的鉴别是基于它们不同的组织学特征，尽管这种区别在术中诊断时并不重要

毛玻璃细胞癌（Glassy Cell Carcinoma）[35]

- 已经并入 2020 版 WHO 女性生殖系统肿瘤分类的腺鳞癌
- 发生于 35 岁以下的年轻女性
- 肿瘤细胞成片分布，体积较大，分化差，胞质丰富、均质、嗜酸性或双嗜性，细胞边界清晰
- 细胞核大，圆形至卵圆形，具有明显的大核仁，核分裂活跃，并且有显著的炎症细胞浸润（嗜酸

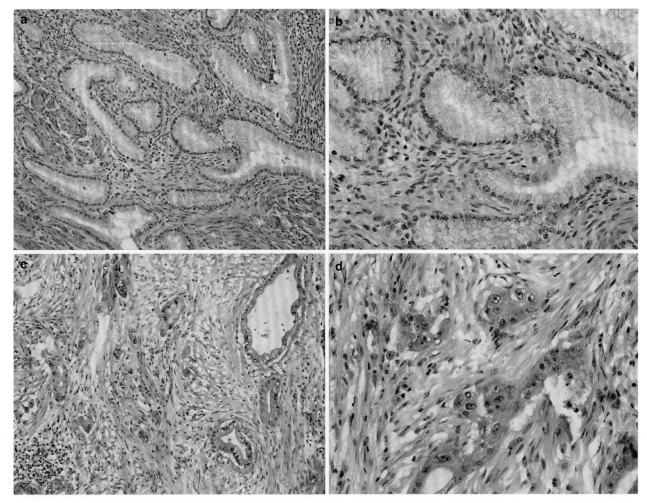

图 3.18　微偏腺癌，胃型。可见异常增生的腺体（a），丰富的胞质内黏液，细胞核位于基底部（b），局灶可见异型性明显的肿瘤细胞呈单个或簇状浸润，伴有间质反应（c，d）

性粒细胞、淋巴细胞和浆细胞）

鉴别诊断

- 大细胞非角化型鳞状细胞癌
- 未分化癌
- 淋巴上皮瘤样癌

诊断陷阱 / 冰冻诊断要点

- 与其他组织学亚型的鉴别是基于它们独特的组织学特征，尽管这种区别在术中冰冻诊断时并不重要

腺鳞癌（Adenosquamous Carcinoma）[36]

- 宫颈癌的组织学亚型，具有鳞状和腺样分化，临床表现更具有侵袭性
- 必须有明确的腺体形成才可做出诊断（图 3.19）
- 可同时伴有高级别鳞状上皮内病变和原位腺癌

鉴别诊断

- 鳞状细胞癌伴细胞内黏液
- 普通型腺癌伴局部鳞状分化（化生）
- 鳞状细胞癌伴透明细胞改变

诊断陷阱 / 冰冻诊断要点

- 与其他组织学亚型的鉴别是基于它们独特的组织学特征，尽管这种区别在术中诊断时并不重要

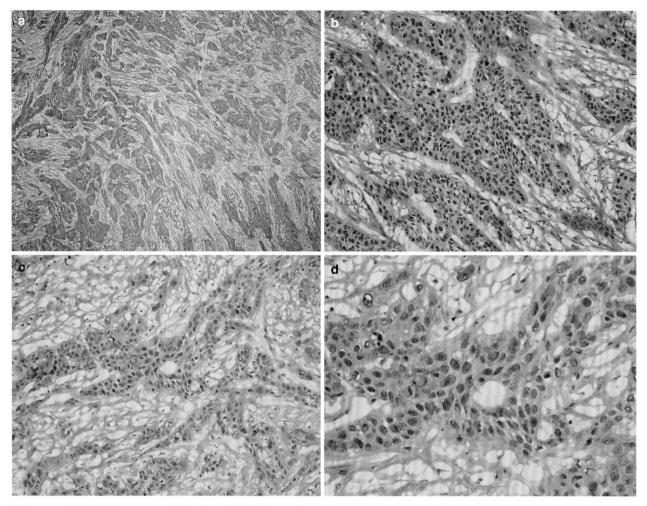

图 3.19　宫颈腺鳞癌（a~d）。局灶可见腺样分化（c，d）

腺样基底细胞癌（Adenoid Basal Carcinoma）[37,38]

- 多发生于绝经后患者
- 肿瘤通常不会侵及黏膜表面
- 小而一致的肿瘤细胞呈圆形至椭圆形，巢状、小叶状广泛分布，巢周围细胞呈栅栏状排列，类似于基底细胞癌
- 中央可见囊肿形成，伴有鳞状或腺样分化
- 表面常伴高级别鳞状上皮内病变（HSIL）

鉴别诊断

- 腺样囊性癌
- 良性腺样基底细胞增生

诊断陷阱 / 冰冻诊断要点

- 腺样囊性癌缺乏假性囊肿，管腔内可见透明样物
- 腺样基底细胞增生是一种与腺样基底细胞癌形态相似的良性病变，但局限于距黏膜表面 0.5 mm 以内的范围，与黏膜表面相连

腺样囊性癌（Adenoid Cystic Carcinoma）[37]

- 圆形至椭圆形的肿瘤细胞巢，由于存在蓝染的假囊肿 / 圆柱形透明的基底膜样物，从而形成特征性的筛孔状结构
- 肿瘤细胞常沿基底膜呈栅栏状排列
- 大小不一的小的基底样细胞，细胞核不规则呈角

状，核质比高

- 常见淋巴管血管侵犯

鉴别诊断

- 腺样基底细胞癌（见上文）
- 基底细胞样鳞状细胞癌伴腺样囊性癌样生长模式

诊断陷阱 / 冰冻诊断要点

- 与上述肿瘤的鉴别诊断依据其独特的组织学特征，尽管这种区别在术中诊断时并不重要

中肾管腺癌（Mesonephric Adenocarcinoma）[10]

- 多见于 50 多岁的女性，典型的表现为阴道出血
- 外生性或浸润性肿块，常侵犯宫颈侧壁深部间质（图 3.20）
- 通常呈管状生长模式，腺管大小不一
- 管腔内可见嗜酸性分泌物为其特征性表现
- 某些病例中可见局灶或弥漫的乳头状、子宫内膜样、网状、性索样或梭形实性结构（图 3.21）
- 肿瘤性腺体由单层非黏液性立方细胞构成
- 细胞异型性可能很小，但大多数病例仔细寻找可见具有明显异型性的单个或簇状肿瘤细胞，尤其是在具有促纤维增生性间质反应的组织周围

鉴别诊断

- 良性中肾管增生
- 普通型宫颈腺癌
- 透明细胞癌
- 子宫内膜样癌
- 微偏腺癌

诊断陷阱 / 冰冻诊断要点

- 宫颈侧壁外 1/3 层间质内不规则浸润、局部区域见伴促纤维增生性间质反应的单个或成簇的异型性明显的恶性肿瘤细胞、管腔内坏死碎屑、明显核分裂象及神经血管侵犯均支持中肾管腺癌

- 管囊样结构和具有靴钉样细胞核的透明细胞不是中肾管腺癌的特点，而多见于透明细胞癌
- 病变周围有中肾管增生或中肾管残件有助于中肾管腺癌与宫颈子宫内膜样癌的鉴别
- 在术中冰冻诊断中，与其他类型的宫颈癌的鉴别并不重要

浆液性癌（Serous Carcinoma）[39]

- 2020 版 WHO 女性生殖系统肿瘤分类中已删除此亚型
- 原发性宫颈浆液性癌有两个高发期：40 岁以下的生育期和 65 岁以上的绝经期
- 最常见的临床表现：阴道出血和巴氏染色异常
- 大体病理及镜下特征与子宫内膜浆液性癌类似

鉴别诊断

- 普通型宫颈腺癌
- 原发性子宫内膜浆液性癌累及宫颈

诊断陷阱 / 冰冻诊断要点

- 与浆液性癌相比，普通型宫颈腺癌肿瘤细胞形态较一致、核异型性程度较轻
- 在冰冻切片中，宫颈浆液性癌与原发性子宫内膜浆液性癌的鉴别，依赖于子宫体没有病变或少许病变
- 虽然宫颈浆液性癌可以发生于 40 岁以下的女性，但这个年龄段的原发性子宫内膜浆液性癌是极其罕见的

透明细胞癌（Clear Cell Carcinoma）[40]

- 高级别腺癌，组织学上与子宫内膜透明细胞癌相同
- 与己烯雌酚（DES）暴露相关的宫颈透明细胞癌多见于 20 岁以下的女性，现已少见。散发性透明细胞癌发生于围绝经期和绝经后人群中
- 最常见的生长模式是管状生长

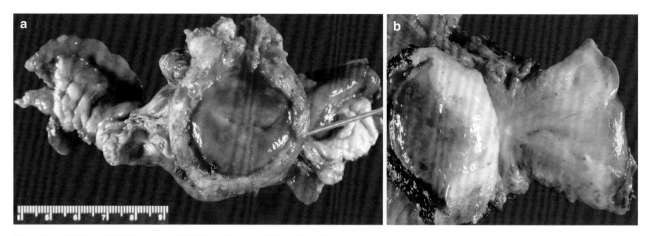

图 3.20　宫颈中肾管腺癌。本例肿瘤浸润引起宫颈壁弥漫性增大

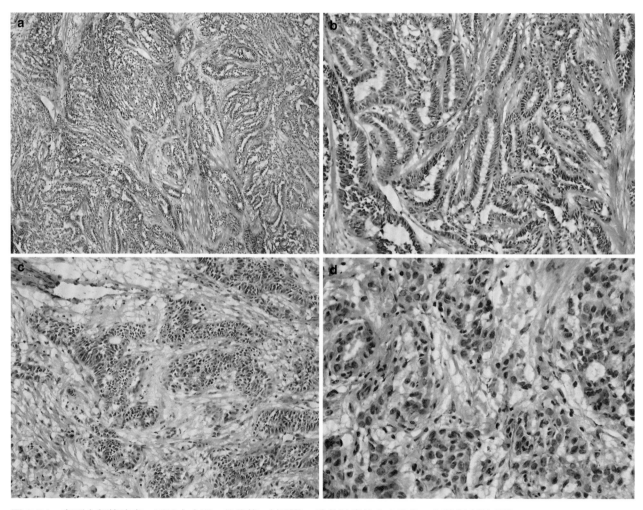

图 3.21　宫颈中肾管腺癌。可见大小不一的腺管，衬覆较一致的肿瘤性上皮细胞，细胞轻度异型性

鉴别诊断

- 微腺体增生
- 阿 – 斯反应
- 浆液性癌
- 中肾管腺癌

诊断陷阱 / 冰冻诊断要点

- 与非肿瘤性病变的鉴别要点是具有明确肿块、浸润性生长方式、显著的细胞异型性、核分裂活跃和明确的间质反应
- 术中诊断时与浆液性癌或中肾管腺癌的鉴别并不重要

神经内分泌癌（Neuroendocrine Carcinomas）[41–43]

- 非常罕见的宫颈恶性肿瘤
- 低级别神经内分泌肿瘤（典型和非典型类癌或 1 级和 2 级神经内分泌肿瘤）非常罕见，组织学上与胃肠道神经内分泌肿瘤相同
  - 1 级神经内分泌肿瘤的特征是肿瘤细胞排列呈器官样、岛状、巢状或小梁状，细胞小而一致，胞质丰富，染色质颗粒状，核仁可见
  - 2 级神经内分泌肿瘤具有中度核异型性，核分裂活性
- 高级别神经内分泌癌包括小细胞和大细胞神经内分泌癌（图 3.22）

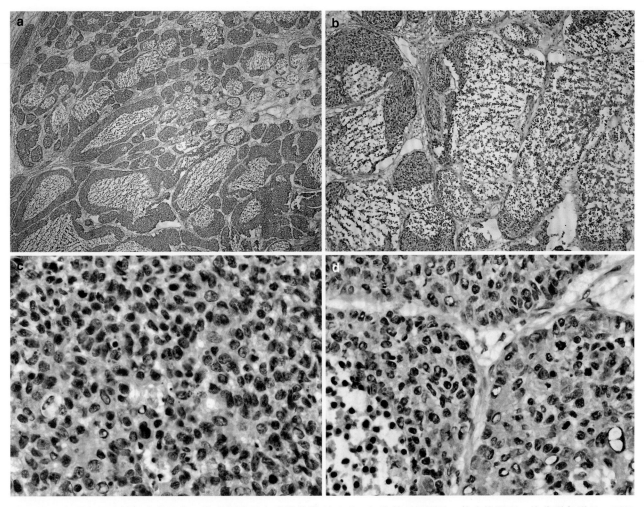

图 3.22　宫颈大细胞神经内分泌癌。肿瘤细胞呈大片巢状排列（a），细胞异型性明显，伴有核塑型，核分裂象明显，可见地图样坏死，巢周边细胞核呈栅栏状排列（b~d）

- – 年龄范围广泛，20~80 岁不等
- – 小细胞型类似于小细胞肺癌，肿瘤细胞小而一致，呈巢状或片状，胞质很少，染色质深，核仁不明显，可见核塑型、大量核分裂象及凋亡小体。常见单个或片状肿瘤细胞坏死、人工挤压及淋巴管血管侵犯
- – 大细胞型肿瘤细胞中等或较大，细胞异型性明显，胞质丰富，大量核分裂象。常见地图样坏死、癌巢周边细胞核呈栅栏状、颗粒状胞质，局灶可见腺体形成

鉴别诊断

- 浆液性癌
- 低分化腺癌
- 基底样鳞状细胞癌

诊断陷阱 / 冰冻诊断要点

- 冰冻诊断时区别这两种类型的高级别神经内分泌癌或与其他宫颈癌鉴别对于术中处理并不重要

转移性癌（Metastatic Carcinomas）

- 各种恶性肿瘤均可能转移到宫颈
- 最常见的原发部位包括子宫内膜、乳腺和胃肠道

- 子宫内膜癌累及宫颈主要是癌组织的直接扩散，也可能是子宫内膜癌组织脱落继发宫颈黏膜的种植（脱落性转移）
  - – 当子宫的子宫内膜样癌侵及宫颈间质时，肿瘤可能呈现出一种看似成熟的外观，与良性病变相似（见第 4 章）
- 转移性乳腺癌侵犯宫颈通常表现为肿瘤弥漫性扩散，也可累及女性生殖系统多个部位（见第 4 章）
- 原发性结肠腺癌累及宫颈多为直接侵犯

诊断陷阱 / 冰冻诊断要点

- 对于在其他部位有恶性肿瘤病史的患者，如果可行，在冰冻诊断时应与先前切片的组织形态进行比较

间叶性肿瘤和混合性上皮 – 间叶肿瘤（Mesenchymal Tumors and Mixed Epithelial and Mesenchymal Tumors）

平滑肌肿瘤（Smooth Muscle Tumors）

- 宫颈偶尔会发生平滑肌瘤（图 3.23）
- 原发性宫颈平滑肌肉瘤极为罕见

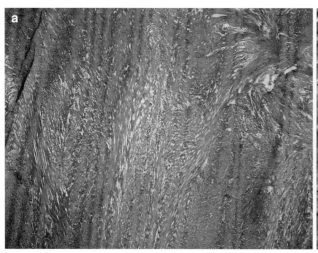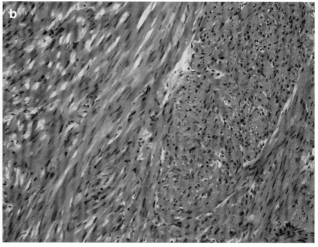

图 3.23　宫颈平滑肌瘤。良性平滑肌瘤，可见典型的成熟平滑肌细胞增生

- 诊断时基本上遵循子宫平滑肌肿瘤的诊断标准（图 3.24）

米勒管腺肉瘤（Mullerian Adenosarcoma）

- 患者常出现阴道出血，可能有宫颈息肉复发病史
- 表现为宫颈息肉样肿块
- 组织学呈双向性，由囊性腺体及围绕在腺体周围的低级别间质细胞组成，细胞密集（袖套状），常见腺体向腔内乳头状折叠
- 可见核分裂象（一般大于2 个 /10 HPF），多见于腺体周围的细胞密集区
- 米勒管腺上皮（宫颈内膜、增殖期子宫内膜或输卵管上皮）有轻度至中度细胞异型性
- 可见间质细胞稀疏区和明显的玻璃样变性区域
- 当单纯肉瘤样成分超过肿瘤的 25% 时，即可诊断为肉瘤过度生长，通常表现为高级别形态[44]

鉴别诊断

- 恶性米勒混合瘤（癌肉瘤）
- 宫颈内膜息肉

诊断陷阱 / 冰冻诊断要点

- 腺肉瘤无明显的恶性上皮成分，可与恶性米勒混合瘤鉴别

- 与腺肉瘤不同，良性宫颈内膜息肉的腺体周围缺乏间质细胞增生，缺乏上皮异型性和间质核分裂象

恶性米勒混合瘤（癌肉瘤，Malignant Mixed Mullerian Tumor, Carcinosarcoma）

- 多见于绝经后女性，表现为阴道出血
- 有明显的息肉样肿块突出于宫颈外口
- 组织学有分界清晰的癌和肉瘤成分
- 癌性成分一般为宫颈癌（普通型宫颈腺癌、鳞状细胞癌或腺样基底细胞癌，图 3.25）
- 肉瘤成分通常为同源类型，包括纤维肉瘤或子宫内膜间质肉瘤
- 鉴别诊断包括米勒管腺肉瘤（见上文）

淋巴瘤（Lymphomas）

- 弥漫性大 B 细胞淋巴瘤是宫颈最常见的淋巴瘤类型[45]
- 临床表现为全身症状（低热、盗汗和体重减轻）和血清乳酸脱氢酶（LDH）升高
- 宫颈弥漫性或结节性肿大，切面呈白褐色、柔软、肉质样（图 3.26）

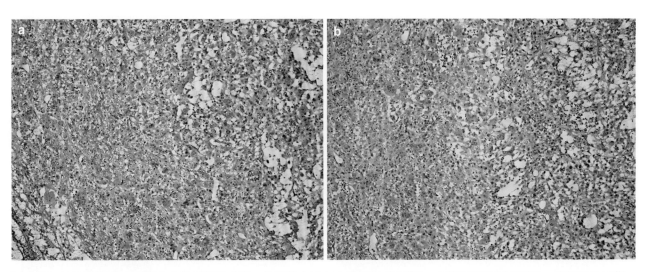

图 3.24 宫颈原发性高级别上皮样平滑肌肉瘤。体积较大的上皮样细胞高度增生，可见明显细胞多形性，核异型性显著，可见多核和肿瘤细胞坏死

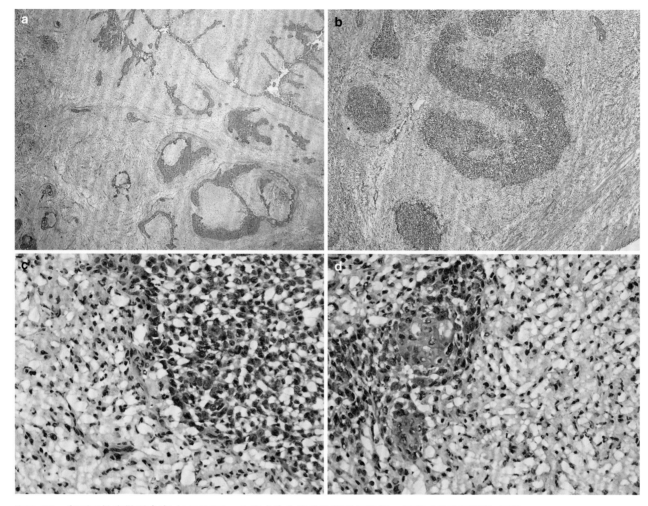

图 3.25 宫颈恶性米勒混合瘤（MMMT）。上皮成分为低分化鳞状细胞癌，间质成分为同源性肉瘤

- 组织学上，肿瘤由弥漫增生的中至大的非典型淋巴样细胞构成（图 3.27a~c）
- 细胞学印片检查有助于识别非典型淋巴样细胞（图 3.27d）

鉴别诊断

- 低分化癌
- 淋巴上皮瘤样 SCC
- 淋巴组织反应性增生

诊断陷阱／冰冻诊断要点

- 冰冻诊断时对淋巴瘤的高度警觉极其重要，可以避免不必要的手术
- 与弥漫性大 B 细胞淋巴瘤不同，低分化癌呈巢片状生长，缺乏非典型淋巴样细胞的特点

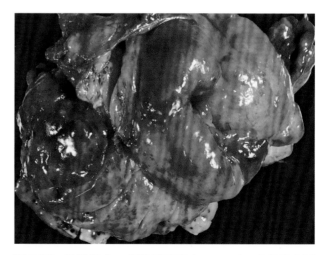

图 3.26 弥漫性大 B 细胞淋巴瘤（DLBCL）。大体检查可见宫颈弥漫性受累

- 与弥漫性大 B 细胞淋巴瘤相比，淋巴上皮瘤样 SCC 具有大的、合体样上皮细胞，胞质丰富，

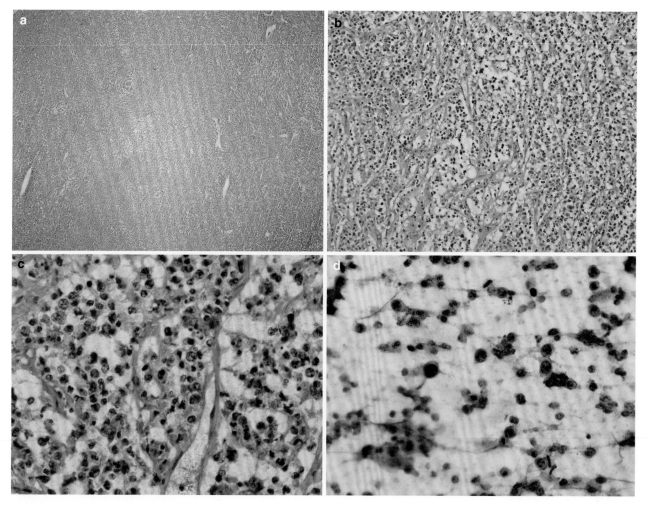

图 3.27　弥漫性大 B 细胞淋巴瘤（DLBCL）。大小不等的非典型淋巴样细胞弥漫增生（a~c），细胞学印片中可见非典型淋巴母细胞（d）

缺乏非典型淋巴样细胞的特点

- 淋巴组织反应性增生不形成肿块，反应性生发中心清晰可见，背景中混有小淋巴细胞和浆细胞
- 当怀疑为淋巴瘤时，应在冰冻时留取新鲜组织标本，以备进行其他血液病理学检查

（毛美玲　译，于海云　何春燕　校）

参考文献

1. Arbyn M, Castellsagué X, de Sanjosé S, Bruni L, Saraiya M, Bray F, Ferlay J. Worldwide burden of cervical cancer in 2008. Ann Oncol. 2011;22:2675–86.
2. Mikami Y, McCluggage WG. Endocervical glandular lesions exhibiting gastric differentiation: an emerging spectrum of benign, premalignant, and malignant lesions. Adv Anat Pathol. 2013;20:227–37.
3. Jones MA, Young RH, Scully RE. Diffuse laminar endocervical glandular hyperplasia. A benign lesion often confused with adenoma malignum (minimal deviation adenocarcinoma). Am J Surg Pathol. 1991;15:1123–9.
4. Young RH, Clement PB. Pseudoneoplastic glandular lesions of the uterine cervix. Semin Diagn Pathol. 1991;8:234–49.
5. Abi-Raad R, Alomari A, Hui P, Buza N. Mitotically active microglandular hyperplasia of the cervix: a case series with implications for the differential diagnosis. Int J Gynecol Pathol. 2014;33:524–30.
6. Young RH, Scully RE. Atypical forms of microglandular hyperplasia of the cervix simulating carcinoma. A report of five cases and review of the literature. Am J Surg Pathol. 1989;13:50–6.
7. Ma J, Shi QL, Zhou XJ. Lymphoma-like lesion of the uterine cervix: report of 12 cases of a rare entity. Int J Gynecol Pathol. 2007;26(2):194–8.

8. Geyer JT, Ferry JA, Harris NL, Young RH, Longtine JA, Zukerberg LR. Florid reactive lymphoid hyperplasia of the lower female genital tract (lymphoma-like lesion): a benign condition that frequently harbors clonal immunoglobulin heavy chain gene rearrangements. Am J Surg Pathol. 2010;34:161–8.

9. Nucci MR, Young RH. Arias-Stella reaction of the endocervix: a report of 18 cases with emphasis on its varied histology and differential diagnosis. Am J Surg Pathol. 2004;28:608–12.

10. Silver SA, Devouassoux-Shisheboran M, Mezzetti TP, Tavassoli FA. Mesonephric adenocarcinomas of the uterine cervix: a study of 11 cases with immunohistochemical findings. Am J Surg Pathol. 2001;25:379–87.

11. Ferry JA, Scully RE. Mesonephric remnants, hyperplasia, and neoplasia in the uterine cervix. A study of 49 cases. Am J Surg Pathol. 1990;14:1100–11.

12. Seidman JD, Tavassoli FA. Mesonephric hyperplasia of the uterine cervix: a clinicopathologic study of 51 cases. Int J Gynecol Pathol. 1995;14:293–9.

13. Young RH, Clement PB. Endocervicosis involving the uterine cervix: a report of four cases of a benign process that may be confused with deeply invasive endocervical adenocarcinoma. Int J Gynecol Pathol. 2000;19:322–8.

14. Oliva E, Clement PB, Young RH. Tubal and tubo-endometrioid metaplasia of the uterine cervix. Unemphasized features that may cause problems in differential diagnosis: a report of 25 cases. Am J Clin Pathol. 1995;103:618–23.

15. Kurman RJ, Carcanglu ML, Herrington CS, Young RH. WHO classification of tumours of female reproductive organs. 4th ed. Lyon: International Agency for Research on Cancer (IARC); 2014.

16. Degefu S, O'Quinn AG, Lacey CG, Merkel M, Barnard DE. Verrucous carcinoma of the cervix: a report of two cases and literature review. Gynecol Oncol. 1986;25:37–47.

17. Grayson W, Cooper K. A reappraisal of "basaloid carcinoma" of the cervix, and the differential diagnosis of basaloid cervical neoplasms. Adv Anat Pathol. 2002;9:290–300.

18. Mirhashemi R, Ganjei-Azar P, Nadji M, Lambrou N, Atamdede F, Averette HE. Papillary squamous cell carcinoma of the uterine cervix: an immunophenotypic appraisal of 12 cases. Gynecol Oncol. 2003;90:657–61.

19. Martorell MA, Julian JM, Calabuig C, Garcia-Garcia JA, Perez-Valles A. Lymphoepithelioma-like carcinoma of the uterine cervix. Arch Pathol Lab Med. 2002;126:1501–5.

20. Steeper TA, Piscioli F, Rosai J. Squamous cell carcinoma with sarcoma-like stroma of the female genital tract. Clinicopathologic study of four cases. Cancer. 1983;52:890–8.

21. Young RH, Oliva E. Transitional cell carcinomas of the urinary bladder that may be underdiagnosed. A report of four invasive cases exemplifying the homology between neoplastic and non-neoplastic transitional cell lesions. Am J Surg Pathol. 1996;20:1448–54.

22. Willett GD, Kurman RJ, Reid R, Greenberg M, Jensen AB, Lorincz AT. Correlation of the histologic appearance of intraepithelial neoplasia of the cervix with human papillomavirus types. Emphasis on low grade lesions including so-called flat condyloma. Int J Gynecol Pathol. 1989;8:18–25.

23. Brinck U, Jakob C, Bau O, Fuzesi L. Papillary squamous cell carcinoma of the uterine cervix: report of three cases and a review of its classification. Int J Gynecol Pathol. 2000;19:231–5.

24. Martinelli F, Schmeler KM, Johnson C, Brown J, Euscher ED, Ramirez PT, Frumovitz M. Utility of conization with frozen section for intraoperative triage prior to definitive hysterectomy. Gynecol Oncol. 2012;127:307–11.

25. Ismiil N, Ghorab Z, Covens A, Nofech-Mozes S, Saad R, Dubé V, Khalifa MA. Intraoperative margin assessment of the radical trachelectomy specimen. Gynecol Oncol. 2009;113:42–6.

26. Gu M, Lin F. Efficacy of cone biopsy of the uterine cervix during frozen section for the evaluation of cervical intraepithelial neoplasia grade 3. Am J Clin Pathol. 2004;122:383–8.

27. Jewell EL, Huang JJ, Abu-Rustum NR, Gardner GJ, Brown CL, Sonoda Y, et al. Detection of sentinel lymph nodes in minimally invasive surgery using indocyanine green and near-infrared fluorescence imaging for uterine and cervical malignancies. Gynecol Oncol. 2014;133:274–7.

28. Kadkhodayan S, Hasanzadeh M, Treglia G, Azad A, Yousefi Z, Zarifmahmoudi L, Sadeghi R. Sentinel node biopsy for lymph nodal staging of uterine cervix cancer: a systematic review and meta-analysis of the pertinent literature. Eur J Surg Oncol. 2015;41:1–20.

29. Young RH, Clement PB. Endocervical adenocarcinoma and its variants: their morphology and differential diagnosis. Histopathology. 2002;41:185–207.

30. Young RH, Scully RE. Uterine carcinomas simulating microglandular hyperplasia. A report of six cases. Am J Surg Pathol. 1992;16:1092–7.

31. Tambouret R, Bell DA, Young RH. Microcystic endocervical adenocarcinomas: a report of eight cases. Am J Surg Pathol. 2000;24:369–74.

32. Young RH, Scully RE. Villoglandular papillary adenocarcinoma of the uterine cervix. A clinicopathologic analysis of 13 cases. Cancer. 1989;63:1773–9.

33. Jiang L, Malpica A, Deavers MT, Guo M, Villa LL, Nuovo G, et al. Endometrial endometrioid adenocarcinoma of the uterine corpus involving the cervix: some cases probably represent independent primaries. Int J Gynecol Pathol. 2010;29:146–56.

34. Balci S, Saglam A, Usubutun A. Primary signet-ring cell carcinoma of the cervix: case report and review of the literature. Int J Gynecol Pathol. 2010;29:181–4.

35. Kato N, Katayama Y, Kaimori M, Motoyama T. Glassy cell carcinoma of the uterine cervix: histochemical, immunohistochemical, and molecular genetic observations. Int J Gynecol Pathol. 2002;21:134–40.

36. Samlal RA, Ten Kate FJ, Hart AA, Lammes FB. Do mucinsecreting squamous cell carcinomas of the uterine cervix metastasize more frequently to pelvic lymph nodes? A case-control study? Int J Gynecol Pathol. 1998;17:201–4.

37. Parwani AV, Smith Sehdev AE, Kurman RJ, Ronnett BM. Cervical adenoid basal tumors comprised of adenoid basal epithelioma associated with various types of invasive carcinoma: clinicopathologic features, human papillomavirus DNA detection, and P16 expression. Hum Pathol. 2005;36:82–90.

38. Ferry JA. Adenoid basal carcinoma of the uterine cervix: evolution of a distinctive clinicopathologic entity. Int J Gynecol Pathol. 1997;16:299–300.

39. Zhou C, Gilks CB, Hayes M, Clement PB. Papillary serous carcinoma of the uterine cervix: a clinicopathologic study of 17 cases. Am J Surg Pathol. 1998;22:113–20.

40. Thomas MB, Wright JD, Leiser AL, Chi DS, Mutch DG, Podratz KC, Dowdy SC. Clear cell carcinoma of the cervix: a multiinstitutional review in the post-DES era. Gynecol Oncol. 2008;109:335–9.

41. McCluggage WG, Kennedy K, Busam KJ. An immunohistochemical study of cervical neuroendocrine carcinomas: neoplasms that are commonly TTF1 positive and which may express CK20 and P63. Am J Surg Pathol. 2010;34:525–32.

42. Gilks CB, Young RH, Gersell DJ, Clement PB. Large cell neuroendocrine [corrected] carcinoma of the uterine cervix: a clinicopathologic study of 12 cases. Am J Surg Pathol. 1997;21:905–14.

43. Rekhi B, Patil B, Deodhar KK, Maheswari A, Kerkar RA, Gupta S, et al. Spectrum of neuroendocrine carcinomas of the uterine cervix, including histopathologic features, terminology, immunohistochemical profile, and clinical outcomes in a series of 50 cases from a single institution in India. Ann Diagn Pathol. 2013;17:1–9.

44. Gallardo A, Prat J. Mullerian adenosarcoma: a clinicopathologic and immunohistochemical study of 55 cases challenging the existence of adenofibroma. Am J Surg Pathol. 2009;33:278–88.

45. Frey NV, Svoboda J, Andreadis C, Tsai DE, Schulster SJ, Elstrom R, et al. Primary lymphomas of the cervix and uterus: the University of Pennsylvania's experience and a review of the literature. Leuk Lymphoma. 2006;47:1894–901.

子宫内膜上皮性病变

4

概述

在子宫内膜上皮性病变中，常见的非肿瘤性病变（如化生、激素相关性改变、子宫内膜息肉和妊娠期改变）可以与子宫内膜恶性肿瘤和癌前病变相似。子宫内膜癌是女性生殖系统最常见的肿瘤[1]。肥胖引起的长期雌激素过量、激素替代治疗、口服避孕药及吸烟与子宫内膜样癌（1型子宫内膜癌，占 70%~80%，子宫内膜癌最常见的亚型）[2]及其癌前病变——子宫内膜非典型增生显著相关。另有少见的子宫内膜癌亚型（2型子宫内膜癌，占 10%~15%）浆液性癌和透明细胞癌[3]，这些高级别癌通常发生于绝经后女性。混合性癌是指出现两种亚型的上皮性恶性肿瘤，其中一种为2型癌（浆液性癌或透明细胞癌），不管所占比例多少[4]。目前 2020 版 WHO 子宫内膜癌分类见表 4.1。子宫内膜癌的其他组织学亚型很少见，包括神经内分泌肿瘤和未分化/去分化癌。

表 4.1 2020 版 WHO 子宫内膜癌分类

组织学类型	亚型	组织学变异	
子宫内膜样癌	普通型	伴鳞状分化	伴黏液分化
	分泌型		
	绒毛管状型		
	微腺体型		
	性索样		
	纤毛状		
	支持细胞型		
	非绒毛乳头状子宫内膜样		
浆液性癌	子宫内膜浆液性上皮内癌（SEIC）		
透明细胞癌			
神经内分泌肿瘤 *	分化良好的神经内分泌肿瘤	级别 1 或 2	
	高级别	小细胞神经内分泌癌（SCNEC）	大细胞神经内分泌癌（LCNEC）
未分化癌	去分化癌		
混合性癌			
其他类型	中肾管腺癌，中肾样腺癌；胃型（胃肠型）腺癌；黏液性癌（肠型）；鳞状细胞癌		
癌肉瘤			

注：数据来源于 2020 版 WHO 女性生殖系统肿瘤新分类。* 新分类将这类肿瘤独立成章进行讲述。
（原书此表为 2014 版分类，译文更新为 2020 版分类。——译者注）

子宫内膜恶性肿瘤在子宫切除术中进行术中冰冻的主要目的是甄别具有盆腔淋巴结和主动脉旁淋巴结转移高危风险的患者[5]，避免二次分期手术或不必要的持续性放疗或化疗。

冰冻诊断适应证

- 偶然发现的子宫肿块
- 临床怀疑子宫恶性肿瘤，但未行术前活检诊断
- 既往活检怀疑为癌，需进一步明确诊断
- 评估肿瘤整体的 FIGO（国际妇产科联盟）分级
- 确定肌层浸润深度及是否累及宫颈
- 明确是否存在高级别（2 型）癌成分（如浆液性癌、透明细胞癌或恶性米勒混合瘤）

一般来说，具有高风险的组织学指标包括存在 2 型癌成分、侵犯深肌层、宫颈间质浸润及附件发生癌转移。虽然通过术前活检或刮宫术能够判断子宫内膜癌的级别，但由于子宫内膜样癌常具有异质性并可能混合 2 型癌成分[6]，因此，即使术前活检诊断为子宫内膜样癌，妇科肿瘤医师仍可能要求进行术中冰冻诊断。

子宫内膜活检 / 刮宫术和分期子宫切除术对于肿瘤分级评估的误差比较常见（占整体病例数的 31%~54%），最终的分级与术前的活检相比，既可能更高，也可能更低[6,7]。需要强调的是，子宫内膜癌的冰冻切片评估不能十全十美，在肿瘤分级、肌层浸润深度、宫颈侵犯和淋巴结转移方面可能与石蜡切片有显著差异。因此，在预测最终肿瘤分级和分期时，病理医师和妇科肿瘤医师必须考虑冰冻切片固有的局限性[8]。

术中冰冻标本的处理

- 仔细检查大体标本子宫前后壁的内膜 – 肌层区，对于确认浸润性癌很重要
- 对于大体上可见的病变，应切 1~2 张子宫壁全层厚度的切片，来评估浸润肌层的最大深度。邻近子宫下段的宫颈前唇和后唇应切片，来评估宫颈是否受累
- 如果大体上没有明确病变或术前活检为非典型复杂性增生的病例，取有代表性的子宫前壁和后壁的内膜 – 肌壁区进行冰冻切片
- 必须仔细检查附件，一旦发现子宫内膜恶性肿瘤，那么附件出现任何可疑的病变都需要进行冰冻切片评估

瘤样病变（Tumorlike Conditions）

子宫内膜息肉（Endometrial Polyp）[9-11]

- 在普通人群中，约 24% 的女性患有子宫内膜息肉，在接受他莫昔芬治疗的乳腺癌患者中更为常见
- 可以是无蒂或有蒂，单发或多发，小者直径小于 1 cm，大者可充满整个宫腔（图 4.1）。他莫昔芬治疗相关的子宫内膜息肉往往较大、多发且纤维化显著
- 息肉样的结构、纤维性间质、厚壁血管、拥挤和（或）不规则子宫内膜腺体，腺体可能增生、萎缩，甚至呈分泌性改变（图 4.2）
- 绝经后患者的子宫内膜息肉具有更明显的纤维化间质和较少的腺体成分。腺上皮的化生性改变，尤其是宫颈内膜型黏液性化生很常见
- 肿瘤前病变，包括复杂性黏液改变、复杂性乳头状增生、非典型增生（超过 10% 的病例）和早期腺癌（2%~3% 的病例），可能会累及子宫内膜息肉

鉴别诊断

- 息肉样腺肌瘤
- 非典型息肉样腺肌瘤
- 腺肉瘤

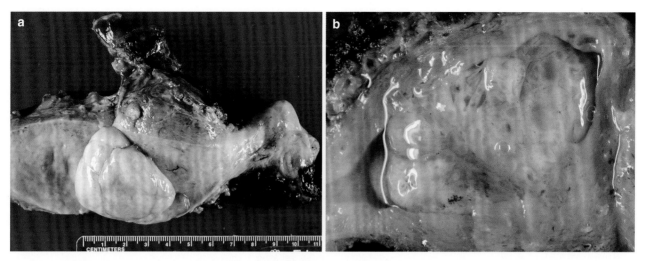

图4.1　子宫内膜息肉。有蒂的（a）或无蒂的（b）息肉样病变可充满整个宫腔

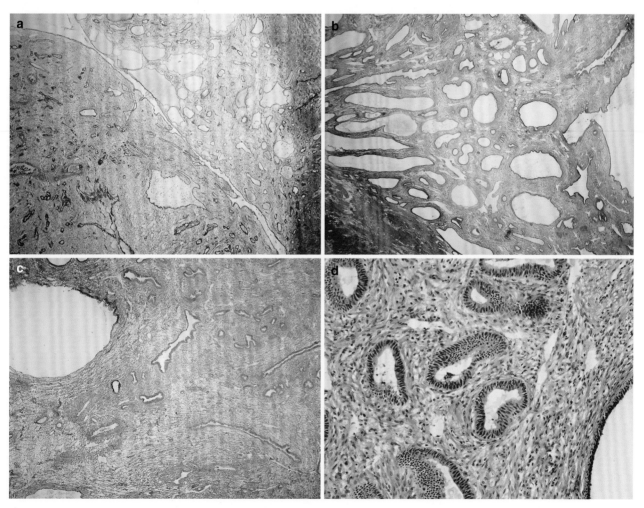

图4.2　子宫内膜息肉。可见息肉样结构、纤维性间质、厚壁血管及不规则子宫内膜腺体（a~c），缺乏细胞异型性（d）

诊断陷阱 / 冰冻诊断要点

- 子宫内膜息肉与息肉样腺肌瘤和非典型息肉样腺肌瘤的鉴别要点是缺乏显著的平滑肌成分
- 子宫内膜息肉和腺肉瘤的鉴别要点是缺乏腺体周围间质细胞套状聚集、细胞异型性及间质细胞核分裂象
- 对于绝经后患者，在冰冻切片中应仔细查找子宫内膜息肉内是否存在偶然发生的子宫内膜浆液性上皮内癌（SEIC）的微小病灶，这对于确保适当的分期手术很重要

化生性和反应性改变（Metaplastic and Reactive Changes）[12-14]

- 各种子宫内膜化生性和反应性改变通常与子宫内膜肿瘤性病变相关或与之相似
- 在同一标本中经常同时出现不同类型的化生
- 嗜酸性和乳头状合体细胞化生通常和子宫内膜崩解相关，尤其是异常出血的情况下
- 鳞状上皮化生（常形成桑葚样小体）可见于子宫内膜良性病变、子宫内膜样癌及其癌前病变——非典型子宫内膜增生
- 输卵管或纤毛化生具有输卵管型上皮，可见于正常增生的子宫内膜或萎缩性子宫内膜中的孤立性腺体
- 透明细胞化生累及子宫内膜腺体，含糖原的透明胞质
- 分泌性改变表现为具有核上或核下空泡的柱状细胞，可见于子宫内膜增生或子宫内膜癌
- 黏液性改变，包括乳头状黏液性增生，绝大多数为宫颈内膜型，可见于良性病变（子宫内膜息肉）、癌前病变及恶性病变

诊断陷阱 / 冰冻诊断要点

- 子宫切除术中，在冰冻切片上辨认化生性改变依靠的是缺乏浸润，缺乏显著的细胞异型性，核分裂象极少见

- 存在伴或不伴细胞异型性的黏液性改变时，应立即补充取材来排除高分化子宫内膜样癌[15]，高度复杂的黏液性增生伴有筛状和分支绒毛状结构及细胞异型性，是浸润癌的特点。术中冰冻诊断时可能需要对子宫内膜增加取材，以排除浸润性癌

阿 – 斯反应（Arias-Stella Reaction）[16,17]

- 见于合并妊娠、滋养叶细胞疾病或高剂量孕激素摄入的人群
- 与透明细胞癌的管囊状组织学结构很相似，具有不规则腺体、细胞出芽、显著的核异型性、靴钉样改变和透明胞质

鉴别诊断

- 透明细胞癌

诊断陷阱 / 冰冻诊断要点

- 阿 – 斯反应和透明细胞癌的鉴别要点是整体上子宫内膜腺体分布较规则，缺乏核分裂象，核染色质退行性变
- 在冰冻诊断中询问患者是否合并妊娠或激素治疗病史有助于诊断

子宫内膜增生（Endometrial Hyperplasia）[18-20]

临床特征

- 围绝经期患者常伴有肥胖症、多囊卵巢综合征及糖尿病
- 非典型增生是子宫内膜样癌的前驱病变

大体病理

- 大体表现多种多样，可以从无明显病灶到弥漫或息肉样子宫内膜增厚（图 4.3）

镜下特征

- 不伴细胞非典型性的增生（图 4.4）

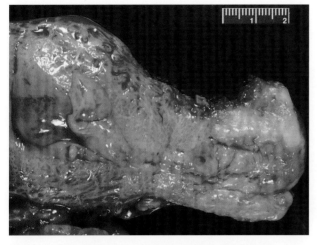

图 4.3 子宫内膜增生。注意子宫内膜显著增厚区域

- 弥漫性腺体增生伴腺体结构异常——不规则形状（囊状、袋状和分支状腺体），大小不等
- 间质丰富（单纯性增生），或间质稀少形成腺体拥挤和腺体背靠背结构（复杂性增生）
- 柱状或假复层腺上皮细胞伴有多少不等的核分裂象
- 较低程度的增生可能诊断为子宫内膜增生紊乱，表现为在正常增殖期子宫内膜背景中散在、局灶性的腺体异常
- 非典型增生／伴有细胞非典型性的子宫内膜增生（图 4.5）
  - 增生伴有细胞非典型性

细胞非典型性的诊断特征

- 腺上皮复层化

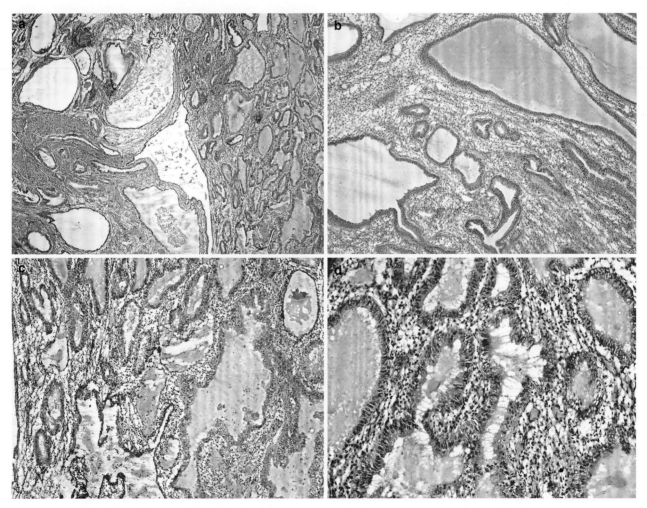

图 4.4 不伴细胞非典型性的子宫内膜增生（单纯性增生不伴非典型性）。腺体和子宫内膜间质均弥漫性增生，腺体结构异常，包括囊状、袋状和分支状腺体，缺乏核异型性

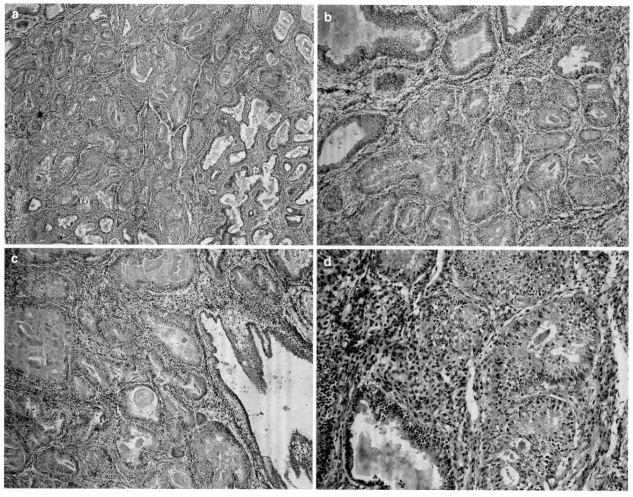

图 4.5 伴有细胞非典型性的子宫内膜增生（复杂性非典型增生）。可见腺体拥挤（a，b），细胞非典型性，包括胞质呈嗜酸性、细胞核失去极性、细胞核增大和变圆（c，d）

- 胞质呈嗜酸性
- 细胞核失去极性
- 细胞核增大、变圆，大小不等
- 细胞核膜增厚，染色质浓聚
    - 大量或成簇状腺上皮细胞中出现细胞核异型性
    - 与周围背景中正常、非化生性的子宫内膜腺体比较，有助于明确细胞核异型性
    - 化生性改变，尤其是黏液化生，常出现于子宫内膜增生（图 4.6）

鉴别诊断

- 1 级子宫内膜样癌（见下文）
- 各种类型的子宫内膜上皮化生
- 子宫内膜基底层不规则腺体
- 腺体密集的分泌性子宫内膜

- 子宫内膜息肉
- 非典型性息肉样腺肌瘤

诊断陷阱 / 冰冻诊断要点

- 术中冰冻诊断最重要的问题是排除癌
- 大体上最可疑的区域需要取材做冰冻切片
- 区分增生是否具有非典型性可能很困难，但在冰冻诊断时这个问题并不重要
- 活检诊断为非典型增生的患者中，有高达 40% 的子宫切除标本中含有 1 级子宫内膜样癌组织[21]
- 如果冰冻诊断为非典型增生，未见明确癌组织（图 4.7），子宫内膜需全部取材进行石蜡切片诊断。同时，应告知外科医师石蜡切片诊断存在子宫内膜癌的可能性

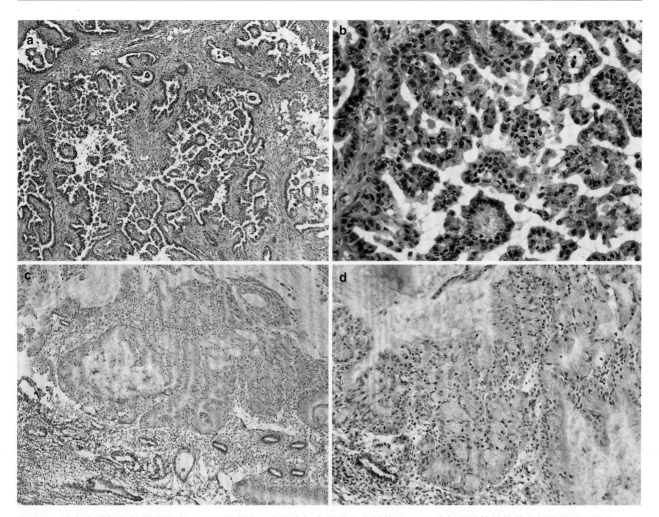

图 4.6　子宫内膜复杂性黏液改变。可见黏液性上皮具有复杂的乳头状结构（a，b）或复杂腺体结构伴有轻度核异型性（c，d）

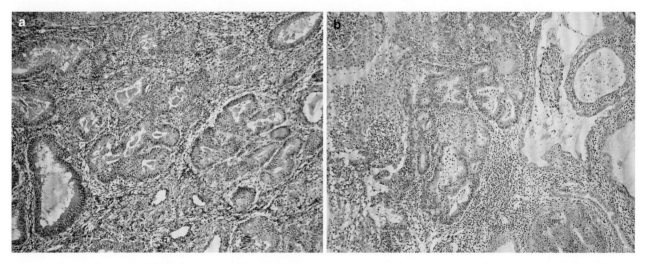

图 4.7　邻近高分化子宫内膜样癌的子宫内膜非典型增生。注意明显的非典型性子宫内膜腺体，伴有腺体内拥挤和筛状结构

子宫内膜样癌（Endometrioid Adeno-carcinoma）[4,22]

临床特征

- 占所有子宫肿瘤的 60%，另有 20% 混有其他类型癌成分（混合性癌）
- 大多数发生于绝经后，表现为阴道出血
- 大多数患者存在无拮抗的雌激素刺激因素，包括：肥胖、慢性无排卵（例如，年轻女性的多囊卵巢综合征）、分泌雌激素的卵巢肿瘤、雌激素替代治疗和乳腺癌患者接受他莫昔芬治疗等
- 林奇综合征是子宫内膜癌（尤其是子宫内膜样癌）的遗传易感因素
- 常继发于伴有细胞非典型性的子宫内膜增生

大体病理（图 4.8）

- 单个或多个散在的息肉样肿块或弥漫性子宫内膜增厚
- 偶见内生性 / 浸润性生长，可无肉眼病变
- 坏死和出血常见

镜下特征

- 腺体增生融合，成绒毛管状或筛状结构（图 4.9）
- 肿瘤由复层柱状腺上皮细胞构成，具有共同的顶端胞质边界，使得管腔内缘平滑（图 4.10）
- 肿瘤细胞具有不同程度的细胞异型性，核分裂象多少不等
- 常见纤毛型肿瘤细胞

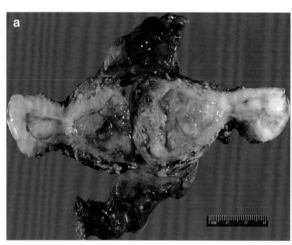
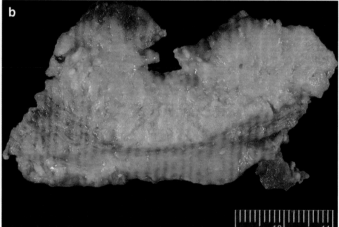

图 4.8　子宫内膜样癌。多发的息肉样肿块累及子宫内膜（a）及肌层（b）

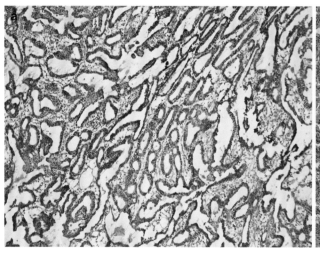
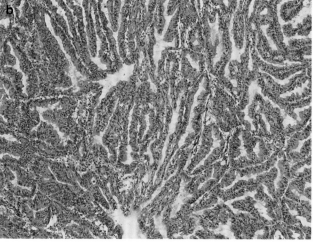

图 4.9　高分化子宫内膜样癌。融合、开放的腺体增生，缺乏实性生长方式

- 局灶黏液分化（占整个肿瘤的比例低于50%）并不罕见
- 常见鳞状分化，包括成熟（桑葚样化生，表面乳头状鳞状分化，甚至出现明显角化）和不成熟类型（鳞状化生至鳞状癌变）
- 常见嗜酸性乳头状合体细胞化生，管腔内碎片状坏死和间质泡沫状巨噬细胞聚集
- 实性结构所占比例决定组织学分级（FIGO分级）[23]：实性成分不超过5%为FIGO 1级，5%~50%为2级，超过50%为3级。当肿瘤细胞3级核占整个肿瘤的比例超过50%时，则FIGO分级提高一个级别[24]（图4.11，4.12）
- 子宫内膜样癌的亚型[25-32]

- 分泌性癌（Secretory Carcinoma）：腺样生长方式的子宫内膜样癌，肿瘤细胞具有一致性的核下和（或）核上空泡
- 纤毛细胞癌（Ciliated Cell Carcinoma）：腺样生长方式，广泛的纤毛上皮细胞超过整个病变的75%以上
- 绒毛管状型（Villoglandular Variant）：纤细、温和的乳头分支，间质很少（图4.13）
- 非绒毛乳头状（Non-villous Papillary）：非绒毛状分支结构和出芽的乳头结构，在低倍镜下类似浆液性癌，但肿瘤细胞呈柱状，核级别低（图4.14）
- 微腺体型（Microglandular，图4.15）：常与具有

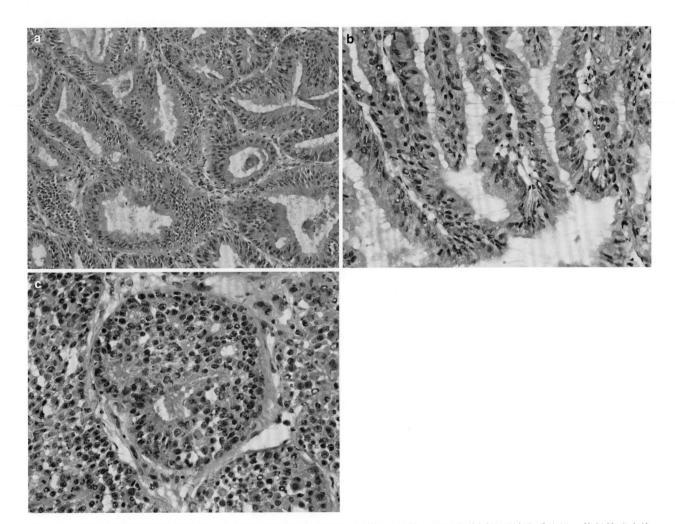

图4.10　子宫内膜样癌的腺体特征。柱状细胞构成的复层腺上皮结构，柱状上皮具有共同的顶端胞质边界，使得管腔内缘平滑

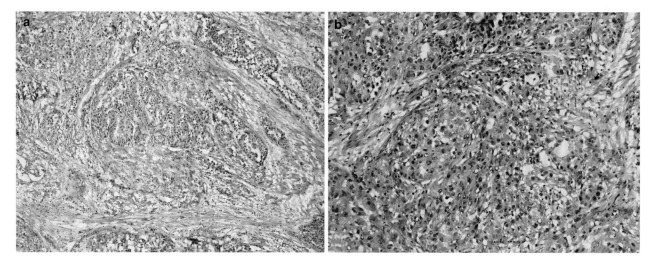

图 4.11　FIGO 2 级子宫内膜样癌。局灶出现实性生长方式

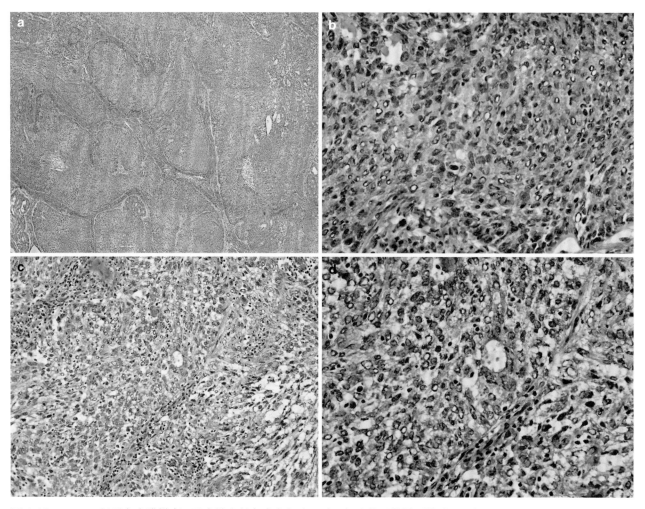

图 4.12　FIGO 3 级子宫内膜样癌。以实性生长方式为主（a~d），细胞核显著异型性（c，d）

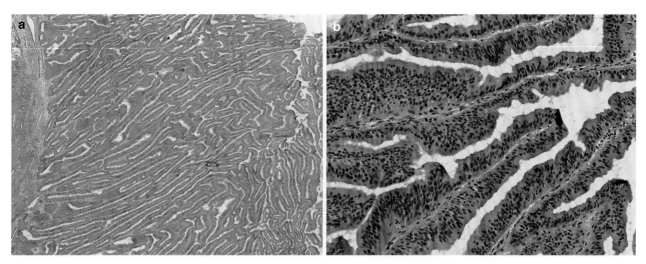

图 4.13 绒毛管状子宫内膜样癌。纤细、温和的乳头结构，间质少（a，b），细胞核轻度异型性（b）

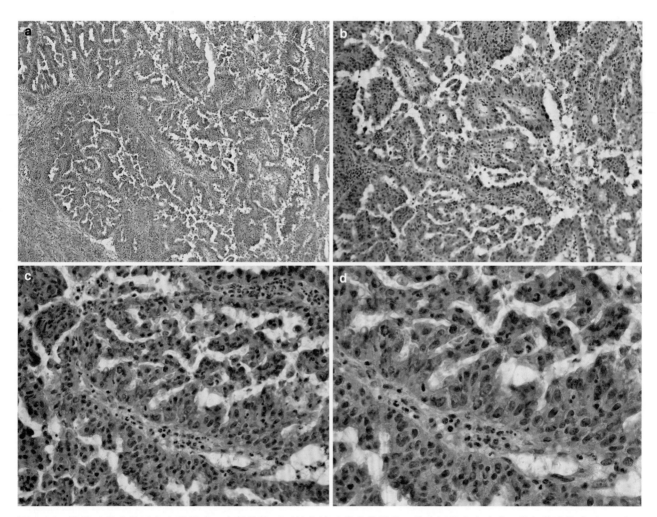

图 4.14 非绒毛乳头状子宫内膜样癌。在低倍镜下可见非绒毛乳头状结构，伴有短分支和出芽，类似浆液性癌（a，b），但在高倍镜下，肿瘤细胞核级别低，核分裂象罕见（c，d）

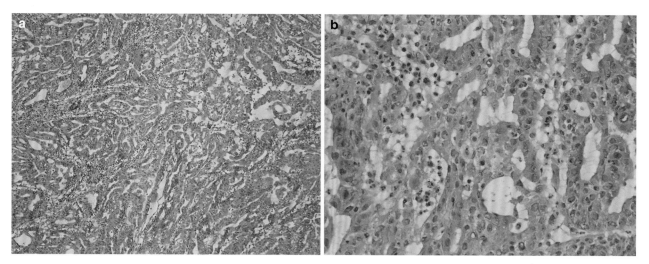

图 4.15　微腺体型子宫内膜样癌。高分化子宫内膜样癌具有微腺体生长方式和炎症细胞浸润，类似宫颈微腺体增生

黏液分化的普通型子宫内膜样癌混合，肿瘤部分区呈微腺体生长方式，类似宫颈微腺体增生

 – 支持细胞型子宫内膜样癌：罕见，高分化子宫内膜样癌中出现局灶性或弥漫的条索状至中空小管状腺体，类似于卵巢支持细胞肿瘤，诊断依赖于发现合并普通型子宫内膜样癌的区域。与伴性索分化的子宫内膜间质肿瘤和类似卵巢性索肿瘤的子宫肿瘤的鉴别在于支持细胞型子宫内膜样癌缺乏子宫内膜间质肿瘤成分

鉴别诊断

- 复杂性非典型增生
- 浆液性癌和绒毛管状、非绒毛乳头状子宫内膜样癌鉴别
- 透明细胞癌和分泌型子宫内膜样癌、伴鳞状分化 / 透明细胞改变的子宫内膜样癌鉴别
- 宫颈管腺癌累及子宫内膜
- 来自其他部位的转移性癌（乳腺和胃肠道来源较常见）

诊断陷阱 / 冰冻诊断要点

- 区分子宫内膜非典型增生和浸润性癌可能很困难，尤其是在冰冻诊断时。以下发现提示为浸润性癌[18,27]（图 4.7）
 – 非典型腺体之间存在促纤维增生性间质，其内

 有纤维母细胞或肌纤维母细胞

 – 间质被泡沫状巨噬细胞或嗜酸性胶原取代

 – 融合扩张的腺体、筛状结构或广泛的乳头状结构

 – 当组织学上呈临界性改变，但大体上未发现浸润，冰冻诊断可报"重度非典型增生，不排除高分化子宫内膜样癌"

- 淋巴管血管侵犯：真正的淋巴管血管侵犯需要与器械原因造成的肿瘤细胞移位小心甄别，后者在机器人手术切除的子宫标本中越来越常见。在低级别、缺乏肌层浸润的子宫内膜样癌中，真正的淋巴管血管侵犯是很少见的
- 宫颈受累（图 4.16）
 – 20% 的子宫内膜癌可累及宫颈
 – 在罕见情况下，子宫内膜样癌累及宫颈间质深部并出现假成熟性改变（类似分化极好的中肾管癌）时，可能误诊为良性腺体——小管状腺体伴轻度非典型性，腺腔内嗜酸性分泌物，与中肾管残件及增生类似。杂乱无章的浸润性生长方式及与子宫体子宫内膜样癌相连续的现象，可明确为宫颈侵犯
 – 仅表面黏膜受累及宫颈管内见游离的肿瘤组织，并不影响肿瘤的临床分期

- 在 FIGO 1 级肿瘤中存在 3 级核，应排除浆液性癌的可能

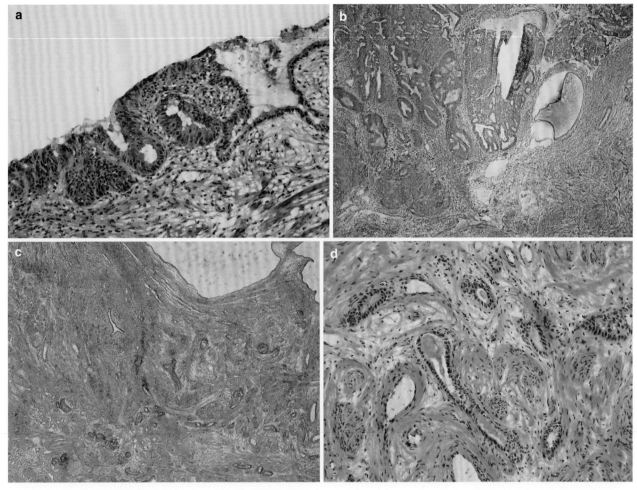

图 4.16 子宫内膜样癌累及宫颈。肿瘤可累及宫颈管黏膜（a）和间质（b），并可表现为貌似良性的管状和囊性腺体模式（c，d）。注意宫颈间质深部不规则浸润（c）并靠近大血管（d）

- 去分化子宫内膜样癌和普通型 FIGO 1 级或 2 级癌的鉴别对预后非常重要，因为前者具有更强的侵袭性（参见本章后面的内容）
- 避免将转移性癌误诊为子宫内膜原发癌。如果患者既往有恶性肿瘤病史，尤其是乳腺及胃肠道原发性肿瘤，在术中冰冻诊断时如可行，应与既往肿瘤进行形态学比较
- 子宫肌层的浸润模式[33-35]
  - 子宫内膜样癌常见的子宫肌层浸润类型包括膨胀性/推挤性、侵袭性、MELF（微囊、拉长和碎片状）浸润方式（图 4.17）
  - 冰冻诊断时，区分浅肌层浸润和不规则的子宫内膜与肌层界面并不重要
  - 假肌层浸润——子宫内膜癌累及子宫腺肌病。在同一病灶内存在相邻的良性子宫内膜

腺体，尤其被子宫内膜间质围绕，缺乏间质反应，提示癌累及子宫腺肌病（图 4.17c）
  - 癌累及输卵管峡部（肌层内）可能类似于子宫肌层浸润，注意观察冰冻切片取材的解剖位置（输卵管起始处）和平滑肌的同心圆排列方式，可避免误诊为深部肌层浸润
  - 浸润肌层的腺体如果是扩张开放性腺体内衬簇状和复层上皮，并显示 3 级核，该特征提示为浆液性癌，而非高分化子宫内膜样癌
  - MELF 浸润模式和高风险的淋巴结转移相关。可见杂乱浸润、不规则且常破碎的腺体，伴有明显的促纤维增生性间质反应和炎症细胞浸润（图 4.17d）
- 子宫内膜样癌可能起源于非典型息肉样腺肌瘤（图 4.18）

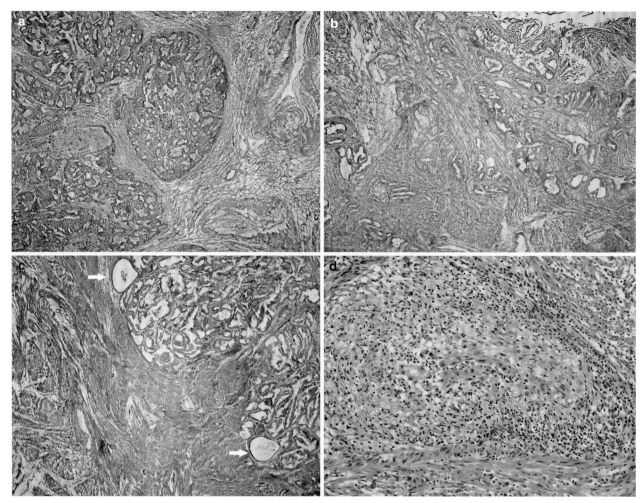

图 4.17　子宫肌层浸润和假肌层浸润。浅表肌层浸润可表现为融合性腺体向前推挤进入肌层（a）或侵袭性浸润（b）。癌累及浅表子宫腺肌病可通过相邻的良性内膜腺体来识别（c图箭头所示）。MELF 肌层浸润模式可通过破碎肿瘤腺体的不规则浸润方式及显著的促纤维增生性间质反应伴炎症细胞浸润来识别（d）

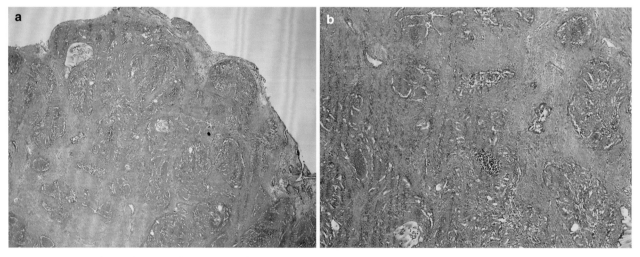

图 4.18　源自非典型息肉样腺肌瘤（APA）的高分化子宫内膜样癌。高分化子宫内膜样癌累及 APA 的腺体部分（a，b）

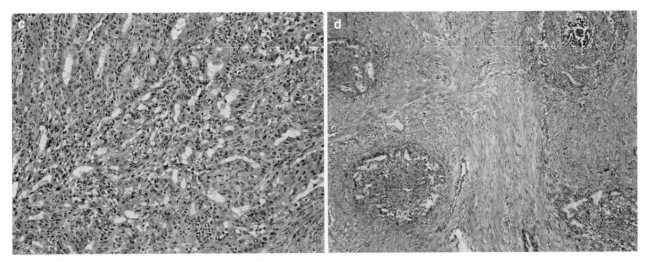

图 4.18（续） 高分化子宫内膜样癌累及 APA 的腺体部分（c），局部可见 APA 典型的组织学特征（d）

黏液性癌（Mucinous Carcinoma）[15,36]

- 黏液性癌是指至少 50% 的肿瘤细胞中含细胞内黏液的子宫内膜癌
- 临床特征与普通型子宫内膜样癌相似
- 肿瘤大体可表现为质软、黏液样外观
- 大部分肿瘤由黏液柱状上皮排列成腺样、筛状、绒毛管状或微腺体结构，肿瘤细胞顶端含淡染的黏液（图 4.19，4.20）
- 肌层浸润的成分常表现为高分化的子宫内膜样癌，较少伴有黏液分化
- 肿瘤组织学分级与普通型子宫内膜样癌相似，大多数黏液性癌为 1 级（G1）

鉴别诊断

- 累及子宫内膜的宫颈黏液性癌
- 子宫内膜的复杂性黏液化生
- 宫颈微腺体增生（当肿瘤累及宫颈或子宫下段子宫内膜时）

诊断陷阱 / 冰冻诊断要点

- 与黏液性癌相比，复杂的黏液化生缺乏间质浸润（见"非典型增生"）
- 累及宫颈的微腺体型子宫内膜样癌通常与子宫内膜肿瘤有延续，而宫颈微腺体增生仅累及宫颈黏膜或宫颈内膜息肉
- 与宫颈黏液性癌的区分主要依赖于肿瘤发生的位置

浆液性癌（Serous Carcinoma）

临床特征[11,37–39]

- 约占子宫内膜癌的 10%
- 几乎总是发生于绝经后女性，通常与肥胖或雌激素刺激无关
- 盆腔辐射是其危险因素之一
- 常见症状为绝经后阴道出血，但许多患者没有症状

大体病理（图 4.21）

- 浆液性癌在大体上与子宫内膜样癌很难区分
- 微小浆液性癌常累及子宫内膜息肉，背景为萎缩的子宫内膜

镜下特征

- 具有多种生长模式（图 4.22）
  - 复杂的乳头结构，以短而圆钝的富于细胞性乳头为主，间质极少，可见细胞出芽及脱落、漂浮的肿瘤细胞簇

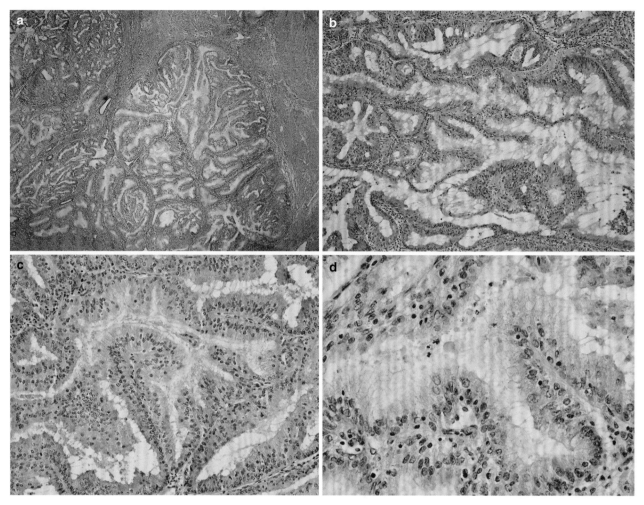

图 4.19　子宫内膜黏液性癌。腺体呈融合性增生，伴管腔开放（a，b），相对轻微的核异型性，并且绝大多数肿瘤细胞可见胞质内黏液（c，d）

- – 不规则的裂隙样腺腔或微囊
- – 常可见到腺管样结构
- – 实性、巢状或片状结构少见
- 浸润肌层时常形成不规则、裂隙样的腺体管腔（图 4.23）
- 肿瘤细胞呈显著不规则复层排列，形成特征性的扇形 / 锯齿状腺管腔缘（图 4.24）
- 常见淋巴管血管侵犯
- 3 级核异型性（图 4.25）
  - – 显著的核多形性、核增大和染色质增粗
  - – 常见奇异形核、多核细胞和靴钉样细胞
  - – 特征性的大核仁，通常呈樱桃红色，伴有核周晕
  - – 核分裂象广泛存在，病理性核分裂象常见
- 约 50% 的浆液性癌伴有子宫内膜样癌或透明细胞癌成分
- 背景绝大多数是萎缩的子宫内膜或子宫内膜息肉

鉴别诊断

- 高分化子宫内膜样癌，包括绒毛管状和非绒毛乳头状亚型
- 伴高级别核的低分化子宫内膜样癌
- 透明细胞癌
- 未分化癌
- 恶性米勒混合瘤
- 转移性癌
- 类似子宫内膜浆液性上皮内癌（SEIC）的化生性或反应性良性病变（如乳头状合体细胞化生、放射改变、阿 - 斯反应），尤其是累及子宫内膜息肉时

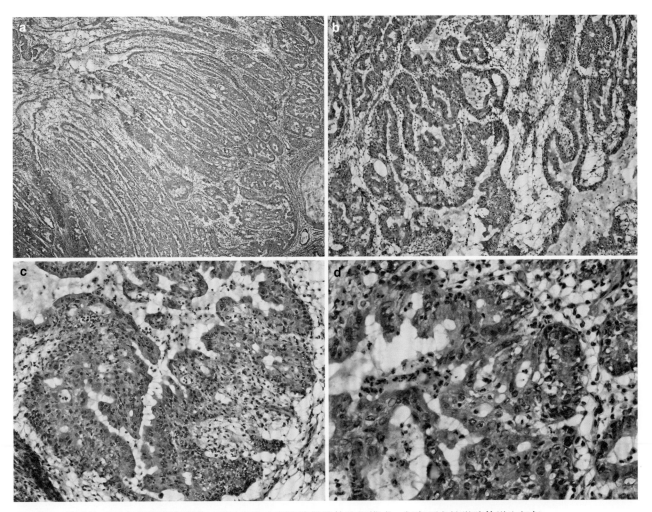

图 4.20 微腺体型子宫内膜黏液性癌。可见细胞内黏液及微腺体生长模式，与宫颈良性微腺体增生相似

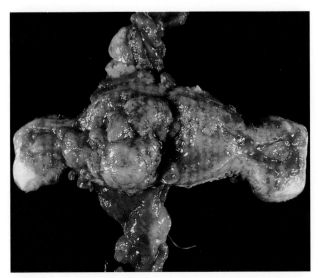

图 4.21 子宫内膜浆液性癌。可见子宫内膜息肉样巨大肿块

诊断陷阱 / 冰冻诊断要点

- 术中冰冻诊断的要点是识别浆液性癌成分，无论是单纯的浆液性癌还是混合性癌，以便进行恰当的分期手术（表 4.2）
  - 如果诊断为浆液性癌，需要进行全面的分期手术，包括大网膜切除和主动脉旁淋巴结清扫
  - 如果是子宫内膜样癌，分期手术的范围可能会有所不同。对于有深肌层浸润和组织学分级为高级别的患者，建议进行全面的分期手术，而对于低级别和未发生肌层浸润的患者则选择较小范围的分期手术
- 子宫内膜浆液性癌绝大多数发生于绝经后的女性，绝经前的女性诊断内膜浆液性癌应更为谨慎，除非继发于宫颈或卵巢

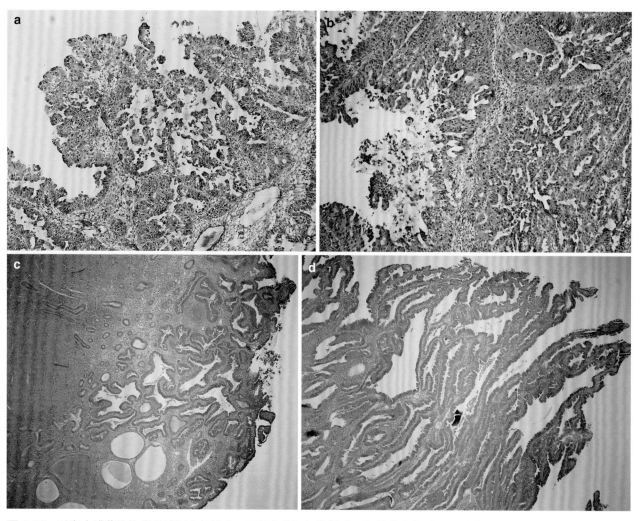

图 4.22 子宫内膜浆液性癌的镜下生长模式。可见多种组织学模式，包括乳头状（a）、裂隙样（b）、腺管样（c）和绒毛管状（d）

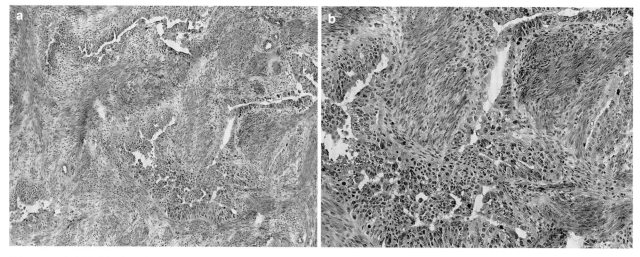

图 4.23 浆液性癌浸润子宫肌层。可见肌壁内特征性的不规则裂隙样的腺体结构

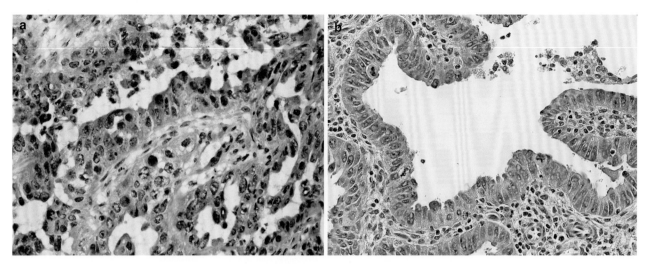

图 4.24 子宫内膜浆液性癌的高级别核呈不规则复层排列，使腺体表面形成典型的扇形 / 锯齿状结构

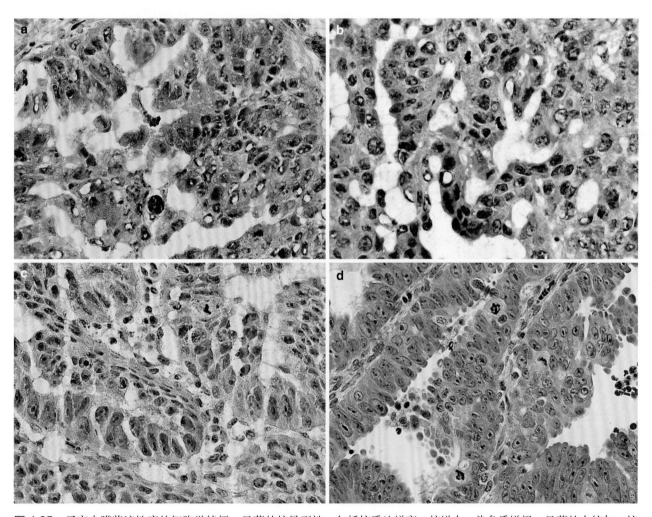

图 4.25 子宫内膜浆液性癌的细胞学特征。显著的核异型性，包括核质比增高、核增大、染色质增粗、显著的大核仁、核分裂象易见

表 4.2 子宫内膜癌主要亚型的冰冻诊断要点

项目	子宫内膜样癌	浆液性癌	透明细胞癌
患者特征	围绝经期或绝经后，经常发生于肥胖患者	绝经后	绝经后
子宫内膜特征	子宫内膜非典型增生	子宫内膜息肉或萎缩	子宫内膜萎缩
组织学特点	腺管样、绒毛管状或筛状生长方式	复杂、短钝、缺乏间质的乳头，细胞出芽和漂浮细胞簇	管囊状、腺样、乳头状或实性生长方式
	肿瘤性柱状细胞具有共同的顶端边缘，使肿瘤腺体腔缘光滑	不规则裂隙样的腺体管腔，腺腔表面呈扇形	肿瘤细胞呈多角形或靴钉样，胞质透明或呈嗜酸性，腔缘呈扇形
	不同程度的细胞异型性，核分裂象多少不等	3 级核，高核质比，大核仁，大量的核分裂象和病理性核分裂象	相对一致或高度多形性的肿瘤细胞，核分裂象多少不等
	常见鳞状分化	常见间质内炎症细胞浸润	可见肿瘤性乳头轴心玻璃样变性及细胞外透明小体
分期手术范围	手术方式取决于肿瘤的分级和浸润范围	全面的分期手术	全面的分期手术

- 绒毛管状和非绒毛乳头状子宫内膜样癌的特征在低倍镜下可能与浆液性癌十分相似。这两种类型的子宫内膜癌肿瘤细胞都是单层、低级别肿瘤细胞（图 4.13，4.14）
- 微腺体型子宫内膜样癌与子宫内膜浆液性癌的区别在于其典型的筛状腺体和一致的低级别核，子宫内膜浆液性癌则存在裂隙样的生长方式和高级别的核
- 透明细胞癌与浆液性癌的鉴别主要通过组织学特点和肿瘤细胞的形态（表 4.2）
- 存在明确的肉瘤成分应诊断为恶性米勒混合瘤（癌肉瘤）
- 子宫内膜浆液性上皮内癌（图 4.26）和微小浸润性浆液性癌（浸润灶范围小于 1 cm 的黏膜内浸润性浆液性癌）（图 4.27）经常累及或起源于子宫内膜息肉[11,40]
- 微小浆液性癌可能是偶然发现的——在冰冻切片中识别微小浆液性癌对于确保适当的分期手术和避免二次手术具有重要的临床意义，因为高达 50% 的病例在行子宫切除术时肿瘤已经有宫外扩散

透明细胞癌（Clear Cell Carcinoma，CCC）[41,42]

临床特征

- 占子宫内膜癌的比例不足 5%
- 大多数为绝经后患者
- 阴道出血是最常见的症状，然而大多数患者并无症状

大体病理（图 4.28）

- 大体上与其他亚型的子宫内膜癌难以区分
- 早期透明细胞癌可能累及子宫内膜息肉

镜下特征

- 生长方式包括管囊状、乳头状（短而分支的乳头，间质轴心玻璃样变性）和实性等；不同生长方式经常混合存在（图 4.29）
- 细胞外嗜酸性小球或透明小体（图 4.30）
- 肿瘤细胞呈显著不规则复层排列，使腺体腔面形成扇形 / 锯齿状结构
- 腺腔内常可见黏液，有些病例可见细胞内黏液
- 细胞学特征（图 4.31）

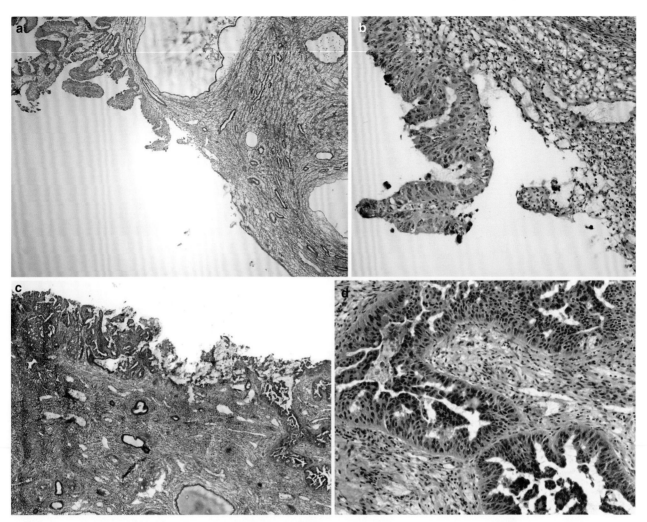

图 4.26　子宫内膜浆液性上皮内癌累及子宫内膜息肉。高级别的肿瘤细胞取代了内膜表面上皮和腺上皮，缺乏间质浸润

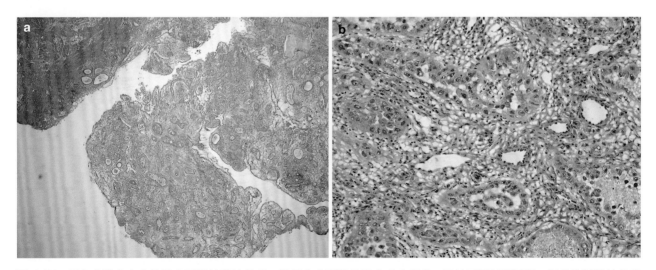

图 4.27　子宫内膜息肉内的微小浸润性浆液性癌。除子宫内膜浆液性上皮内癌外，局灶可见间质浸润，但总体浸润灶的范围小于1 cm

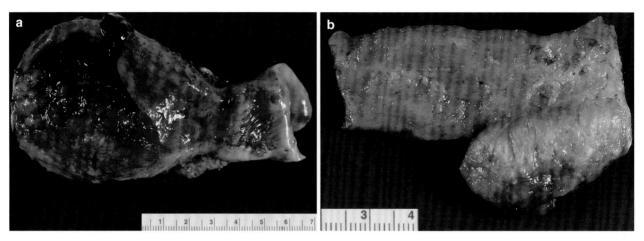

图 4.28　透明细胞癌。侵犯内膜至肌层的实性、质脆的肿块，伴坏死和出血

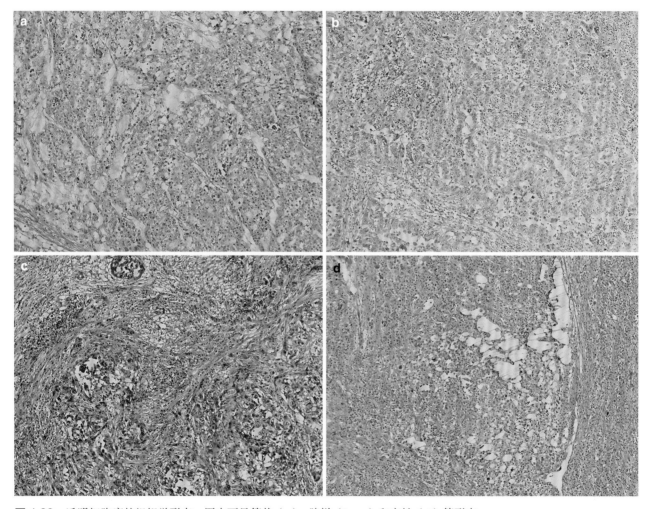

图 4.29　透明细胞癌的组织学形态。图中可见管状（a）、腺样（b，c）和实性（d）等形态

- 肿瘤细胞呈多角形，靴钉样，胞质透明或呈嗜酸性
  - ◆ 透明胞质在冰冻切片上很难观察到
- 可见富含嗜酸性胞质的细胞或具有砂粒体样钙

化的、扁平的、小的透明细胞
- 高级别核的异型性，包括高核质比、显著的核多形性、核增大、染色质增粗及存在奇异形核或多核

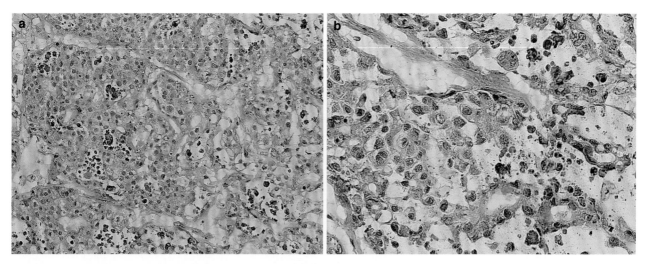

图 4.30   子宫内膜透明细胞癌的肿瘤细胞内、外均可见嗜酸性小球或透明小体

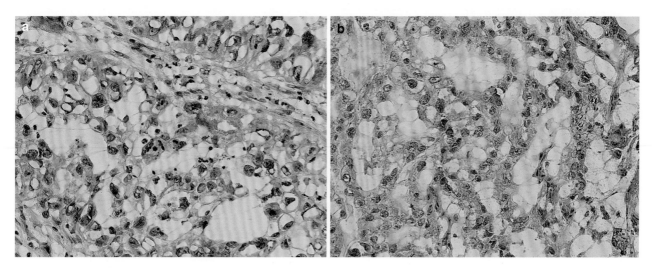

图 4.31   子宫内膜透明细胞癌的细胞学特征。可见多角形肿瘤细胞，靴钉样，伴有透明或嗜酸性胞质，明显的核异型性（a）。某些病例中可见形态一致的高级别肿瘤细胞（b）

- 多数（但不是所有的）病例可以见到大量核分裂象和病理性核分裂象

鉴别诊断

- 浆液性癌
- 子宫内膜样癌，尤其是分泌亚型及伴透明细胞鳞状分化的内膜样癌
- 上皮样平滑肌肉瘤
- 妊娠滋养细胞肿瘤（胎盘部位滋养细胞肿瘤和上皮样滋养细胞肿瘤）
- 阿-斯反应
- 透明细胞化生伴反应性细胞异型性

- 累及肌层的腺瘤样瘤
- 上皮样间皮瘤

诊断陷阱/冰冻诊断要点

- 透明细胞癌应与子宫内膜样癌鉴别，因为透明细胞癌容易浸润深肌层、转移率高、预后差
- 子宫内膜样癌中鳞状分化的透明细胞改变，与典型的鳞状分化区域混合存在，尤其是癌巢的周边
- 黏液性癌至少50%的肿瘤细胞富含细胞内黏液，而透明细胞癌细胞内则富含透明的糖原
- 管囊状或实性生长模式、玻璃样变性的间质轴心或细胞外透明小体，均支持诊断透明细胞癌而非

浆液性癌

- 当存在肉瘤成分时，应诊断为恶性米勒混合瘤（癌肉瘤）
- 阿–斯反应类似透明细胞癌的细胞学改变（靴钉样、核增大和染色质增粗），然而子宫内膜的整体结构无改变，且缺乏核分裂象

未分化癌和去分化癌（Undifferentiated Carcinoma and Dedifferentiated Carcinoma）[4,43-45]

- 未分化癌患者的中位年龄为 55 岁
- 组织学上肿瘤细胞弥漫增生，片状排列，细胞间缺乏黏附性（图 4.32）
- 肿瘤细胞形态单一，呈圆形或多角形，胞质稀少，具有大的泡状核，核仁明显，染色质浓缩，核分裂象易见
- 没有分化的证据（呈实性生长，没有任何其他生长方式或腺管形成）
- 可见大量肿瘤性坏死，间质内淋巴细胞浸润常见
- 去分化癌指同时存在未分化癌和分化良好的子宫内膜样癌（图 4.33）
  - 这两种成分在组织学上明显不同，存在于不同的肿瘤区域

- 分化良好的子宫内膜样癌成分通常局限于黏膜层，未分化肿瘤成分常浸润肌层
- 在冰冻切片上，应注意通过明显的实性未分化成分把去分化癌与子宫内膜样癌鉴别开，这些实性成分可能会被误认为子宫内膜样癌分级标准里的实性区（表 4.3），因而低估肿瘤分级

（译者说明：第 5 版 WHO 女性生殖系统肿瘤分类中关于去分化癌的描述有所不同。伴发的癌最常见为 G1 和 G2 的子宫内膜样癌，但也可以是其他类型的癌，如 G3 子宫内膜样癌或浆液性癌；未分化成分和分化成分可以存在于不同区域，也可混合存在，且两者的成分可以为任何比例。）

神经内分泌癌（Neuroendocrine Carcinoma）[46-48]

- 小细胞神经内分泌癌：组织学上类似于小细胞肺癌，即黏附性差的小细胞，核质比增高、染色质深染，核塑型、大量核分裂象，可见坏死
- 大细胞神经内分泌癌：高级别、大的肿瘤细胞排列呈巢状或条索状，巢周围呈栅栏状，可见地图样坏死
- 冰冻切片只需诊断高级别癌即可，这足以指导后续的分期手术

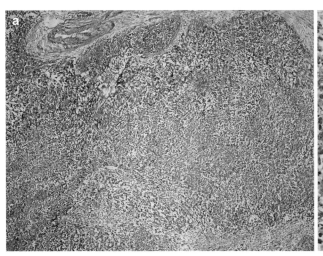
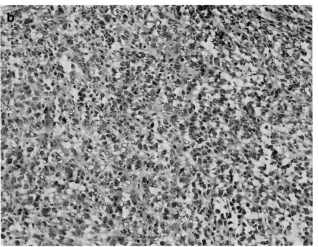

图 4.32　未分化子宫内膜癌。缺乏黏附性的、高级别肿瘤细胞呈实性大片状生长

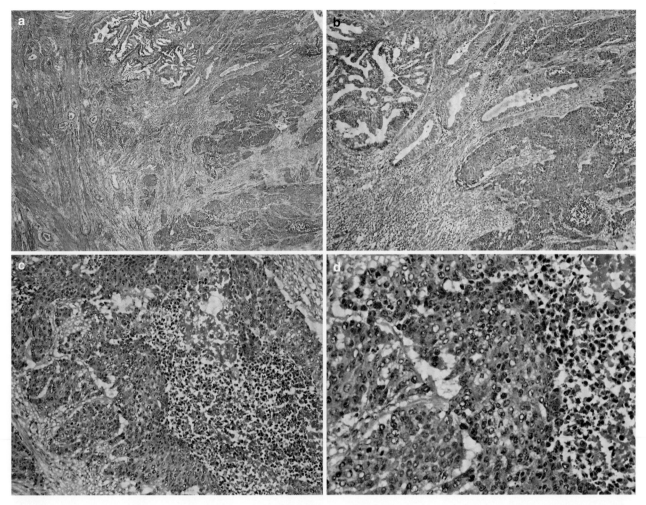

图 4.33　去分化子宫内膜癌。未分化癌（a~d）和分化良好的子宫内膜样癌（a 和 b，图的左侧）分别存在于肿瘤的不同区域

表 4.3　低级别子宫内膜样癌、去分化癌及未分化癌的鉴别诊断

项目	子宫内膜样癌	去分化癌	未分化癌
整体组织学	相对一致的组织学形态	腺样区域和实性区域分界清楚	一致的组织学形态
生长模式	子宫内膜样腺体生长模式	子宫内膜样腺体和未分化实性生长模式	未分化实性生长模式
细胞异型性	非典型程度不一，取决于肿瘤分级	腺样结构异型性不明显，实性结构异型性显著	呈一致的高级别异型性
预后	取决于肿瘤分级	侵袭性强	侵袭性强

　　罕见的子宫内膜肿瘤类型包括巨细胞癌、淋巴上皮瘤样癌、肝样腺癌和伴有滋养细胞分化的低分化癌。原发性子宫内膜鳞状细胞癌非常罕见，必须满足病变与宫颈鳞状上皮无延续、无任何腺样成分，且宫颈不存在浸润性鳞状细胞癌才可做出诊断。

混合性癌（Mixed Carcinoma）[4,49]

- 占子宫内膜癌的 10%
- 存在两种及以上组织学亚型，其中至少一种属于 2 型癌（浆液性癌或透明细胞癌，图 4.34）
- 存在任何 2 型癌的成分即可满足混合性癌的诊断

（2020 版 WHO 分类中不再强调每种癌的比例，只要存在 2 型癌，就可诊断为混合性癌）

- 在术中冰冻诊断时发现混合性癌具有重要的临床意义，因为诊断后要进行全面的分期手术。这可能是外科医师要求对切除的子宫标本进行冰冻切片评估的原因之一，即使患者的术前诊断为子宫内膜样癌也如此

转移性癌（Metastatic Carcinoma）[50,51]

- 其他部位的原发癌转移至子宫内膜，通常代表全身扩散。然而，冰冻诊断时，病理医师常常不能获得患者的既往恶性肿瘤病史

- 冰冻诊断时，识别转移性癌相当重要，可以避免不必要的妇科分期手术

- 子宫内膜的转移性癌最常见的原发部位是乳腺和胃肠道

  - 在冰冻切片上，乳腺小叶癌累及子宫内膜改变轻微，不易被观察到（图 4.35）

  - 转移性乳腺导管癌形态上类似于子宫内膜样癌，甚至与透明细胞癌相似（图 4.36）

  - 印戒细胞癌是最常见的来源于胃肠道的转移性癌

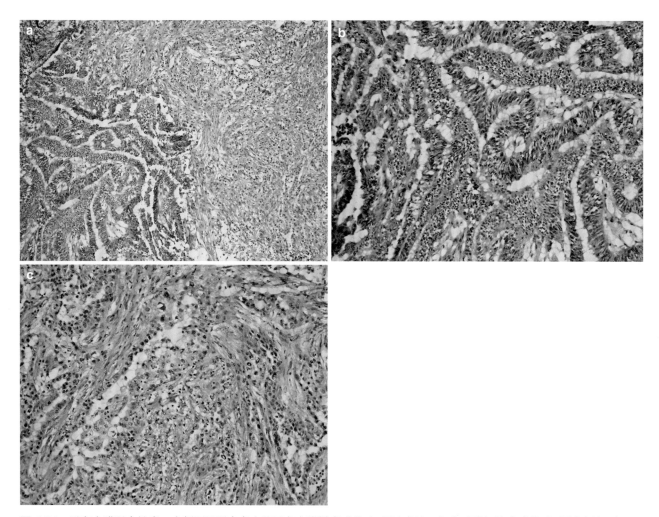

图 4.34　子宫内膜混合性癌。本例可见混合存在的子宫内膜样癌成分（a 图左侧和 b）和透明细胞癌成分（a 图右侧和 c）

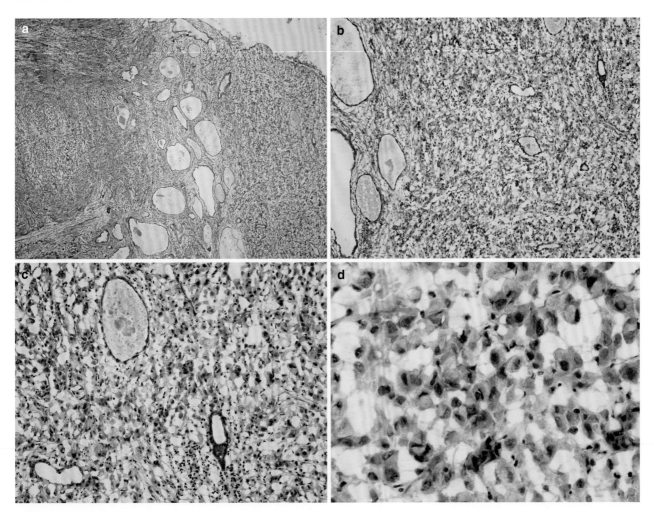

图 4.35 转移性乳腺小叶癌。肿瘤细胞呈单个或条索状排列，侵及子宫肌层（a，b），包绕良性子宫内膜腺体（b，c）。部分肿瘤细胞呈印戒细胞样，核偏位且胞质内含黏液（c，d）

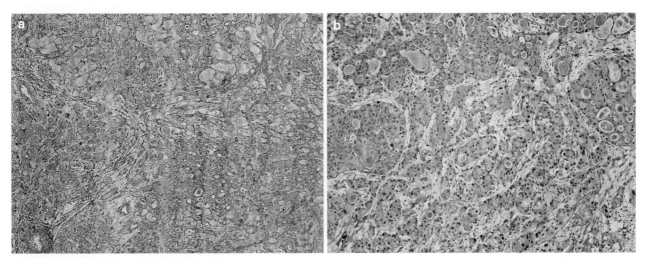

图 4.36 转移性乳腺导管癌。肿瘤细胞呈腺样和管囊状生长方式（a，b），本例具有明显的核异型性、靴钉样和透明细胞（c，d），类似于子宫内膜透明细胞癌

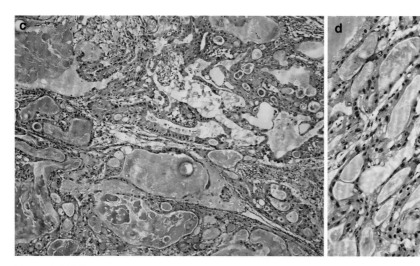

图 4.36（续）

诊断陷阱 / 冰冻诊断要点

　　以下情况应怀疑为转移性癌：

- 镜下有异常的组织形态
- 缺乏子宫内膜非典型增生的背景
- 大量的淋巴管血管侵犯时应高度怀疑为转移性癌，并应将此发现告知外科医师
- 若出现较大的纤维性子宫内膜息肉，应考虑到既往乳腺癌病史和他莫昔芬治疗史的可能
- 应尽可能与患者已知的原发性肿瘤进行形态学比较

（姚　倩　于海云　译，何春燕　校）

参考文献

1. Siegel R, Naishadham D, Jemal A. Cancer statistics, 2013. CA Cancer J Clin. 2013;63:11–30.

2. Ferlay J, Shin HR, Bray F, Forman D, Mathers C, Parkin DM. Estimates of worldwide burden of cancer in 2008: GLOBOCAN 2008. Int J Cancer. 2010;127:2893–917.

3. Sherman ME. Theories of endometrial carcinogenesis: a multidisciplinary approach. Mod Pathol. 2000;13:295–308.

4. Kurman RJ, Carcanglu ML, Herrington CS, Young RH. WHO classification of tumours of female reproductive organs. 4th ed. Lyon: International Agency for Research on Cancer (IARC); 2014;121–135.

5. Acs G. Intraoperative consultation in gynecologic pathology. Semin Diagn Pathol. 2002;19:237–54.

6. Hanggi W, Katz M, Fravi R, Konig C, Dreher E. [Discrepancy in histopathological findings of curettage material and hysterectomy specimens in malignant tumors of the uterine body]. Schweiz Rundsch Med Prax. 1990;79:1387–9. [Article in German] .

7. Soothill PW, Alcock CJ, MacKenzie IZ. Discrepancy between curettage and hysterectomy histology in patients with stage 1 uterine malignancy. BJOG. 1989;96:478–81.

8. Kumar S, Bandyopadhyay S, Semaan A, Shah JP, Mahdi H, Morris R, et al. The role of frozen section in surgical staging of low risk endometrial cancer. PLoS One. 2011;6, e21912.

9. Rahimi S, Marani C, Renzi C, Natale M, Giovannini P, Zeloni R. Endometrial polyps and the risk of atypical hyperplasia on biopsies of unremarkable endometrium: a study on 694 patients with benign endometrial polyps. Int J Gynecol Pathol. 2009;28:522–8.

10. Bakour SH, Khan KS, Gupta JK. The risk of premalignant and malignant pathology in endometrial polyps. Acta Obstet Gynecol Scand. 2000;79:317–20.

11. Hui P, Kelly M, O'Malley DM, Tavassoli F, Schwartz PE. Minimal uterine serous carcinoma: a clinicopathological study of 40 cases. Mod Pathol. 2005;18:75–82.

12. Clement PB, Young RH. Endometrioid carcinoma of the uterine corpus: a review of its pathology with emphasis on recent advances and problematic aspects. Adv Anat Pathol. 2002;9:145–84.

13. Hendrickson MR, Kempson RL. Endometrial epithelial metaplasias: proliferations frequently misdiagnosed as adenocarcinoma. Report of 89 cases and proposed classification. Am J Surg Pathol. 1980;4:525–42.

14. Ip PP, Irving JA, McCluggage WG, Clement PB, Young

RH. Papillary proliferation of the endometrium: a clinicopathologic study of 59 cases of simple and complex papillae without cytologic atypia. Am J Surg Pathol. 2013;37:167–77.

15. Nucci MR, Prasad CJ, Crum CP, Mutter GL. Mucinous endometrial epithelial proliferations: a morphologic spectrum of changes with diverse clinical significance. Mod Pathol. 1999;12:1137–42.

16. Arias-Stella J. The Arias-Stella reaction: facts and fancies four decades after. Adv Anat Pathol. 2002;9:12–23.

17. Huettner PC, Gersell DJ. Arias-Stella reaction in nonpregnant women: a clinicopathologic study of nine cases. Int J Gynecol Pathol. 1994;13:241–7.

18. Kurman RJ, Norris HJ. Evaluation of criteria for distinguishing atypical endometrial hyperplasia from well-differentiated carcinoma. Cancer. 1982;49:2547–59.

19. Wheeler DT, Bristow RE, Kurman RJ. Histologic alterations in endometrial hyperplasia and well-differentiated carcinoma treated with progestins. Am J Surg Pathol. 2007;31:988–98.

20. McKenney JK, Longacre TA. Low-grade endometrial adenocarcinoma: a diagnostic algorithm for distinguishing atypical endometrial hyperplasia and other benign (and malignant) mimics. Adv Anat Pathol. 2009;16:1–22.

21. Trimble CL, Kauderer J, Zaino R, Silverberg S, Lim PC, Burke 2nd JJ, et al. Concurrent endometrial carcinoma in women with a biopsy diagnosis of atypical endometrial hyperplasia: a Gynecologic Oncology Group study. Cancer. 2006;106:812–9.

22. Nofech-Mozes S, Ghorab Z, Ismiil N, Ackerman I, Thomas G, Barbera L, et al. Endometrial endometrioid adenocarcinoma: a pathologic analysis of 827 consecutive cases. Am J Clin Pathol. 2008;129:110–4.

23. Creasman W. Revised FIGO staging for carcinoma of the endometrium. Int J Gynaecol Obstet. 2009;105:109.

24. Zaino RJ, Kurman RJ, Diana KL, Morrow CP. The utility of the revised international federation of gynecology and obstetrics histologic grading of endometrial adenocarcinoma using a defined nuclear grading system. A Gynecologic Oncology Group study. Cancer. 1995;75:81–6.

25. Hendrickson MR, Kempson RL. Ciliated carcinoma– a variant of endometrial adenocarcinoma: a report of 10 cases. Int J Gynecol Pathol. 1983;2:1–12.

26. Tobon H, Watkins GJ. Secretory adenocarcinoma of the endometrium. Int J Gynecol Pathol. 1985;4:328–35.

27. Longacre TA, Chung MH, Jensen DN, Hendrickson MR. Proposed criteria for the diagnosis of well-differentiated endometrial carcinoma. A diagnostic test for myoinvasion. Am J Surg Pathol. 1995;19:371–406.

28. Zaino RJ, Silverberg SG, Norris HJ, Bundy N, Morrow CP, Okagaki T. The prognostic value of nuclear versus architectural grading in endometrial adenocarcinoma: a Gynecologic Oncology Group study. Int J Gynecol Pathol. 1994;13:29–36.

29. Murray SK, Clement PB, Young RH. Endometrioid carcinomas of the uterine corpus with sex cord-like formations, hyalinization, and other unusual morphologic features: a report of 31 cases of a neoplasm that may be confused with carcinosarcoma and other uterine neoplasms. Am J Surg Pathol. 2005;29:157–66.

30. Zaloudek C, Hayashi GM, Ryan IP, Powell CB, Miller TR. Microglandular adenocarcinoma of the endometrium: a form of mucinous adenocarcinoma that may be confused with microglandular hyperplasia of the cervix. Int J Gynecol Pathol. 1997;16:52–9.

31. Zaino RJ, Kurman RJ, Brunetto VL, Morrow CP, Bentley RC, Cappellari JO, Bitterman P. Villoglandular adenocarcinoma of the endometrium: a clinicopathologic study of 61 cases: a gynecologic oncology group study. Am J Surg Pathol. 1998;22:1379–85.

32. Murray SK, Young RH, Scully RE. Uterine endometrioid carcinoma with small nonvillous papillae: an analysis of 26 cases of a favorable-prognosis tumor to be distinguished from serous carcinoma. Int J Surg Pathol. 2000;8:279–89.

33. Stewart CJ, Brennan BA, Leung YC, Little L. MELF pattern invasion in endometrial carcinoma: association with low grade, myoinvasive endometrioid tumours, focal mucinous differentiation and vascular invasion. Pathology. 2009;41:454–9.

34. Hertel JD, Huettner PC, Pfeifer JD. Lymphovascular space invasion in microcystic elongated and fragmented (MELF)-pattern well-differentiated endometrioid adenocarcinoma is associated with a higher rate of lymph node metastasis. Int J Gynecol Pathol. 2014;33:127–34.

35. Hanley KZ, Dustin SM, Stoler MH, Atkins KA. The significance of tumor involved adenomyosis in otherwise low-stage endometrioid adenocarcinoma. Int J Gynecol Pathol. 2010;29:445–51.

36. Melhem MF, Tobon H. Mucinous adenocarcinoma of the endometrium: a clinico-pathological review of 18 cases. Int J Gynecol Pathol. 1987;6:347–55.

37. Carcangiu ML, Chambers JT. Uterine papillary serous carcinoma: a study on 108 cases with emphasis on the prognostic significance of associated endometrioid carcinoma, absence of invasion, and concomitant ovarian carcinoma. Gynecol Oncol. 1992;47:298–305.

38. Brinton LA, Felix AS, McMeekin DS, Creasman WT, Sherman ME, Mutch D, et al. Etiologic heterogeneity in endometrial cancer: evidence from a Gynecologic Oncology Group trial. Gynecol Oncol. 2013;129:277–84.

39. Semaan A, Mert I, Munkarah AR, Bandyopadhyay S, Mahdi HS, Winer IS, et al. Clinical and pathologic characteristics of serous carcinoma confined to the endometrium: a multi-institutional study. Int J Gynecol Pathol. 2013;32:181–7.

40. Wheeler DT, Bell KA, Kurman RJ, Sherman ME. Minimal uterine serous carcinoma: diagnosis and clinicopathologic correlation. Am J Surg Pathol. 2000;24:797–806.

41. Kurman RJ, Scully RE. Clear cell carcinoma of

the endometrium: an analysis of 21 cases. Cancer. 1976;37:872–82.

42. Abeler VM, Kjorstad KE. Clear cell carcinoma of the endometrium: a histopathological and clinical study of 97 cases. Gynecol Oncol. 1991;40:207–17.

43. Silva EG, Deavers MT, Bodurka DC, Malpica A. Association of low-grade endometrioid carcinoma of the uterus and ovary with undifferentiated carcinoma: a new type of dedifferentiated carcinoma? Int J Gynecol Pathol. 2006;25:52–8.

44. Tafe LJ, Garg K, Chew I, Tornos C, Soslow RA. Endometrial and ovarian carcinomas with undifferentiated components: clinically aggressive and frequently underrecognized neoplasms. Mod Pathol. 2010;23:781–9.

45. Altrabulsi B, Malpica A, Deavers MT, Bodurka DC, Broaddus R, Silva EG. Undifferentiated carcinoma of the endometrium. Am J Surg Pathol. 2005;29:1316–21.

46. Taraif SH, Deavers MT, Malpica A, Silva EG. The significance of neuroendocrine expression in undifferentiated carcinoma of the endometrium. Int J Gynecol Pathol. 2009;8:142–7.

47. van Hoeven KH, Hudock JA, Woodruff JM, Suhrland MJ. Small cell neuroendocrine carcinoma of the endometrium. Int J Gynecol Pathol. 1995;14:21–9.

48. Chetty R, Clark SP, Bhathal PS. Carcinoid tumour of the uterine corpus. Virchows Arch A Pathol Anat Histopathol. 1993;422:93–5.

49. Quddus MR, Sung CJ, Zhang C, Lawrence WD. Minor serous and clear cell components adversely affect prognosis in "mixed-type" endometrial carcinomas: a clinicopathologic study of 36 stage-I cases. Reprod Sci. 2010;17:673–8.

50. Kumar NB, Hart WR. Metastases to the uterine corpus from extragenital cancers. A clinicopathologic study of 63 cases. Cancer. 1982;50:2163–9.

51. Houghton JP, Ioffe OB, Silverberg SG, McGrady B, McCluggage WG. Metastatic breast lobular carcinoma involving tamoxifenassociated endometrial polyps: report of two cases and review of tamoxifen-associated polypoid uterine lesions. Mod Pathol. 2003;16:395–8.

子宫间叶性肿瘤

5

概述

子宫间叶性肿瘤包括平滑肌肿瘤、子宫内膜间质肿瘤、血管周上皮样细胞肿瘤和其他同源性及异源性间叶性肿瘤。混合性上皮－间叶肿瘤也在本章的介绍范围内（表 5.1）[1]。良性的平滑肌瘤很常见，而子宫平滑肌肉瘤和子宫内膜间质肿瘤比较罕见，常在冰冻诊断时偶然发现。子宫切除术中冰冻诊断的主要目的是排除恶性肿瘤。肉眼仔细检查肿瘤的边界、颜色和质地，对于子宫间叶性肿瘤标本冰冻切片的充分取材和评估至关重要。

表 5.1　子宫间叶性肿瘤的分类

主标题	副标题	亚型	变异型
子宫内膜间质肿瘤	子宫内膜间质结节		伴平滑肌分化
	子宫内膜间质肉瘤	低级别子宫内膜间质肉瘤（LGESS）	伴平滑肌分化
		高级别子宫内膜间质肉瘤（HGESS）	YWHAE–NUTM2A/B HGESS 伴低级别成分 YWHAE–NUTM2A/B HGESS 伴高级别成分 ZC3H7B–BCOR HGESS BCOR ITD HGESS
混合性上皮－间叶肿瘤	腺肌瘤	非典型息肉样腺肌瘤（APA）	
	腺肉瘤	伴肉瘤过度生长	
	恶性米勒混合瘤（癌肉瘤）		
平滑肌肿瘤	梭形平滑肌肿瘤	平滑肌瘤	普通型平滑肌瘤 富于细胞性平滑肌瘤 伴奇异形核平滑肌瘤 FH 缺陷型平滑肌瘤 核分裂活跃的平滑肌瘤 水肿性平滑肌瘤 卒中性平滑肌瘤 脂肪平滑肌瘤
		平滑肌肉瘤	
	上皮样平滑肌肿瘤	上皮样平滑肌瘤	丛状小瘤
		上皮样平滑肌肉瘤	
	黏液样平滑肌肿瘤	黏液样平滑肌瘤	
		黏液样平滑肌肉瘤	

续表

主标题	副标题	亚型	变异型
平滑肌肿瘤	恶性潜能未定的平滑肌肿瘤（STUMP）		
	伴少见生长方式和（或）临床行为的平滑肌肿瘤	弥漫性平滑肌瘤病	
		分割性平滑肌瘤	
		静脉内平滑肌瘤病	
		转移性平滑肌瘤	
血管周上皮样细胞肿瘤（PEComa）	普通型 PEComa	PEComa 病	
其他间叶性肿瘤及杂类肿瘤	同源性肉瘤	血管肉瘤	
		纤维肉瘤	
		神经源性肉瘤	
	异源性肉瘤	横纹肌肉瘤	
		腺泡状软组织肉瘤	
		横纹肌样瘤	
		近端型上皮样肉瘤	
	未分化子宫肉瘤		
	类似卵巢性索肿瘤的子宫肿瘤		
	炎性肌纤维母细胞瘤		
	腺瘤样瘤		
	NTRK 重排梭形细胞肿瘤		

注：基于 Kurman 等的数据[1] 及 2020 WHO 女性生殖系统肿瘤分类。

平滑肌肿瘤（Smooth Muscle Tumors）

子宫平滑肌肿瘤（表 5.1）分为平滑肌瘤、平滑肌肉瘤、恶性潜能未定的平滑肌肿瘤（STUMP），以及伴少见生长方式和（或）临床行为的组织学分化成熟的平滑肌肿瘤亚型（良性转移性平滑肌瘤、静脉内平滑肌瘤病、弥漫性腹膜平滑肌瘤病、腹膜寄生性平滑肌瘤、子宫平滑肌瘤病和分割性平滑肌瘤 / 绒毛叶状平滑肌瘤）。

普通型平滑肌瘤（Conventional Leiomyoma）

临床特征

- 最常见的子宫间叶性肿瘤，见于超过 2/3 的子宫切除标本

- 常见的临床表现：阴道出血和骨盆疼痛或压迫感

大体病理（图 5.1）

- 发生于黏膜下、肌壁间或浆膜下的圆形及椭圆形结节，2/3 的病例为多发

- 边界清楚，坚韧有弹性的实性膨胀性肿块，切面呈旋涡状

- 常因变性或出血而出现不同颜色（红色、棕色、黄色等）和质地（水肿、鱼肉样至明显坏死），尤其当肿瘤体积较大时（图 5.2），需要警惕恶性可能（图 5.3）

镜下特征

- 编织状或束状排列的分化成熟的、长梭形平滑肌细胞结节状增生，胞质嗜酸性，细胞核居中，呈

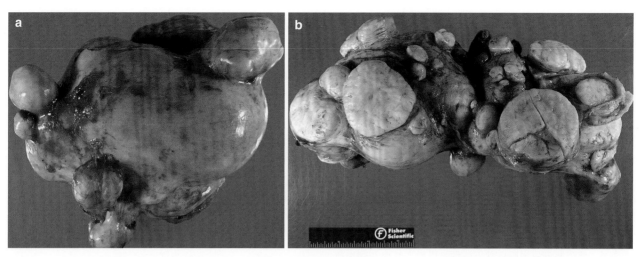

图 5.1　子宫平滑肌瘤的各种不同大体表现。边界清楚的圆形至椭圆形结节（a），切面膨胀、实性，呈旋涡状（b）

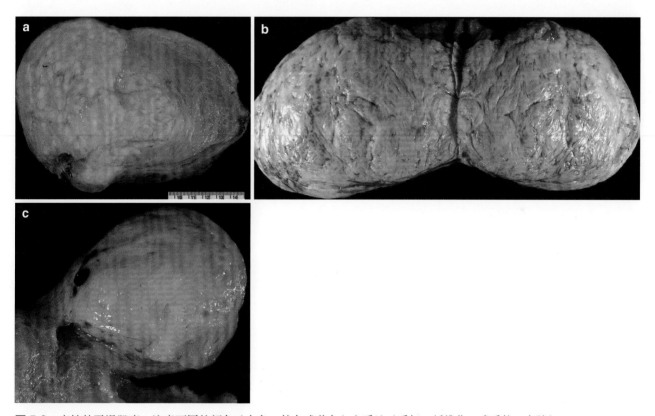

图 5.2　变性的平滑肌瘤。注意不同的颜色（白色、棕色或黄色）和质地（质韧、纤维化，或质软、水肿）

雪茄样（图 5.4）

- 富含血管，具有特征性裂隙样、厚壁大血管
- 肿瘤内玻璃样变性很常见，部分病例可能发生广泛玻璃样变性
- 继发性改变
  - 梗死型坏死伴典型的带状结构（坏死的平滑肌

细胞被肉芽组织或不同程度玻璃样变性的纤维组织围绕）

  - 肿瘤内出血或红色变性（通常发生在激素治疗后、妊娠期或因有临床症状而行子宫动脉栓塞术的平滑肌瘤，图 5.5）

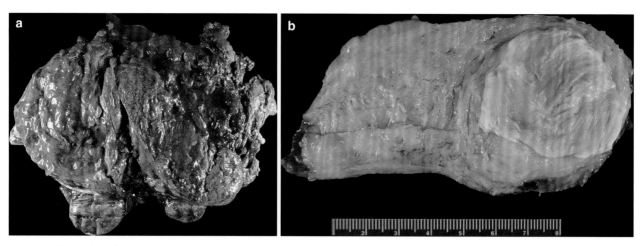

图5.3　平滑肌瘤，肉眼可疑为恶性。可见大片坏死和出血

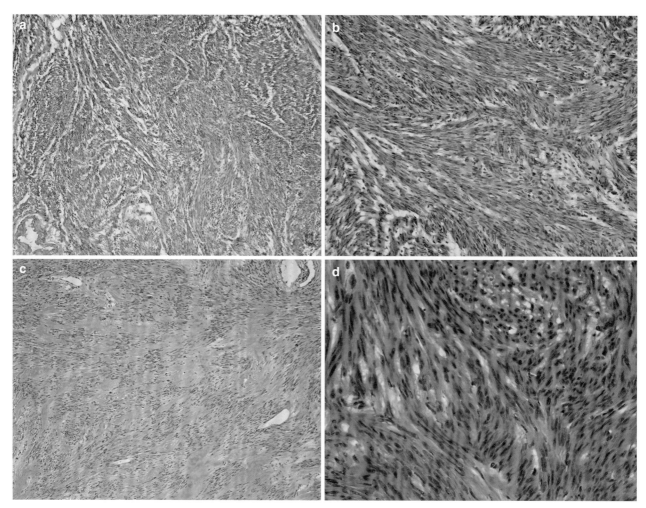

图5.4　普通型平滑肌瘤。分化成熟的平滑肌呈编织状和束状增生，伴不同程度的间质玻璃样变性（a~c），可见肿瘤细胞的特征性雪茄样核（d）

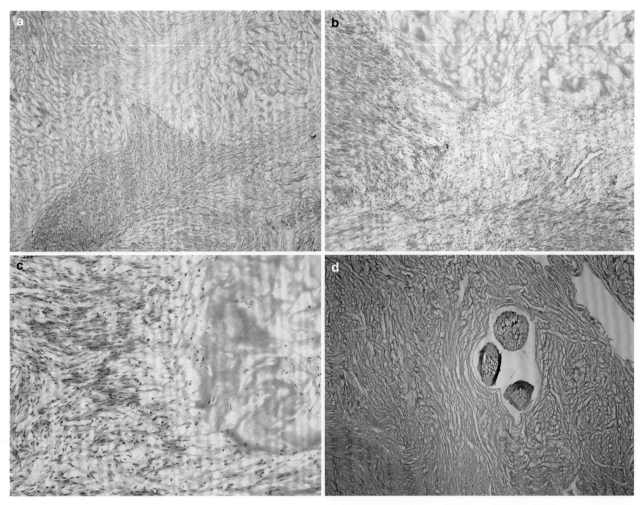

图 5.5 治疗性栓塞所致的平滑肌瘤出血性梗死。注意梗死区特征性的带状分布，从梗死逐渐过渡到肉芽组织，再到有活性的平滑肌细胞（a~c）。血管内出现异源性物质——栓塞剂（d）

平滑肌瘤亚型（Leiomyoma Variants）

富于细胞性平滑肌瘤（Cellular Leiomyoma）[2]

- 肉眼可见鱼肉样的肿瘤结节
- 组织学上，与相邻的子宫肌壁相比，细胞数量显著增多，细胞丰富程度可接近子宫内膜间质肿瘤（图 5.6）
- 裂隙状或裂开的厚壁血管腔隙很常见
- 肿瘤可局灶不规则地延伸至相邻肌壁
- 鉴别诊断
  - 低级别子宫内膜间质肉瘤
  - 恶性潜能未定的平滑肌肿瘤（STUMP）
  - 平滑肌肉瘤
- 诊断陷阱 / 冰冻诊断要点

- 编织状生长方式，裂隙样大血管，更支持平滑肌瘤而非子宫内膜间质肿瘤的诊断
- 与 STUMP 和平滑肌肉瘤相比，富于细胞性平滑肌瘤核分裂活性很低，缺乏凝固性肿瘤细胞坏死和细胞异型性
- 如不确定，建议术中冰冻诊断为"平滑肌肿瘤，待石蜡切片明确诊断"，临床应采取姑息性手术治疗

伴奇异形核 / 合体细胞性平滑肌瘤（Leiomyoma with Bizarre Nuclei or Symplastic Leiomyoma）[1,3]

- 显微镜下易发现局灶或弥漫性分布的散在大的非典型平滑肌细胞，富含嗜酸性胞质，可见奇异形核和多核

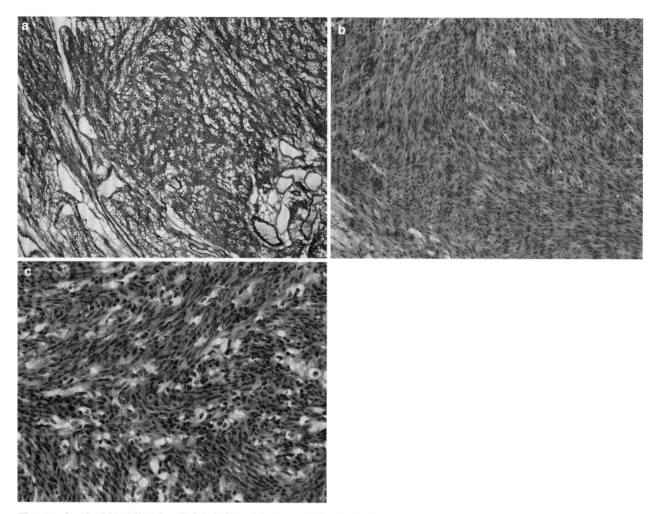

图 5.6　富于细胞性平滑肌瘤。注意与相邻肌壁相比，显著富于细胞（a），缺乏显著的细胞核异型性及核分裂象（b，c）

- 奇异形核瘤细胞有深染的细胞核，常见核内包涵体
- 核分裂象少于 5 个 /10 HPF
- 鉴别诊断（表 5.2）
  - 平滑肌肉瘤
- 诊断陷阱 / 冰冻诊断要点
  - 与平滑肌肉瘤相比，伴奇异形核平滑肌瘤缺乏弥漫性中度至重度细胞异型性、核分裂活性及凝固性肿瘤细胞坏死
  - 不要将染色质浓缩和碎裂误认为是核分裂象或非典型病理性核分裂象
  - 如不确定，建议术中冰冻诊断为"具有非典型性特征的平滑肌肿瘤，待石蜡切片明确诊断"，临床应采取姑息性手术治疗

表 5.2　恶性潜能未定的梭形细胞平滑肌肿瘤（不包括上皮样和黏液样变异型）

凝固性肿瘤细胞坏死 *	中度至重度异型性	核分裂象（个 /10 HPF）	最终诊断
无	无	< 5	平滑肌瘤
		5~14	核分裂活跃的平滑肌瘤
		≥15	STUMP
	局灶性或弥漫性	< 5	伴奇异形核平滑肌瘤
		5~9	STUMP
		≥10	平滑肌肉瘤
有	无	< 10	STUMP
		≥10	平滑肌肉瘤
	局灶性或弥漫性	任何	平滑肌肉瘤
不确定	无	任何	STUMP

注：STUMP：恶性潜能未定的平滑肌肿瘤；HPF：高倍视野。
＊排除 GnRHα 类药物治疗诱发的坏死，其在形态学上与真正的肿瘤细胞坏死无法区分。

核分裂活跃的平滑肌瘤（Mitotically Active Leiomyoma）

- 该肿瘤可能与高孕激素水平（分泌期、妊娠期或使用外源性激素）有关[1,4,5]
- 组织学表现为典型的平滑肌瘤或富于细胞性平滑肌瘤，核分裂象 4~15 个 /10 HPF
- 缺乏明显的细胞核异型性和凝固性肿瘤细胞坏死
- 鉴别诊断（表 5.2）
  - 平滑肌肉瘤
- 诊断陷阱 / 冰冻诊断要点
  - 与平滑肌肉瘤相比，核分裂活跃的平滑肌瘤缺乏弥漫性细胞异型性和凝固性肿瘤细胞坏死
  - 如不确定，建议术中冰冻诊断为"核分裂活跃的平滑肌肿瘤，待石蜡切片明确诊断"，临床应采取姑息性手术治疗

卒中性平滑肌瘤（Apoplectic Leiomyoma）（图 5.7）[6,7]

- 见于有孕激素治疗史的平滑肌瘤患者
- 大体上，典型的平滑肌瘤伴局灶出血
- 组织学上，富于细胞性平滑肌瘤内的出血和坏死区周围由增生的富于细胞的平滑肌包绕，核分裂活性增加（图 5.8），但核分裂象少于 8 个 /10 HPF[7]
- 可出现肉芽组织、玻璃样变性和黏液样变性
- 鉴别诊断
  - 平滑肌肉瘤
- 诊断陷阱 / 冰冻诊断要点
  - 瘤组织缺乏核异型性和凝固性肿瘤细胞坏死
  - 如不确定，建议术中冰冻诊断为"具有非典型性特征的平滑肌肿瘤，待石蜡切片明确诊断"，临床应采取姑息性手术治疗

黏液样平滑肌瘤（Myxoid Leiomyoma）（图 5.9）

- 罕见的平滑肌瘤亚型，可能与合并妊娠有关
- 黏液样基质中见小的梭形或星芒状细胞，细胞密度显著降低[8]
- 部分黏液样平滑肌瘤有浸润性边界
- 缺乏细胞核异型性、凝固性肿瘤细胞坏死和核分

裂象（图 5.10）
- 鉴别诊断
  - 平滑肌肉瘤
- 诊断陷阱 / 冰冻诊断要点
  - 对于有浸润性边界或核分裂活跃的黏液样平滑肌肿瘤，建议术中诊断为"黏液样平滑肌肿瘤，不能排除恶性，待石蜡切片明确诊断"，临床应采取姑息性手术治疗

上皮样平滑肌瘤（平滑肌母细胞瘤）[Epithelioid Leiomyoma（Leiomyoblastoma）][9]（图 5.11）

- 大体上无法与普通型平滑肌瘤区分
- 组织学上，多角形至圆形细胞呈片状、巢状或条索状增生（图 5.12）
- 常与普通梭形平滑肌细胞混合
- 肿瘤细胞的胞质嗜酸性或透明
- 缺乏细胞学异型性、坏死和核分裂象
- 丛状小瘤，是上皮样平滑肌瘤的微小变异类型，通常在显微镜下偶然发现[10]，多为单发，也可以是多发

弥漫性平滑肌瘤病（Diffuse Leiomyomatosis）[11]

- 无数富于细胞性平滑肌瘤结节相互融合，弥漫累及子宫肌层，导致子宫弥漫性对称性增大
- 组织学上该肿瘤与普通型平滑肌瘤相同

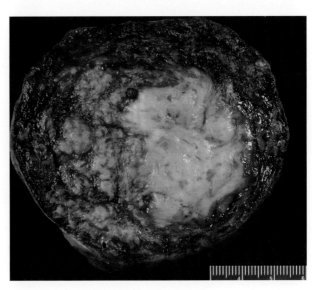

图 5.7　卒中性平滑肌瘤。可见广泛出血

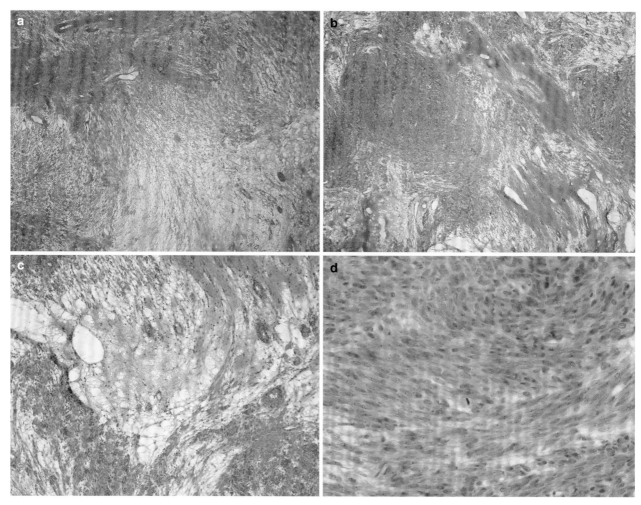

图 5.8　卒中性平滑肌瘤。富于细胞性平滑肌瘤伴出血和水肿（a~c），核分裂活性增加（d）

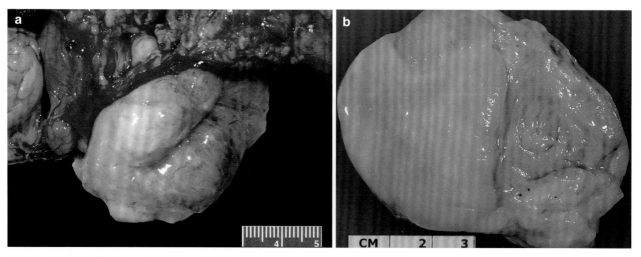

图 5.9　黏液样平滑肌瘤。大体外观呈凝胶状

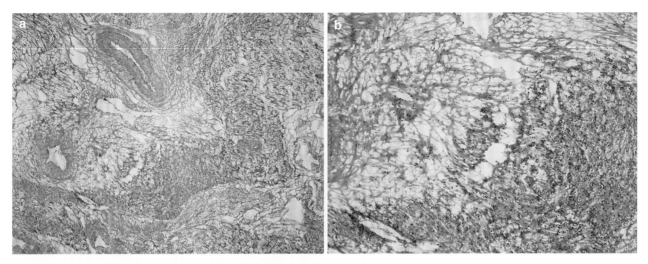

图 5.10 黏液样平滑肌瘤。注意由细胞稀少的黏液区过渡到普通型平滑肌瘤区

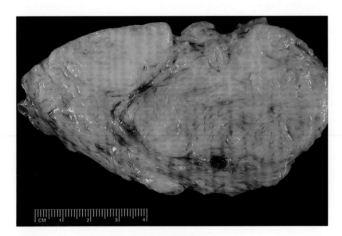

图 5.11 上皮样平滑肌瘤呈棕褐色结节

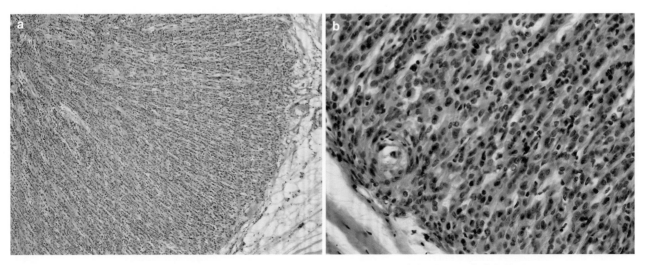

图 5.12 上皮样平滑肌瘤。注意上皮样细胞呈多角形至圆形、大小一致、胞质嗜酸性，呈条索状排列

脂肪平滑肌瘤（Lipoleiomyoma）

- 大体呈现黄色至棕褐色结节状病变（图 5.13）
- 混有成熟脂肪细胞的平滑肌瘤（图 5.14）
- 局灶可见软骨样或其他异源性成分[12]
- 鉴别诊断包括腺瘤样瘤。然而，在冰冻切片中没必要区分这两种良性肿瘤

水肿性平滑肌瘤（Hydropic Leiomyoma）（图 5.15）

- 局灶或带状水肿的平滑肌瘤[13]
- 水肿分离平滑肌束或结节，水肿区内可见假性囊肿形成

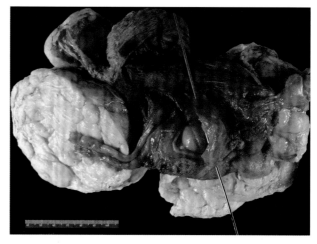

图 5.13　脂肪平滑肌瘤。可见边界清楚的黄褐色结节

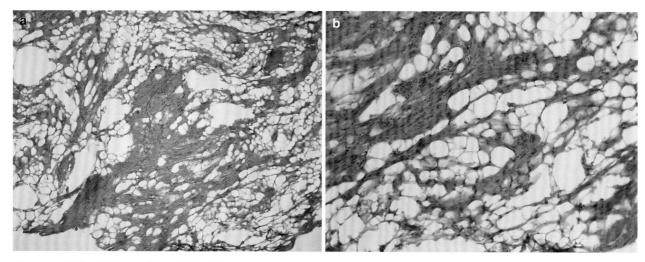

图 5.14　脂肪平滑肌瘤。数量不等的成熟脂肪细胞与束状排列的平滑肌细胞混合

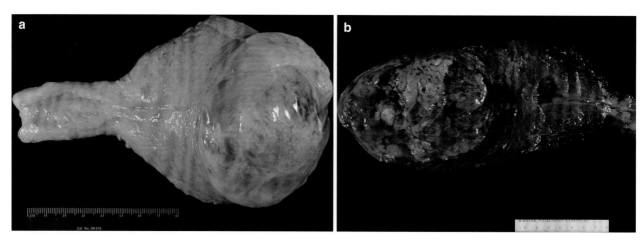

图 5.15　水肿性平滑肌瘤。水肿性结节呈半透明（a），局部囊性变（b）

- 鉴别诊断
  - 平滑肌肉瘤
- 诊断陷阱 / 冰冻诊断要点
  - 与平滑肌肉瘤相比，水肿性平滑肌瘤有带状水肿、无浸润性边界、良性的细胞学特征

伴少见生长方式和（或）临床行为的平滑肌肿瘤（Leiomyomas with Unusual Growth Pattern and/or Clinical Behavior）

静脉内平滑肌瘤病（Intravenous Leiomyomatosis, IVL）[14-16]

- 临床症状与普通型平滑肌瘤相似

- 一些患者有多发性平滑肌瘤切除史
- 大体上呈多发、不规则的子宫肌壁结节或蠕虫样病变，部分病变位于静脉腔内
- 肿瘤可延伸至子宫旁静脉或盆腔静脉，偶尔可进一步延伸至腔静脉、右心房和右心室（图 5.16）
- 显微镜下，增生迂曲的平滑肌束沿着平滑肌瘤外缘的血管内生长并堵塞血管腔，甚至长出血管外（图 5.17a，b）
- 静脉内肿瘤栓子
  - 被覆内皮细胞
  - 平滑肌细胞成分减少，瘤组织与血管壁黏附或漂浮在血管腔内，伴玻璃样变性、纤维化和富含血管[17]（图 5.17c，d）

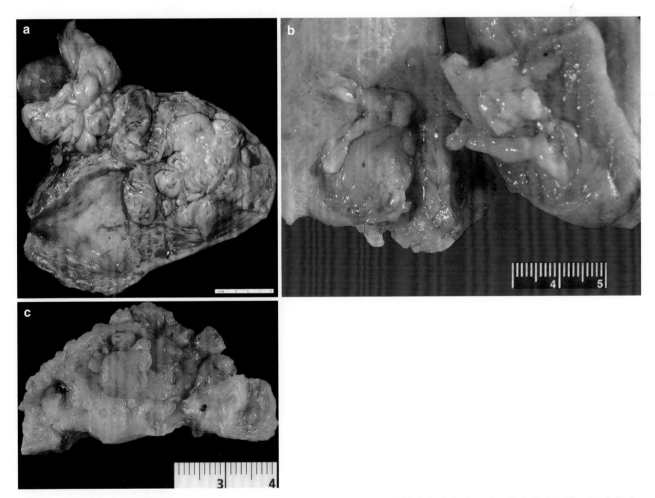

图 5.16　静脉内平滑肌瘤病。可见多发、不规则的子宫肌壁结节及蠕虫样静脉内病变（a~c）。注意肿瘤延伸至子宫外（a图左上角）

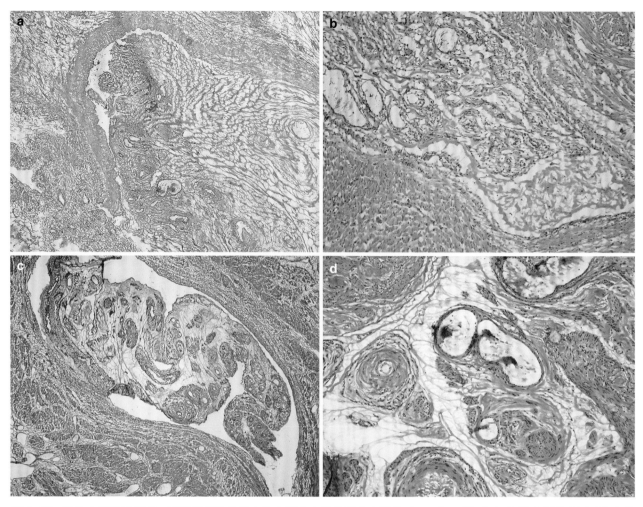

图 5.17　静脉内平滑肌瘤病。平滑肌束沿着粗大的血管内生长并堵塞血管腔（a，b）。瘤组织与血管壁黏附或漂浮在血管腔内，玻璃样变性、富含血管，伴平滑肌细胞减少（c，d）

- 鉴别诊断（表 5.3）
  - 边界不规则的普通型平滑肌瘤
  - 平滑肌瘤局灶血管侵犯
  - 肌层静脉内动脉嵌入（血管套血管现象）
  - 低级别子宫内膜间质肉瘤
  - 平滑肌肉瘤的静脉内生长
- 诊断陷阱／冰冻诊断要点
  - 静脉内平滑肌生长，是区分静脉内平滑肌瘤病与其良性类似病变的证据
  - 静脉内平滑肌瘤病缺乏低级别子宫内膜间质肉瘤的细胞学特点和特征性血管
  - 如不确定，应仔细检查大体标本，包括子宫外血管，冰冻诊断需要多取材

弥漫性腹膜平滑肌瘤病（播散性腹膜平滑肌瘤病）
（Diffuse Peritoneal Leiomyomatosis, Leiomyomatosis Peritonealis Disseminata）[18-20]

- 多见于育龄期女性，2/3 以上病例合并妊娠
- 可能在剖宫产或产后输卵管结扎时偶然发现
- 大体上表现为直径小于 1 cm 的腹膜多发性结节（图 5.18）
- 分化成熟的平滑肌细胞增生，偶见核分裂象（少于 3 个 /10 HPF），无明显细胞异型性，无凝固性肿瘤细胞坏死（图 5.19）
- 通常是一种自限性疾病，妊娠结束后消退。再次妊娠可能会复发，恶变为平滑肌肉瘤的病例罕见

表 5.3 间叶性肿瘤伴静脉内生长的冰冻诊断

项目	静脉内平滑肌瘤病	低级别子宫内膜间质肉瘤	平滑肌肉瘤
患者年龄	任何年龄段	多数小于 50 岁	多数大于 40 岁
大体病理	多发的结节状、灰白、质韧肿块，周围见蠕虫样血栓	浸润子宫内膜－肌壁的棕褐色质软肿块，可见蠕虫样血栓	肿块体积大，边界不规则，切面呈鱼肉样，有坏死，可见静脉内病变
生长方式	平滑肌瘤静脉内生长，可以富于细胞，常伴有玻璃样变性或丰富的厚壁血管	浸润性边界，舌状侵入相邻子宫肌壁及淋巴管血管间隙。玻璃样变性的胶原束呈星爆现象，可出现性索分化	梭形平滑肌细胞，伴凝固性肿瘤细胞坏死及出血
细胞学特征	温和的长梭形平滑肌细胞	均匀一致的小椭圆形至短梭形细胞，胞质稀少	梭形平滑肌细胞，弥漫性中度至重度核异型性
核分裂象	无	少见	常见（超过 10 个 /10 HPF）
肿瘤内血管	大的裂隙样血管	均匀分布的小动脉	大小不等的血管
子宫外病变	常累及静脉，可见细小的蠕虫样栓子	常累及淋巴管，可见蠕虫样血栓	若出现，肿瘤结节使原有血管明显扩张

注：HPF 指高倍视野。

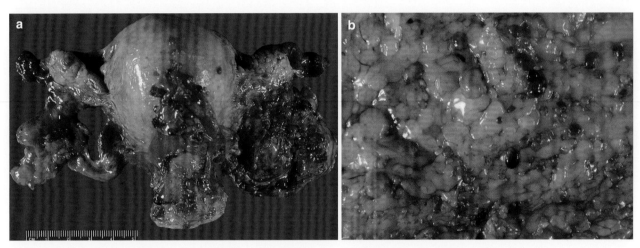

图 5.18 弥漫性腹膜平滑肌瘤病。在阔韧带（a）和网膜表面（b）的腹膜可见多发性结节，直径小于 1 cm

- 鉴别诊断
  - 平滑肌肉瘤
- 诊断陷阱 / 冰冻诊断要点
  - 与平滑肌肉瘤相比，弥漫性腹膜平滑肌瘤病缺乏细胞异型性和凝固性肿瘤细胞坏死

良性转移性平滑肌瘤（Benign Metastasizing Leiomyoma）[21]

- 与普通型子宫平滑肌瘤同时或随后（肌瘤切除术后）发生的组织学相似的子宫外肿瘤
- 经常累及肺，罕见累及腹膜后和纵隔淋巴结、骨及软组织

- 鉴别诊断
  - 平滑肌肉瘤
- 诊断陷阱 / 冰冻诊断要点
  - 与平滑肌肉瘤相比，转移性平滑肌瘤缺乏弥漫性细胞异型性和凝固性肿瘤细胞坏死

分割性平滑肌瘤（Dissecting Leiomyoma）[22,23]

- 大体表现为子宫肌壁内分叶状病变，肿瘤边界不清
- 组织学上分割性生长的分化成熟平滑肌束突入并分割子宫肌壁
- 在极少数情况下，分割的平滑肌束可延伸到阔韧

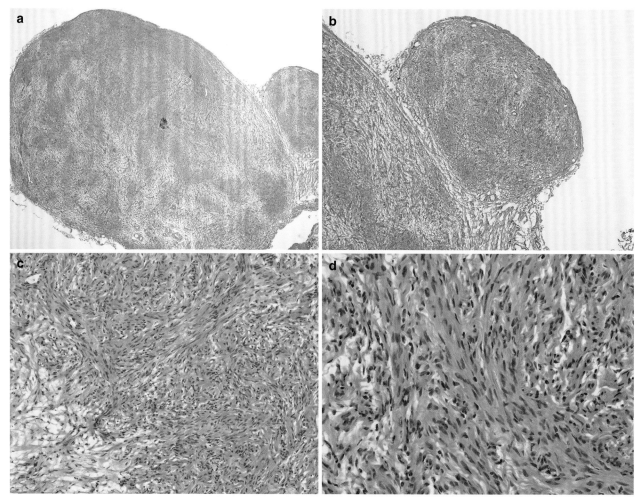

图 5.19　弥漫性腹膜平滑肌瘤病。分化成熟的平滑肌细胞结节状增生（a，b），无细胞异型性、核分裂象及肿瘤细胞坏死（c，d）

带，形成一个巨大的蘑菇状团块（绒毛叶状变异型）

- 冰冻诊断时大体病变可与恶性肿瘤相似。应在显微镜下仔细检查以排除平滑肌肉瘤

平滑肌肉瘤（Leiomyosarcoma）[1,4,24]

临床特征

- 最常见的子宫肉瘤
- 通常发生于 40 岁以上的成年女性，平均年龄为 55 岁
- 非激素替代治疗情况下可能出现子宫肿瘤突然增大[25]
- 其他临床症状包括阴道出血、盆腔包块和盆腔疼痛或压迫症状

大体病理（图 5.20）

- 通常为大的孤立性肿物（平均直径为 10 cm），或多发性平滑肌瘤中体积最大的肿瘤
- 切面呈鱼肉样、质软、隆起，切面颜色及质地不一
- 有时肉眼可见明显浸润性边界
- 常见坏死和出血

镜下特征（表 5.2）

- 丰富的梭形细胞增生，呈不规则的束状和多结节状（图 5.21）
- 弥漫性中度至重度细胞异型性，包括显著的细胞核多形性和多核细胞（低倍和中倍视野可见）（图 5.22）

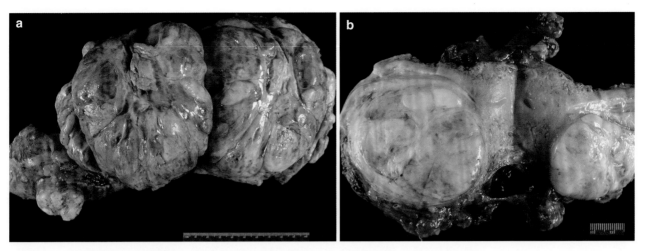

图 5.20　平滑肌肉瘤（梭形细胞）。膨出于肌层的巨大肿物，切面呈鱼肉样，伴出血及坏死

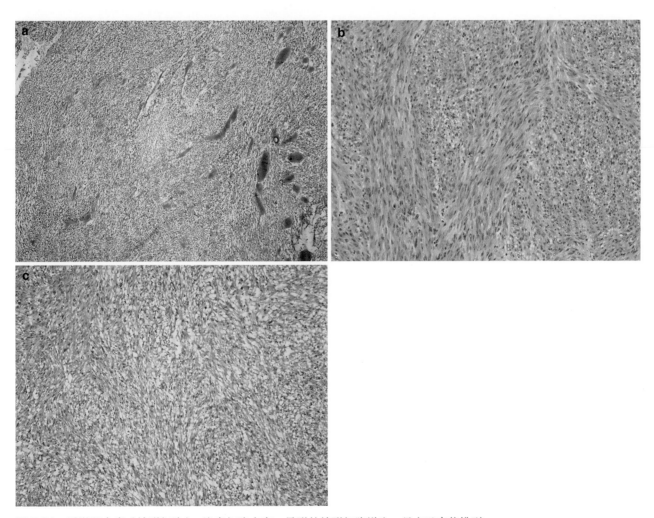

图 5.21　平滑肌肉瘤（梭形细胞）。注意细胞丰富、异形的梭形细胞增生，呈交叉束状排列

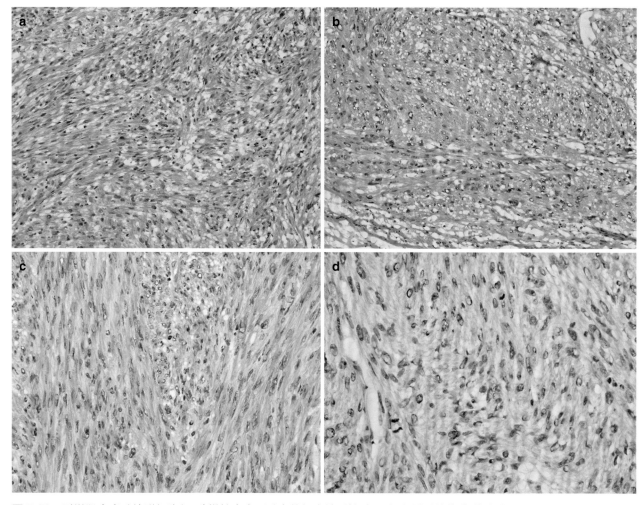

图 5.22　平滑肌肉瘤（梭形细胞）。弥漫性中度至重度的细胞异型性（a~c）和活跃的核分裂（d）

- 出现凝固性肿瘤细胞坏死
- 地图样坏死，指存活的和坏死的肿瘤细胞（"鬼影"细胞）之间突然转变（断崖式转变）
- 存活的肿瘤细胞围绕血管形成袖套征，周围被坏死带包绕是其特征性病变（图 5.23）。某些平滑肌肉瘤可无坏死或坏死不易发现（图 5.24）
- 核分裂活跃（不少于10 个 /10 HPF），常有病理性核分裂象

鉴别诊断

- 平滑肌瘤变异型和具有异常生长模式的平滑肌瘤
- 恶性潜能未定的平滑肌肿瘤（STUMP）
- 伴平滑肌分化的子宫内膜间质肿瘤
- 未分化子宫肉瘤
- 恶性米勒混合瘤（癌肉瘤）

诊断陷阱 / 冰冻诊断要点

- 平滑肌肿瘤冰冻诊断的主要目的是识别平滑肌肉瘤（表 5.2）
    - 平滑肌肉瘤常为孤立性实性肿物，当出现在多发性平滑肌瘤中，通常是体积最大的瘤体
    - 仔细进行大体检查，注意肿物的颜色、质地和边界，冰冻取材应包含肿瘤的边界
    - 出现明确的凝固性肿瘤细胞坏死和至少中等程度的核异型性，无论核分裂象数量多少，均可诊断平滑肌肉瘤
    - 一些病例肿瘤细胞坏死可能很轻微，仔细观察整个冰冻切片或补取材可能会有所帮助（图 5.24）
    - 缺乏中度至重度细胞核异型性，但如果有

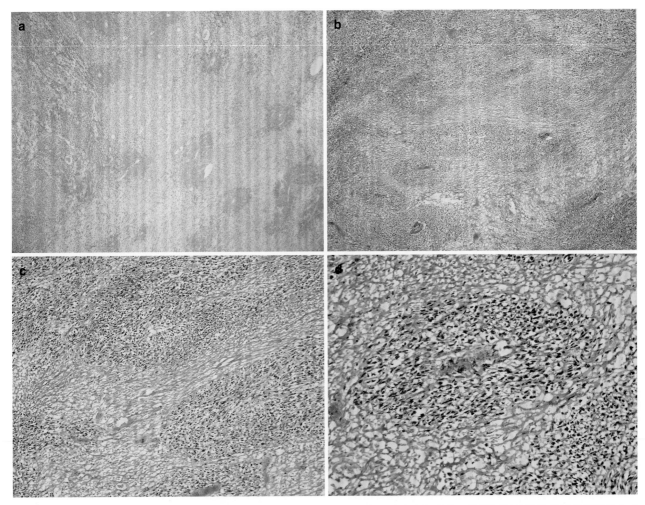

图 5.23 平滑肌肉瘤（梭形细胞）。肿瘤细胞地图样坏死（a~c），可见存活的肿瘤细胞在血管周围呈特征性的袖套样结构（d）

明确的肿瘤细胞坏死，且核分裂象不少于 10 个 /10 HPF，可以诊断为平滑肌肉瘤

- 缺乏肿瘤细胞坏死，需要有中度至重度细胞核异型性，且核分裂象不少于 10 个 /10 HPF，才能诊断平滑肌肉瘤
- 避免将细胞核异型性和多核现象的伴奇异形核平滑肌瘤诊断为平滑肌肉瘤。也不要把伴奇异形核平滑肌瘤中的核碎裂误认为核分裂象

- 在孕激素治疗或合并妊娠的情况下的卒中性平滑肌瘤，可能出现不明确的坏死和出血
- 妊娠可使平滑肌瘤发生红色变性，表现为质软且均质的坏死样外观，患者可能出现腹痛及发热
- 任何一种平滑肌源性肿瘤，如果组织学出现黏液样改变，冰冻诊断都应考虑潜在恶性（见黏液样平滑肌肉瘤）

- 如果组织学形态提示恶性，但缺乏平滑肌肉瘤的明确诊断特征，应在不同区域补取材重新进行评估
- 上述任何一种情况，如果冰冻补取材仍然无法解决不确定性，冰冻诊断应保守，建议术中冰冻诊断为"具有非典型特征的平滑肌肿瘤，待石蜡切片进一步排除恶性"，以避免不必要的分期手术，特别是对于希望保留生育功能的年轻患者

变异型平滑肌肉瘤（Leiomyosarcoma Variants）

上皮样平滑肌肉瘤（Epithelioid Leiomyosarcoma）（图 5.25）[9,10]

- 多角形或圆形的上皮样细胞呈弥漫性或巢状增

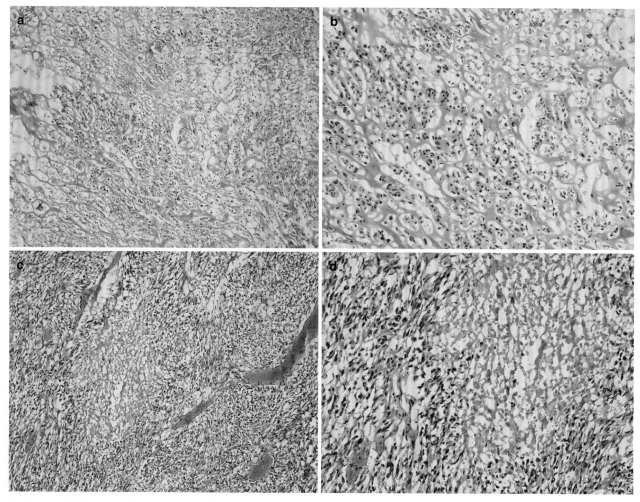

图 5.24　平滑肌肉瘤（梭形细胞）。轻微和局灶的凝固性肿瘤细胞坏死（a，b），以及存活的和坏死的肿瘤细胞之间突然转变，缺乏中间透明带（c，d）

生，胞质丰富，嗜酸性或透明
- 可见梭形平滑肌成分
- 存在中度至重度细胞异型性，核分裂象不少于4个/10 HPF（2020 WHO 新标准），或凝固性肿瘤细胞坏死才能确诊
- 鉴别诊断
  - 低分化癌
  - 妊娠滋养细胞肿瘤（胎盘部位滋养细胞肿瘤和上皮样滋养细胞肿瘤）
  - 上皮样平滑肌瘤
- 诊断陷阱 / 冰冻诊断要点
  - 与上皮样平滑肌肉瘤不同，低分化子宫内膜样癌常出现确切的上皮分化病灶——腺体结构或鳞状上皮成分

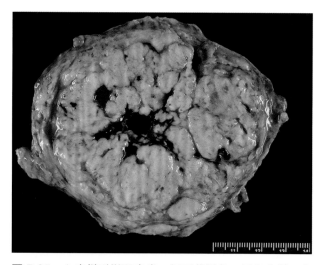

图 5.25　上皮样平滑肌肉瘤。切面黄褐色，呈鱼肉样，有局灶性出血

－ 术中冰冻诊断时，区分上皮样平滑肌肉瘤和妊娠滋养细胞肿瘤很困难，支持妊娠滋养细胞肿瘤的诊断线索包括血清人绒毛膜促性腺激素（hCG）升高，间质嗜酸性纤维蛋白沉积及广泛玻璃样变性

－ 与上皮样平滑肌瘤相比，上皮样平滑肌肉瘤有明显的细胞异型性、核分裂活性和凝固性肿瘤细胞坏死

黏液样平滑肌肉瘤（Myxoid Leiomyosarcoma）[26,27]

- 大体表现为浸润性小叶状或不规则凝胶样肿物（图 5.26）

- 细胞稀疏，小梭形或星芒状细胞增生，细胞核深染，胞质稀少，均匀分布在丰富的黏液样或水肿样基质中（图 5.27）

- 可见到凝固性肿瘤细胞坏死和脉管侵犯

- 通常在非黏液样区域可见呈平滑肌分化特征的肿瘤细胞

- 诊断特点包括凝固性肿瘤细胞坏死，核分裂象不少于1 个 /10 HPF（2020 WHO 新标准）和细胞核异型性

- 鉴别诊断
  - 黏液样平滑肌瘤
  - 水肿性平滑肌瘤

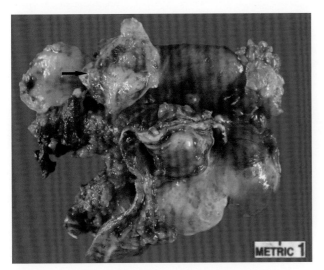

图 5.26 黏液样平滑肌肉瘤。注意小叶状、不规则的凝胶样肿物（箭头所示）

－ 具有黏液样特征的子宫内膜间质肿瘤

- 诊断陷阱 / 冰冻诊断要点
  - 应在肿瘤的不同区域进行冰冻取材
  - 与黏液样平滑肌瘤或水肿性平滑肌瘤相比，黏液样平滑肌肉瘤在非黏液区可呈现明确的梭形平滑肌肉瘤特征
  - 对于组织学特征模棱两可的病例，冰冻诊断应保守，建议诊断为"具有非典型特征的平滑肌肿瘤，待石蜡切片排除恶性"

恶性潜能未定的平滑肌肿瘤（Smooth Muscle Tumors of Uncertain Malignant Potential, STUMP）[1,4,28-31]

- 大体上，肿瘤可能会表现出异常的特征（图 5.28）

- 组织学特征介于平滑肌瘤和平滑肌肉瘤之间（表 5.2）
  - 局灶或弥漫的中度至重度细胞异型性，核分裂象 5~9 个 /10 HPF，缺乏凝固性肿瘤细胞坏死
  - 凝固性肿瘤细胞坏死，核分裂象少于 10 个 /10 HPF，但缺乏显著的细胞异型性
  - 核分裂象不少于15 个 /10 HPF 的普通型平滑肌瘤或富于细胞性平滑肌瘤

鉴别诊断

- 平滑肌瘤的变异型，包括富于细胞性平滑肌瘤，核分裂活跃的平滑肌瘤、卒中性平滑肌瘤和伴奇异形核平滑肌瘤

- 平滑肌肉瘤

- 子宫内膜间质肿瘤

- 混合性子宫内膜间质 – 平滑肌肿瘤

诊断陷阱 / 冰冻诊断要点

- 平滑肌肿瘤的术中冰冻诊断不建议使用 STUMP

- 如果冰冻多取材仍然无法明确，冰冻诊断应保守，建议诊断为"具有非典型特征的平滑肌肿瘤，待石蜡切片明确诊断"

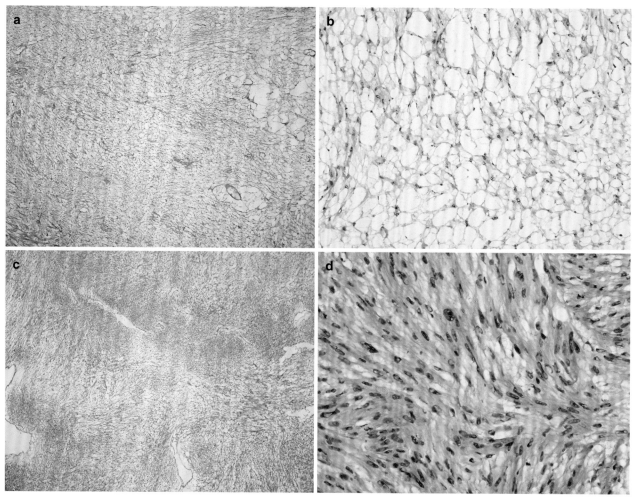

图 5.27　黏液样平滑肌肉瘤。肿瘤细胞稀疏，胞质稀少的小星芒状细胞分布在丰富的黏液样基质中（a，b），可见梭形平滑肌细胞异型增生（c，d）

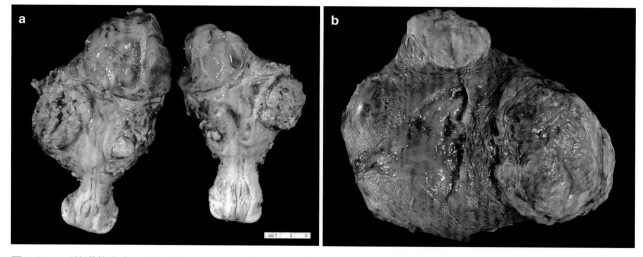

图 5.28　恶性潜能未定的平滑肌肿瘤（STUMP）。注意异常的肉眼观提示平滑肌肉瘤的可能

子宫内膜间质肿瘤（Endometrial Stromal Tumors）

子宫内膜间质肿瘤是子宫内膜间质分化的间叶性肿瘤。大多数肿瘤由类似增殖期子宫内膜间质的肿瘤细胞及间质血管组成。高级别子宫内膜间质肉瘤具有明显的恶性特征，而低级别子宫内膜间质肉瘤与子宫内膜间质结节的主要区别是浸润性边界，在冰冻诊断时需要进行仔细的大体检查及镜下评估（表 5.4）。

子宫内膜间质结节（Endometrial Stromal Nodule, ESN）[32,33]

临床特征

- 发生于女性生育期和绝经后（平均年龄为 47 岁）

- 最常见的症状为阴道出血

大体病理（图 5.29）

- 单个圆形、椭圆形肿物，可呈息肉样
- 切面呈鱼肉样，棕黄色至黄色
- 与周围的子宫内膜 – 平滑肌界限清楚

镜下特征

- 界限分明的肿瘤细胞增生，与周围子宫内膜 – 平滑肌分界清晰（图 5.30）
- 肿瘤细胞均匀一致，组织学形态类似于增殖期子宫内膜间质细胞（图 5.31）
- 细胞轻度异型性，细胞核圆形至卵圆形，染色质细腻，核仁不明显
- 核分裂象可见，但较少

表 5.4　子宫内膜间质肿瘤冰冻诊断

特征	ESN	LGESS	HGESS
肿瘤边界	边界清楚或局灶肌层侵犯直径小于 3 mm	向肌层舌状侵犯的浸润性肿瘤	有或无明显浸润边界的息肉样或圆形肿物
淋巴管血管侵犯	无	有，蠕虫样瘤栓	有
血管情况	均匀分布的螺旋小动脉	均匀分布的螺旋小动脉	局灶均匀分布的螺旋小动脉
肿瘤细胞	卵圆形、短梭形	卵圆形、短梭形	高级别的圆形细胞增生，混有类似 LGESS 的区域
核分裂活性	低	低	高
肿瘤细胞坏死	缺乏	通常缺乏	有
胶原沉积	带状或斑块状	带状或斑块状	可能出现

注：ESN，子宫内膜间质结节；LGESS，低级别子宫内膜间质肉瘤；HGESS，高级别子宫内膜间质肉瘤。

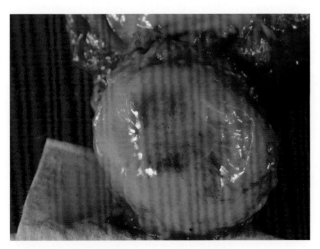

图 5.29　子宫内膜间质结节。肿瘤边界清楚

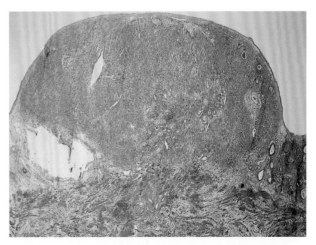

图 5.30　子宫内膜间质结节。局限在子宫内膜的间质结节，界限清晰

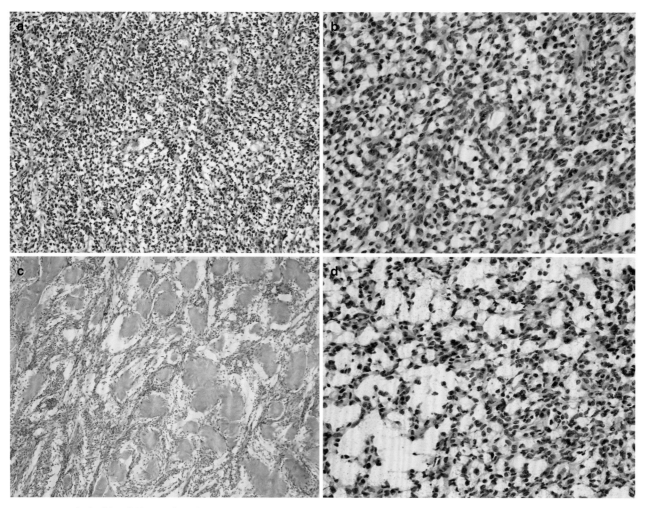

图 5.31 子宫内膜间质结节。病灶内一致的、小的、圆形至卵圆形的间质细胞，以及特征性的螺旋小动脉均匀分布（a，b），可见玻璃样变性斑块（c）及泡沫状巨噬细胞（d）

- 特征性的螺旋小动脉均匀分布
- 纤维组织区见显著的胶原沉积 – 玻璃样变性斑块（星爆状），常见泡沫状巨噬细胞
- 可见平滑肌分化，常富于细胞，可见大血管及裂隙样腔隙
- 其他表现包括纤维黏液样变、性索分化、上皮样肿瘤细胞，局灶伴子宫内膜样腺体分化

鉴别诊断

- 富于细胞性平滑肌瘤
- 低级别子宫内膜间质肉瘤
- 间质丰富的子宫内膜息肉
- 类似于卵巢性索肿瘤的子宫肿瘤

诊断陷阱 / 冰冻诊断要点

- 对肿瘤边界进行大体和组织学检查是诊断的关键
  - 边界出现指状突起，或出现孤立的卫星灶（与肿瘤主体距离小于3 mm），卫星灶数量少于3个，仍可以诊断为子宫内膜间质结节
  - 边界出现小于9 mm的突起，可诊断为局限性浸润的子宫内膜间质肿瘤，其生物学行为不确定
  - 浸润性生长方式超出上述范围，则诊断为低级别子宫内膜间质肉瘤
- 出现均匀分布的小动脉，纤维黏液样变（尤其是星爆状的玻璃样变性斑块），缺乏厚壁大血管有

助于鉴别子宫内膜间质结节和富于细胞性平滑肌瘤

- 与子宫内膜间质肿瘤不同，类似于卵巢性索肿瘤的子宫肿瘤具有均匀一致的上皮样细胞，形成巢状、条索状、小管样或网状结构，无子宫内膜间质细胞增生

低级别子宫内膜间质肉瘤（Low-Grade Endometrial Stromal Sarcoma，LGESS）[32,34-37]

临床特征

- 最常见于 50 岁以下的女性
- 常见症状为阴道出血和（或）盆腔疼痛

大体病理（图 5.32）

- 位于子宫内膜 – 肌层的浸润性病变，质软、棕褐色
  - 肿物可以呈息肉样突向宫腔
- 肉眼见明显的肌层及淋巴管血管侵犯；可见蠕虫样瘤栓，可延伸至子宫旁血管

镜下特征

- 浸润性肿瘤边界，舌状浸润子宫肌层，可见淋巴管血管侵犯（图 5.33）
- 除了浸润性边界，LGESS 的所有组织学和细胞学特征与 ESN 一致（见上文）

- 约 1/5 的病例可见性索分化（图 5.34）
- 少见的组织学特征
  - 子宫内膜样腺体分化
  - 纤维黏液样变和玻璃样变性斑块
  - 性索分化
  - 上皮样肿瘤细胞
  - 泡沫状巨噬细胞
  - 乳头状和假乳头状结构
  - 平滑肌分化（如果平滑肌成分超过 30%，则诊断为混合性子宫内膜间质和平滑肌肿瘤）

鉴别诊断（表 5.3，5.4）

- 子宫内膜间质结节
- 高级别子宫内膜间质肉瘤
- 静脉内平滑肌瘤病
- 平滑肌肉瘤
- 腺肉瘤
- 缺乏腺体的子宫腺肌病

诊断陷阱 / 冰冻诊断要点

- 大体检查对于指导恰当的冰冻取材至关重要，有无浸润性生长方式是鉴别低级别子宫内膜间质肉瘤和子宫内膜间质结节的关键
- 对于肉眼浸润不明显的肿瘤，冰冻诊断时镜下评估整个肿瘤边界可能不切实际，建议诊断为"子宫内膜间质肿瘤，待石蜡切片明确诊断"

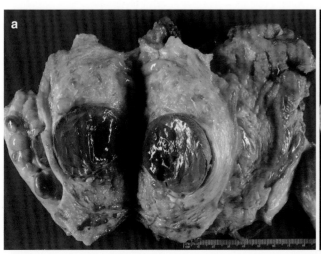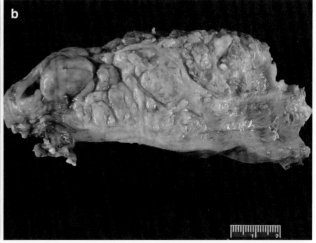

图 5.32　低级别子宫内膜间质肉瘤（LGESS）。肿瘤边界不清伴卫星结节，可见坏死（a），蠕虫样肌层浸润及脉管瘤栓（b）

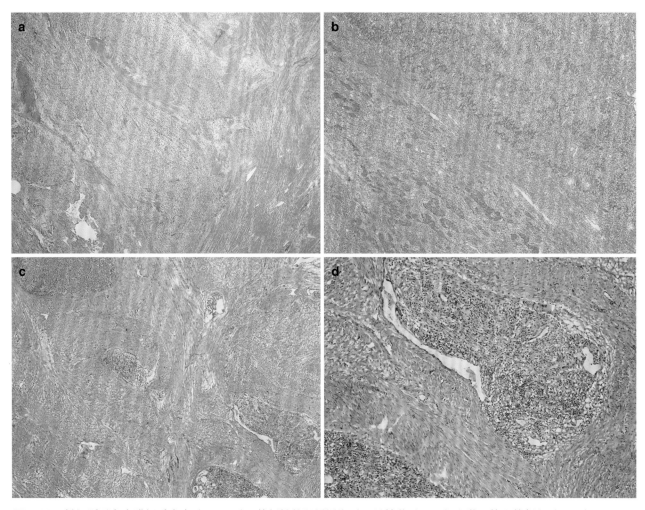

图 5.33 低级别子宫内膜间质肉瘤（LGESS）。特征性的肌层浸润及卫星结节（a，b）和淋巴管血管侵犯（c，d）

- 高级别子宫内膜间质肉瘤存在显著异型的圆形细胞成分，核分裂活跃
- 静脉内平滑肌瘤病缺乏低级别子宫内膜间质肿瘤的细胞学特点和特征性的螺旋小动脉
- 与 LGESS 不同，腺肉瘤形态特征为腺体分布相对均匀，腺体周围的间质呈袖套状分布，乳头状间质突入腺腔形成叶状结构
- 与 LGESS 不同，缺乏腺体的子宫腺肌病不形成肿块，充分取材可以见到典型的子宫腺肌病病灶

高级别子宫内膜间质肉瘤（High-Grade Endometrial Stromal Sarcoma，HGESS）[38]

临床特征

- 最常见于 50 岁以上的女性

- 常见症状是阴道出血和盆腔包块

大体病理

- 子宫内膜 – 肌层处浸润性病变
  - 可表现为宫腔内息肉样突起
- 黄褐色，切面呈鱼肉样，常伴出血和坏死
- 常见子宫外侵犯

镜下特征

- 增生的圆形肿瘤细胞呈巢状或片状排列，有明显异型性，破坏性生长
- 局部可有低级别子宫内膜间质肉瘤样的成分
- 局灶出现横纹肌样或黏附性差的假乳头状结构
- 明显的淋巴管血管侵犯
- 常见坏死

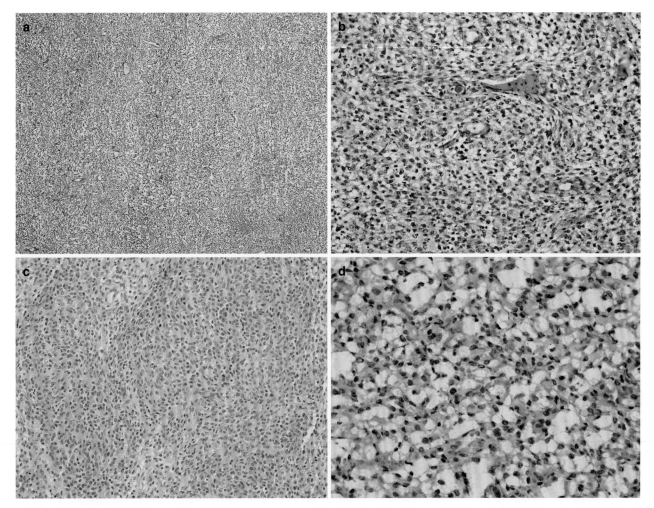

图 5.34　低级别子宫内膜间质肉瘤（LGESS）。与子宫内膜间质结节相似，LGESS 病变中见均匀分布的、小而一致的卵圆形细胞及特征性的螺旋小动脉（a，b）。常见性索分化（c）和泡沫状巨噬细胞（d）

- 核分裂象多（大于10 个 /10 HPF）

鉴别诊断（表 5.4**）**

- 低级别子宫内膜间质肉瘤
- 未分化子宫肉瘤
- 上皮样平滑肌肉瘤
- 低分化癌

诊断陷阱 / 冰冻诊断要点

　　上述病变的鉴别诊断可能比较困难，通常术中冰冻诊断不必要区分；诊断为"子宫高级别恶性肿瘤"，对于患者的外科处理已经足够了。

混合性上皮 – 间叶肿瘤（Mixed Epithelial and Mesenchymal Tumors）

腺肌瘤（Adenomyoma）[39,40]

- 黏膜下息肉样病变
- 平滑肌结节状增生，其内散在增殖期样子宫内膜腺体，部分腺体周围包绕薄层子宫内膜间质
- 重要的鉴别诊断是非典型息肉样腺肌瘤（APA）

非典型息肉样腺肌瘤（Atypical Polypoid Ade-nomyoma，APA）[41,42]

临床特征

- 最常见于 30~40 岁绝经前女性，绝经后罕见
- 典型症状为阴道异常出血

大体病理

- 单个带蒂或无蒂的息肉样肿块
- 常发生于子宫下段，较少发生于子宫体和子宫颈（图 5.35）

镜下特征（图 5.36，5.37）

- 不规则、增生的子宫内膜腺体嵌入富含平滑肌的间质中
- 腺上皮可表现为轻度至中度的细胞异型性，包括核增大、染色质深染、极性消失和胞质嗜酸性
- 鳞状上皮化生很常见，表现为未成熟的鳞状上皮化生至成熟的桑葚样化生
  - 可出现类似筛状腺样结构
  - 常出现局灶角化，中央可见坏死
- 细胞学上，分化良好的平滑肌纤维呈束状或交织束状排列

鉴别诊断

- 子宫内膜息肉

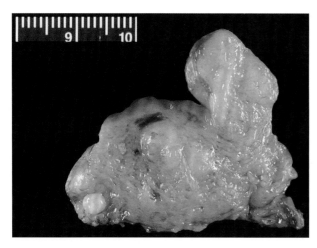

图 5.35　非典型息肉样腺肌瘤（APA）。息肉样子宫内膜病变

- 息肉样腺肌瘤
- 米勒管腺肉瘤

诊断陷阱 / 冰冻诊断要点

- 与 APA 相比，子宫内膜息肉和息肉样腺肌瘤缺乏腺上皮的异型性
- 与腺肉瘤相比，APA 的平滑肌成分为良性，缺乏腺体周围间质增生及核分裂
- APA 中增生的腺体不要过度诊断为子宫内膜样癌，但子宫内膜样癌可能在 APA 中发生（图 4.18）

米勒管腺肉瘤（Mullerian Adenosarcoma）[43-48]

临床特征

- 发生于成年女性，平均年龄为 58 岁
- 最常见的临床症状是阴道出血和盆腔疼痛
- 部分病例有息肉复发病史

大体病理

- 子宫内膜息肉样肿块，平均直径为 6.5 cm
- 大多数病例就诊时病变局限在子宫内
- 出现子宫外病变提示肉瘤过度生长的可能（图 5.38）

镜下特征（图 5.39）

- 双相性肿瘤，宽阔基底的息肉样结构中可见囊性扩张的腺体和肉瘤成分
- 米勒管腺上皮（增生的子宫内膜上皮、输卵管上皮或宫颈内膜上皮）细胞有轻度至中度异型性
- 低级别子宫内膜间质细胞在囊状扩张的腺体周围致密或袖套样分布，常呈乳头状突入腺腔形成分叶状结构
- 尽管大多数病例核分裂象大于 4 个 /10 HPF，但有些病例难以找到
- 肿瘤常出现异质性，有细胞稀疏区或明显的玻璃样变性区。可见性索分化和异源性成分，包括软骨、脂肪组织和横纹肌母细胞

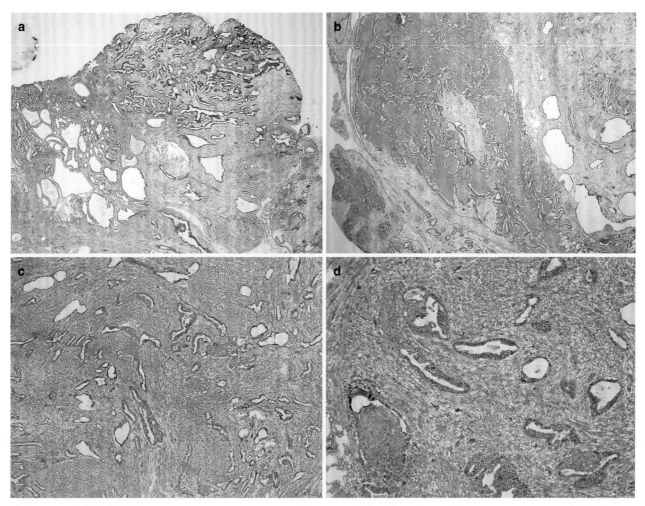

图 5.36　非典型息肉样腺肌瘤（APA）。息肉样病变内含形状不规则、增生的子宫内膜腺体，可见明显的鳞状上皮化生（a，b）及丰富的平滑肌间质（c，d）

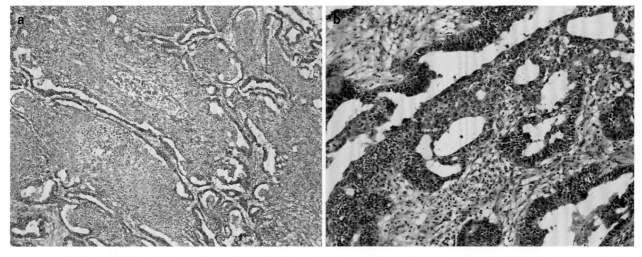

图 5.37　非典型息肉样腺肌瘤（APA）。注意桑葚样鳞状上皮化生，中央可见坏死（a），腺上皮细胞轻度至中度异型性（b）

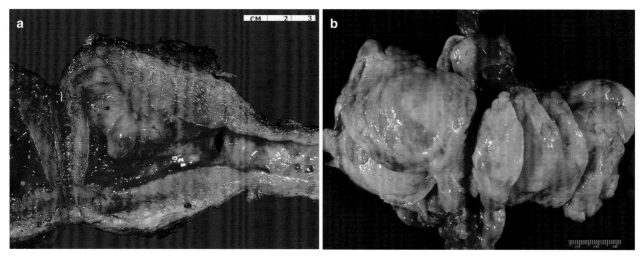

图 5.38 米勒管腺肉瘤。息肉样肿块，切面呈鱼肉样

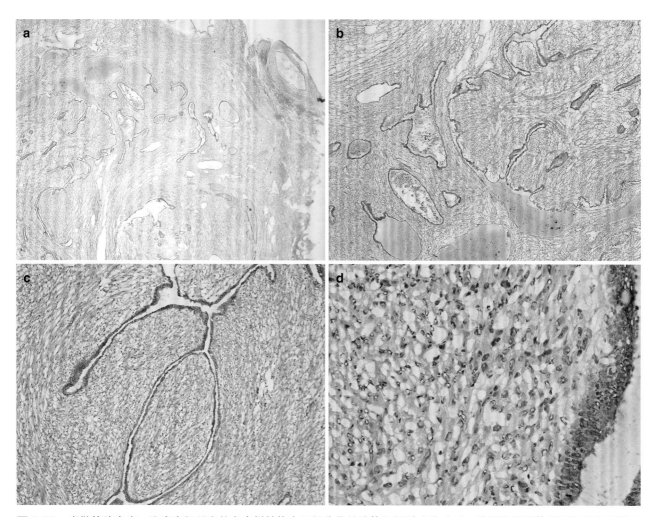

图 5.39 米勒管腺肉瘤。注意宽阔基底的息肉样结构中双相分化的腺体和间质成分（a），特征性的腺体周围间质细胞增生及乳头状突入腺腔（b，c），间质细胞轻度异型性（d）

- 肉瘤过度生长指高级别肉瘤成分至少占肿瘤的 25%
- 低级别肉瘤过度生长也可发生

鉴别诊断

- 非典型息肉样腺肌瘤
- 子宫内膜息肉
- 恶性米勒混合瘤 / 癌肉瘤

诊断陷阱 / 冰冻诊断要点

- 与腺肉瘤相比，子宫内膜息肉缺乏间质细胞围绕腺体周围聚集分布、细胞异型性和核分裂
- 与腺肉瘤相比，APA 的间质为良性的平滑肌成分，缺乏腺体周围间质细胞聚集和核分裂活性
- 恶性米勒混合瘤有恶性上皮成分，腺肉瘤则缺乏
- 出现子宫外转移提示腺肉瘤伴肉瘤过度生长可能
- 外科治疗腺肉瘤通常选择临床分期手术，然而，分期手术的范围和淋巴结切除的意义仍有争议[49]

恶性米勒混合瘤 / 癌肉瘤（Malignant Mixed Mullerian Tumor，MMMT/Carcinosarcoma）[50,51]

临床特征

- 通常见于绝经后女性
- 表现为阴道出血、子宫增大或盆腔包块
- 约 1/3 的患者就诊时已出现子宫外扩散

大体病理（图 5.40）

- 大的息肉样肿块常充满整个宫腔，约 50% 的病例肿块常突出至宫颈外口
- 切面呈鱼肉样，伴广泛出血、坏死、囊性变
- 大体检查常见子宫肌层和（或）子宫颈受累

镜下特征

- 不同比例的癌和肉瘤成分紧密混合

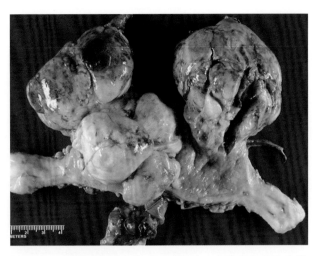

图 5.40　恶性米勒混合瘤（MMMT）。宫腔内大的息肉样肿块，切面呈鱼肉样，伴出血及坏死

- 癌性成分通常为浆液性癌或子宫内膜样癌（图 5.41），但也可以为透明细胞癌、黏液性癌或未分化癌
- 高级别的肉瘤成分可以是同源性的（高级别子宫内膜间质肉瘤、平滑肌肉瘤），也可以为异源性的（横纹肌肉瘤、软骨肉瘤、骨肉瘤或脂肪瘤）（图 5.42）

鉴别诊断

- 子宫内膜癌，包括子宫内膜样癌伴梭形细胞形态
- 子宫内膜样癌，局灶伴良性异源性间质分化
- 去分化子宫内膜癌
- 米勒管腺肉瘤
- 子宫内膜间质肉瘤，伴性索分化
- 未分化子宫肉瘤

诊断陷阱 / 冰冻诊断要点

- MMMT 有时以高分化癌为主并且无肌层浸润，肉瘤成分可以呈局灶分布，可能被误诊为高分化子宫内膜样癌
  - 增加冰冻取材以确认是否存在肉瘤成分非常重要，这是由于 MMMT 需行广泛、全面的外科分期手术，而没有肌层浸润的高分化子宫内膜

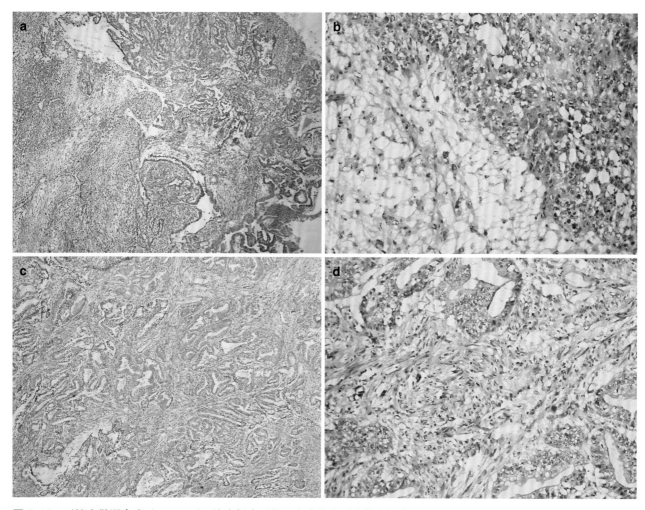

图 5.41　恶性米勒混合瘤（MMMT）。该病例中恶性上皮成分分别为浆液性癌（a，b）和子宫内膜样癌（c，d）

样癌则无须广泛的外科分期手术

- MMMT 中罕见的癌性成分，如鳞状细胞癌或腺样基底细胞癌，通常原发于宫颈
- 对于绝经后患者，如果只观察到异源性肉瘤，而缺乏明显的癌性成分，很可能是 MMMT。增加冰冻取材也许能明确癌性成分，但对手术范围的选择并非必要
- MMMT 需要与伴梭形细胞的子宫内膜样癌鉴别，后者可见典型的子宫内膜样癌腺体向梭形细胞区移行，并且缺乏异源性的间叶成分
- MMMT 可见恶性上皮成分，而腺肉瘤则缺乏
- 未分化的子宫肉瘤缺乏癌成分

其他子宫间叶性肿瘤及子宫杂类肿瘤（Other Mesenchymal and Misce-llaneous Uterine Tumors）

类似于卵巢性索肿瘤的子宫肿瘤（Uterine Tumor Resembling Ovarian Sex-cord Tumor，UTROSCT）、炎性肌纤维母细胞瘤（Inflammatory Myofibroblastic Tumor，IMT）和血管周上皮样细胞肿瘤（Perivascular Epithelioid Cell Tumors，PEComa）是相对独特且文献报道较多的子宫肿瘤类型。其他各种软组织肿瘤罕见，包括血管肿瘤、纤维组织细胞肿瘤、神经源性肿瘤、横纹肌肉瘤、恶性横纹肌样肿瘤、上皮样肉瘤和腺泡状软组织肉瘤等。

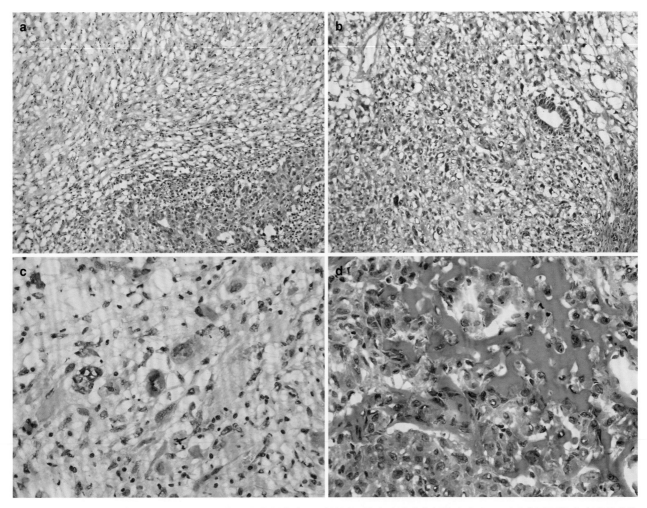

图 5.42 恶性米勒混合瘤（MMMT）。注意这个病例中高级别的同源性肉瘤成分［纤维肉瘤（a，b）］或异源性肉瘤成分［横纹肌肉瘤（c）和软骨肉瘤（d）］

未分化子宫肉瘤（Undifferentiated Uterine Sarcoma）[52]

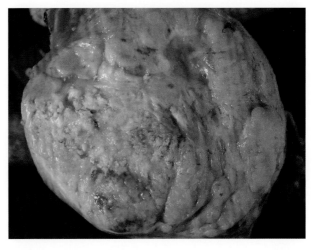

图 5.43 未分化子宫肉瘤。肿物切面呈鱼肉样，棕黄色，有坏死

- 子宫内膜 – 肌壁处发生的高级别肉瘤
- 就诊时，往往临床分期高
- 直径大于 10 cm 的息肉样肿块，切面呈鱼肉样，可见坏死和出血（图 5.43）
- 异型梭形细胞显著增生，呈席纹状或鲱鱼骨样排列（图 5.44）
- 无子宫内膜间质或平滑肌分化
- 常见横纹肌样形态或黏液样变性
- 鉴别诊断包括低分化癌、高级别子宫内膜间质肉瘤、伴肉瘤过度生长的腺肉瘤、MMMT 和平滑肌肉瘤

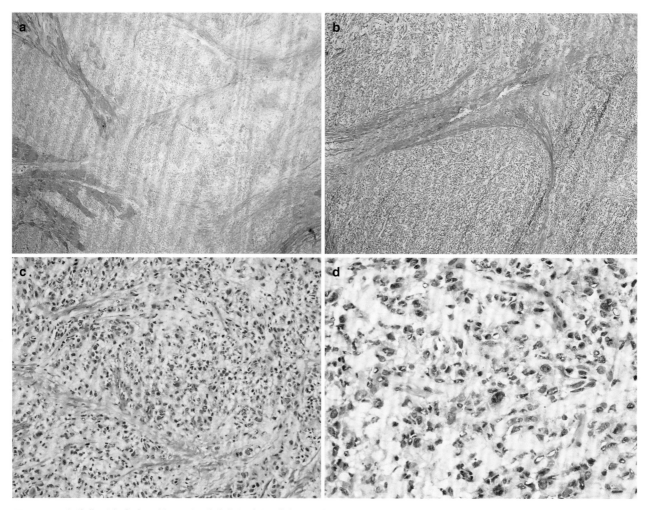

图 5.44 未分化子宫肉瘤。缺乏组织学分化的高级别梭形细胞增生

类似于卵巢性索肿瘤的子宫肿瘤（Uterine Tumor Resembling Ovarian Sex-Cord Tumor，UTROSCT）[53,54]

- 罕见肿瘤，患者平均年龄为 40 岁
- 可表现为阴道出血或盆腔疼痛，但多为偶然发现
- 子宫肌层内界限清楚的病变或子宫内膜息肉样实性肿块，切面黄色至黄褐色
- 均匀一致的小圆形上皮样细胞，形成条索状、巢状、小管状或网状结构
- 细胞异型性很轻，核分裂象罕见

鉴别诊断

- 伴性索分化的子宫内膜间质肿瘤
- 伴支持细胞型结构的子宫内膜样癌
- 中肾管腺癌
- 上皮样平滑肌肿瘤

诊断陷阱 / 冰冻诊断要点

- 与子宫内膜间质肿瘤不同，UTROSCT 由均匀一致的上皮样肿瘤细胞组成，呈巢状、条索状、小管状或网状排列，缺乏子宫内膜间质细胞增生
- 伴支持细胞型结构的子宫内膜样癌中常混有典型的子宫内膜样癌和子宫内膜非典型增生，而 UTROSCT 缺乏上述特征
- 中肾管腺癌通常发生于子宫颈侧壁，可累及子宫肌层，而 UTROSCT 则发生于子宫体

- 上皮样平滑肌肿瘤由上皮样细胞组成，缺乏管状或网状结构

炎性肌纤维母细胞瘤（Inflammatory Myofibroblastic Tumor，IMT）[55]

- 发病年龄为 4~46 岁
- 息肉样或肌壁间肿物，发生在子宫下段或子宫内膜 – 肌层
- 切面棕褐色、黄色，呈鱼肉样
- 组织学表现为界限清楚至浸润性肿物，梭形的肌纤维母细胞呈束状或小叶状排列，伴淋巴浆细胞浸润及红细胞外渗
- 间质黏液样或玻璃样变性
- 可见核分裂象（0~2 个 /10 HPF）
- 无细胞异型性或坏死

鉴别诊断

- 黏液样平滑肌肉瘤
    - 与 IMT 不同，黏液样平滑肌肉瘤可在非黏液区域显示明显的恶性平滑肌分化（细胞异型性、核分裂象和肿瘤细胞坏死）

血管周上皮样细胞肿瘤（Perivascular Epithelioid Cell Tumor，PEComa）[56,57]

- 发生于围绝经期女性，平均年龄为 49 岁
- 可能与结节性硬化症有关
- 边界清楚或浸润性生长
- 由数量不等的梭形至上皮样细胞混合组成，呈片状或束状排列，胞质透明至嗜酸性
- 核异型性通常不明显
- 纤细的毛细血管网是其特征
- 恶性 PEComa 的形态学特征包括肿物直径大于 5 cm、浸润性边界、细胞显著异型性、坏死和核分裂象大于1 个 /50 HPF

鉴别诊断

- 上皮样平滑肌肿瘤

诊断陷阱 / 冰冻诊断要点

　　冰冻诊断 PEComa 及与上皮样平滑肌肿瘤鉴别十分困难。为避免不必要的外科分期手术，建议术中冰冻保守诊断，推荐使用"梭形细胞肿瘤，待石蜡切片明确诊断"。

腺瘤样瘤（Adenomatoid Tumor）[58,59]

- 常在成年患者中偶然发现
- 直径小于 4 cm 的单发病灶，多数位于子宫深肌层或浆膜下
- 切面呈实性或部分囊性，黄褐色，边界不清
- 组织学特征：间皮细胞增生排列成相互连接的腺样、管状、囊性或实性巢状结构（图 5.45 a，b）
- 细胞呈圆形、立方形或扁平，胞质嗜酸性
- 缺乏细胞异型性和核分裂象
- 特征性的腺体内胞质搭桥（图 5.45 c，d）
- 病变周围肌层的平滑肌常见结节状肥大

鉴别诊断

- 转移性腺癌（印戒细胞癌）
- 间皮瘤
- 脂肪平滑肌瘤
- 血管瘤和淋巴管瘤

诊断陷阱 / 冰冻诊断要点

- 腺瘤样瘤缺乏细胞异型性和核分裂活性，有助于与转移性癌和间皮瘤鉴别
- 在术中冰冻诊断时，区分腺瘤样瘤与脂肪平滑肌瘤、血管瘤和淋巴管瘤可能比较困难，也没有必要

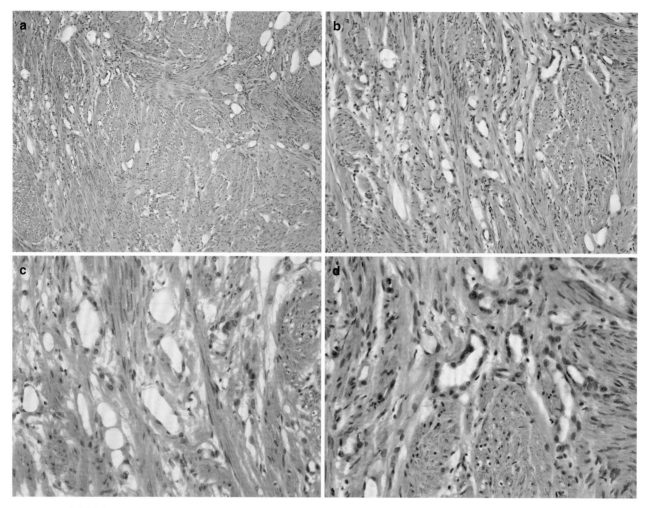

图 5.45　腺瘤样瘤。注意肌层内相互连接的腺体或小管结构（a，b），腺体被覆扁平上皮样细胞及特征性的胞质搭桥，缺乏细胞异型性或核分裂象（c，d）

（王爱春　译，钟萍萍　校）

参考文献

1. Kurman RJ, Carcanglu ML, Herrington CS, Young RH. WHO classification of tumours of female reproductive organs. 4th ed. Lyon: International Agency for Research on Cancer (IARC); 2014;135–52.

2. Oliva E, Young RH, Clement PB, Bhan AK, Scully RE. Cellular benign mesenchymal tumors of the uterus. A comparative morphologic and immunohistochemical analysis of 33 highly cellular leiomyomas and six endometrial stromal nodules, two frequently confused tumors. Am J Surg Pathol. 1995;19:757–68.

3. Downes KA, Hart WR. Bizarre leiomyomas of the uterus: a comprehensive pathologic study of 24 cases with long-term follow-up. Am J Surg Pathol. 1997;21:1261–70.

4. Bell SW, Kempson RL, Hendrickson MR. Problematic uterine smooth muscle neoplasms. A clinicopathologic study of 213 cases. Am J Surg Pathol. 1994;18:535–58.

5. Perrone T, Dehner LP. Prognostically favorable "mitotically active" smooth-muscle tumors of the uterus. A clinicopathologic study of ten cases. Am J Surg Pathol. 1988;12:1–8.

6. Norris HJ, Hilliard GD, Irey NS. Hemorrhagic cellular leiomyomas ("apoplectic leiomyoma") of the uterus associated with pregnancy and oral contraceptives. Int J Gynecol Pathol. 1988;7:212–24.

7. Hock YL, Goswami P, Rollason TP. Mitotically active haemorrhagic cellular (apoplectic) leiomyoma. Eur J Gynaecol Oncol. 2000;21:28–9.

8. Mazur MT, Kraus FT. Histogenesis of morphologic variations in tumors of the uterine wall. Am J Surg Pathol. 1980;4:59–74.

9. Kurman RJ, Norris HJ. Mesenchymal tumors of the uterus. VI. Epithelioid smooth muscle tumors including leiomyoblastoma and clear-cell leiomyoma: a clinical and

pathologic analysis of 26 cases. Cancer. 1976;37:1853–65.

10. Prayson RA, Goldblum JR, Hart WR. Epithelioid smooth-muscle tumors of the uterus: a clinicopathologic study of 18 patients. Am J Surg Pathol. 1997;21:383–91.

11. Mulvany NJ, Ostor AG, Ross I. Diffuse leiomyomatosis of the uterus. Histopathology. 1995;27:175–9.

12. Blandamura S, Florea G, Chiarelli S, Rondinelli R, Ninfo V. Myometrial leiomyoma with chondroid lipoma-like areas. Histopathology. 2005;46:596–8.

13. Clement PB, Young RH, Scully RE. Diffuse, perinodular, and other patterns of hydropic degeneration within and adjacent to uterine leiomyomas. Problems in differential diagnosis. Am J Surg Pathol. 1992;16:26–32.

14. Clement PB. Intravenous leiomyomatosis of the uterus. Pathol Annu. 1988;23(Pt 2):153–83.

15. Carr RJ, Hui P, Buza N. Intravenous leiomyomatosis revisited: an experience of 14 cases at a single medical ce. Int J Gynecol Pathol. 2015;34:169–76.

16. Merchant S, Malpica A, Deavers MT, Czapar C, Gershenson D, Silva EG. Vessels within vessels in the myometrium. Am J Surg Pathol. 2002;26:232–6.

17. Clement PB, Young RH, Scully RE. Intravenous leiomyomatosis of the uterus. A clinicopathological analysis of 16 cases with unusual histologic features. Am J Surg Pathol. 1988;12:932–45.

18. Clement PB, Young RH. Diffuse leiomyomatosis of the uterus: a report of four cases. Int J Gynecol Pathol. 1987;6:322–30.

19. Tavassoli FA, Norris HJ. Peritoneal leiomyomatosis (leiomyomatosis peritonealis disseminata): a clinicopathologic study of 20 cases with ultrastructural observations. Int J Gynecol Pathol. 1982;1:59–74.

20. Sharma P, Chaturvedi KU, Gupta R, Nigam S. Leiomyomatosis peritonealis disseminata with malignant change in a postmenopausal woman. Gynecol Oncol. 2004;95:742–5.

21. Kayser K, Zink S, Schneider T, Dienemann H, André S, Kaltner H, et al. Benign metastasizing leiomyoma of the uterus: documentation of clinical, immunohistochemical and lectin-histochemical data of ten cases. Virchows Arch. 2000;437:284–92.

22. Roth LM, Reed RJ, Sternberg WH. Cotyledonoid dissecting leiomyoma of the uterus. The Sternberg tumor. Am J Surg Pathol. 1996;20:1455–61.

23. Roth LM, Reed RJ. Dissecting leiomyomas of the uterus other than cotyledonoid dissecting leiomyomas: a report of eight cases. Am J Surg Pathol. 1999;23:1032–9.

24. Abeler VM, Royne O, Thoresen S, Danielsen HE, Nesland JM, Kristensen GB. Uterine sarcomas in Norway. A histopathological and prognostic survey of a total population from 1970 to 2000 including 419 patients. Histopathology. 2009;54:355–64.

25. Parker WH, Fu YS, Berek JS. Uterine sarcoma in patients operated on for presumed leiomyoma and rapidly growing leiomyoma. Obstet Gynecol. 1994;83:414–8.

26. King ME, Dickersin GR, Scully RE. Myxoid leiomyosarcoma of the uterus. A report of six cases. Am J Surg Pathol. 1982;6:589–98.

27. Burch DM, Tavassoli FA. Myxoid leiomyosarcoma of the uterus. Histopathology. 2011;59:1144–55.

28. Giuntoli 2nd RL, Gostout BS, DiMarco CS, Metzinger DS, Keeney GL. Diagnostic criteria for uterine smooth muscle tumors: leiomyoma variants associated with malignant behavior. J Reprod Med. 2007;52:1001–10.

29. Ip PP, Cheung AN, Clement PB. Uterine smooth muscle tumors of uncertain malignant potential (STUMP): a clinicopathologic analysis of 16 cases. Am J Surg Pathol. 2009;33:992–1005.

30. Veras E, Zivanovic O, Jacks L, Chiapetta D, Hensley M, Soslow R. "Low-grade leiomyosarcoma" and late-recurring smooth muscle tumors of the uterus: a heterogenous collection of frequently misdiagnosed tumors associated with an overall favorable prognosis relative to conventional uterine leiomyosarcomas. Am J Surg Pathol. 2011;35:1626–37.

31. Ly A, Mills AM, McKenney JK, Balzer BL, Kempson RL, Hendrickson MR, Longacre TA. Atypical leiomyomas of the uterus: a clinicopathologic study of 51 cases. Am J Surg Pathol. 2013;37:643–9.

32. Chang KL, Crabtree GS, Lim-Tan SK, Kempson RL, Hendrickson MR. Primary uterine endometrial stromal neoplasms. A clinicopathologic study of 117 cases. Am J Surg Pathol. 1990;14:415–38.

33. Dionigi A, Oliva E, Clement PB, Young RH. Endometrial stromal nodules and endometrial stromal tumors with limited infiltration: a clinicopathologic study of 50 cases. Am J Surg Pathol. 2002;26:567–81.

34. Norris HJ, Taylor HB. Mesenchymal tumors of the uterus. I. A clinical and pathological study of 53 endometrial stromal tumors. Cancer. 1966;19:755–66.

35. Oliva E, Clement PB, Young RH, Scully RE. Mixed endometrial stromal and smooth muscle tumors of the uterus: a clinicopathologic study of 15 cases. Am J Surg Pathol. 1998;22:997–1005.

36. Clement PB, Scully RE. Endometrial stromal sarcomas of the uterus with extensive endometrioid glandular differentiation: a report of three cases that caused problems in differential diagnosis. Int J Gynecol Pathol. 1992;11:163–73.

37. McCluggage WG, Young RH. Endometrial stromal sarcomas with true papillae and pseudopapillae. Int J Gynecol Pathol. 2008;27:555–61.

38. Lee CH, Mariño-Enriquez A, Ou W, Zhu M, Ali RH, Chiang S, et al. The clinicopathologic features of YWHAE-FAM22 endometrial stromal sarcomas: a histologically high-grade and clinically aggressive tumor. Am J Surg Pathol. 2012;36:641–53.

39. Gilks CB, Clement PB, Hart WR, Young RH. Uterine adenomyomas excluding atypical polypoid adenomyomas and adenomyomas of endocervical type: a clinicopathologic study of 30 cases of an underemphasized lesion that may cause diagnostic problems with brief consideration of

adenomyomas of other female genital tract sites. Int J Gynecol Pathol. 2000;19:195–205.

40. Tahlan A, Nanda A, Mohan H. Uterine adenomyoma: a clinicopathologic review of 26 cases and a review of the literature. Int J Gynecol Pathol. 2006;25:361–5.

41. Longacre TA, Chung MH, Rouse RV, Hendrickson MR. Atypical polypoid adenomyofibromas (atypical polypoid adenomyomas) of the uterus. A clinicopathologic study of 55 cases. Am J Surg Pathol. 1996;20:1–20.

42. Young RH, Treger T, Scully RE. Atypical polypoid adenomyoma of the uterus. A report of 27 cases. Am J Surg Pathol. 1986;86:139–45.

43. Clement PB, Scully RE. Mullerian adenosarcoma of the uterus: a clinicopathologic analysis of 100 cases with a review of the literature. Hum Pathol. 1990;21:363–81.

44. Gallardo A, Prat J. Mullerian adenosarcoma: a clinicopathologic and immunohistochemical study of 55 cases challenging the existence of adenofibroma. Am J Surg Pathol. 2009;33:278–88.

45. Kaku T, Silverberg SG, Major FJ, Miller A, Fetter B, Brady MF. Adenosarcoma of the uterus: a Gynecologic Oncology Group clinicopathologic study of 31 cases. Int J Gynecol Pathol. 1992;11:75–88.

46. Clarke BA, Mulligan AM, Irving JA, McCluggage WG, Oliva E. Mullerian adenosarcomas with unusual growth patterns: staging issues. Int J Gynecol Pathol. 2011;30:340–7.

47. Wu RI, Schorge JO, Dal Cin P, Young RH, Oliva E. Mullerian adenosarcoma of the uterus with low-grade sarcomatous overgrowth characterized by prominent hydropic change resulting in mimicry of a smooth muscle tumor. Int J Gynecol Pathol. 2014;33:573–80.

48. Howitt BE, Quade BJ, Nucci MR. Uterine polyps with features overlapping with those of Mullerian adenosarcoma: a clinicopathologic analysis of 29 cases emphasizing their likely benign nature. Am J Surg Pathol. 2015;39:116–26.

49. Carroll A, Ramirez PT, Westin SN, Soliman PT, Munsell MF, Nick AM, et al. Uterine adenosarcoma: an analysis on management, outcomes, and risk factors for recurrence. Gynecol Oncol. 2014;135:455–61.

50. Silverberg SG, Major FJ, Blessing JA, Fetter B, Askin FB, Liao SY, Miller A. Carcinosarcoma (malignant mixed mesodermal tumor) of the uterus. A Gynecologic Oncology Group pathologic study of 203 cases. Int J Gynecol Pathol. 1990;9:1–19.

51. Ferguson SE, Tornos C, Hummer A, Barakat RR, Soslow RA. Prognostic features of surgical stage. I uterine carcinosarcoma. Am J Surg Pathol. 2007;31:1653–61.

52. Kurihara S, Oda Y, Ohishi Y, Iwasa A, Takahira T, Kaneki E, et al. Endometrial stromal sarcomas and related high-grade sarcomas: immunohistochemical and molecular genetic study of 31 cases. Am J Surg Pathol. 2008;32:1228–38.

53. Irving JA, Carinelli S, Prat J. Uterine tumors resembling ovarian sex cord tumors are polyphenotypic neoplasms with true sex cord differentiation. Mod Pathol. 2006;19:17–24.

54. Nogales FF, Stolnicu S, Harilal KR, Mooney E, Garcia-Galvis OF. Retiform uterine tumours resembling ovarian sex cord tumours. A comparative immunohistochemical study with rctiform structurcs of thc fcmalc gcnital tract. Histopathology. 2009;54:471–7.

55. Rabban JT, Zaloudek CJ, Shekitka KM, Tavassoli FA. Inflammatory myofibroblastic tumor of the uterus: a clinicopathologic study of 6 cases emphasizing distinction from aggressive mesenchymal tumors. Am J Surg Pathol. 2005;29:1348–55.

56. Folpe AL, Mentzel T, Lehr HA, Fisher C, Balzer B, Weiss SW. Perivascular epithelioid cell neoplasms of soft tissue and gynecologic origin: a clinicopathologic study of 26 cases and review of the literature. Am J Surg Pathol. 2005;29:1558–75.

57. Lim GS, Oliva E. The morphologic spectrum of uterine PEC-cell associated tumors in a patient with tuberous sclerosis. Int J Gynecol Pathol. 2011;30:121–8.

58. Nogales FF, Isaac MA, Hardisson D, Bosincu L, Palacios J, Ordi J, et al. Adenomatoid tumors of the uterus: an analysis of 60 cases. Int J Gynecol Pathol. 2002;21:34–40.

59. Hes O, Perez-Montiel DM, Alvarado Cabrero I, Zamecnik M, Podhola M, Sulc M, et al. Thread-like bridging strands: a morphologic feature present in all adenomatoid tumors. Ann Diagn Pathol. 2003;7:273–7.

宫内妊娠与妊娠滋养细胞疾病

6

概述

本章介绍子宫内容物的冰冻诊断，以对宫内妊娠和妊娠滋养细胞疾病（GTD）进行确认。后者包括从非肿瘤性葡萄胎（部分性和完全性葡萄胎）到恶性滋养细胞肿瘤的一组胎盘滋养细胞增生性疾病[1]（表6.1）。最具侵袭性的妊娠绒毛膜癌目前已不常见。两种不同类型的中间型滋养细胞肿瘤（胎盘部位滋养细胞肿瘤和上皮样滋养细胞肿瘤）同样罕见，一旦遇到，其诊断常具有挑战性。此外，胎盘部位超常反应和胎盘部位结节可能会被误诊为肿瘤，故将这两种反应性病变归为GTD。

子宫内容物很少被要求进行术中诊断，冰冻诊断主要用于辨别是否存在宫内妊娠及持续性滋养细胞疾病，特别是侵袭性葡萄胎和转移性滋养细胞病变（转移性葡萄胎）及滋养细胞肿瘤。

宫内妊娠（Intrauterine Pregnancy）

- 冰冻诊断可能用于确认宫内妊娠和（或）排除异位妊娠
- 宫内妊娠的组织学证据包括绒毛膜绒毛、胎儿成分和种植部位中间型滋养细胞（图6.1）

诊断陷阱/冰冻诊断要点

- 通过3种妊娠组织类型中的任意一种来确认宫内妊娠：绒毛膜绒毛、胎儿成分或种植部位中间型

表6.1　2020版WHO妊娠滋养细胞疾病分类

分类	子类型	滋养细胞起源
葡萄胎	完全性葡萄胎	绒毛膜滋养细胞
	部分性葡萄胎	绒毛膜滋养细胞
	侵袭性葡萄胎	绒毛膜滋养细胞
滋养细胞肿瘤	妊娠绒毛膜癌	绒毛膜滋养细胞
	胎盘部位滋养细胞肿瘤	种植部位中间型滋养细胞
	上皮样滋养细胞肿瘤	绒毛膜中间型滋养细胞
	混合性滋养细胞肿瘤	绒毛膜滋养细胞及各种中间型滋养细胞
非肿瘤性病变	胎盘部位超常反应	种植部位中间型滋养细胞
	胎盘部位结节	绒毛膜中间型滋养细胞
异常绒毛病变	组织学上类似部分性葡萄胎的各种非葡萄胎病变	绒毛膜滋养细胞

注：数据来自 Kurman 等[2]及 2020 版 WHO 女性生殖系统肿瘤分类。

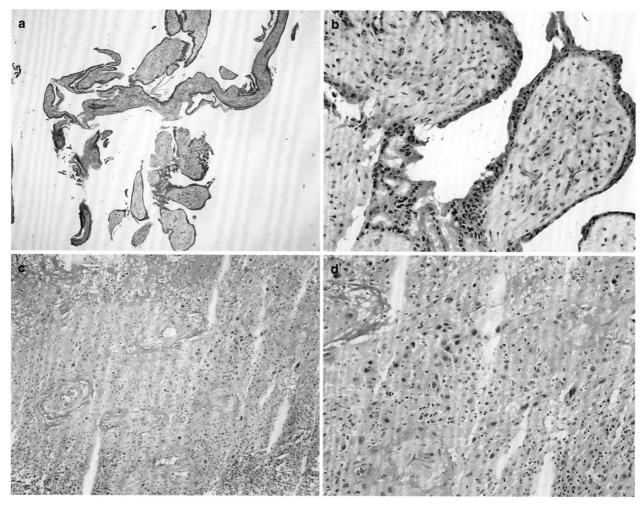

图 6.1 宫内妊娠的组织学证据。子宫刮除标本中存在绒毛膜绒毛（a，b）和种植部位中间型滋养细胞（c，d）

滋养细胞

- 水肿的子宫内膜和宫颈管内膜组织碎片可能被误诊为绒毛膜绒毛，可以通过识别绒毛表面的细胞滋养细胞和合体滋养细胞来避免
- 子宫内膜刮除术中偶见合体滋养细胞但不存在其他妊娠组织时，不能排除异位妊娠

葡萄胎（Hydatidiform Mole）

葡萄胎是绒毛膜滋养细胞的非肿瘤性增生，其特征是水肿、增大的绒毛并伴有滋养细胞增生。因葡萄胎独有的亲代染色体遗传特性，胎儿不能形成或不能正常发育。葡萄胎的两种主要亚型是完全性葡萄胎和部分性葡萄胎。侵袭性葡萄胎以肌层浸润为特征。持续性滋养细胞疾病是一个现代临床范畴的诊断概念，包括继发于完全性葡萄胎或部分性葡萄胎的侵袭性和转移性葡萄胎及妊娠滋养细胞肿瘤。

完全性葡萄胎（Complete Hydatidiform Mole，CHM）[1,2]

临床特征

- 典型的完全性葡萄胎患者多发病于妊娠中期，伴有阴道出血、子宫增大、血清 hCG 显著升高、剧烈呕吐、毒血症和甲状腺功能亢进
- 极早期完全性葡萄胎在妊娠 12 周内排出，被当作稽留流产，没有临床症状，也没有异常升高的血清 hCG

大体病理

- 弥漫性绒毛水肿
- 无胎儿成分
- 早期排出的完全性葡萄胎组织通常没有明显的大体改变

镜下特征（图 6.2）

- 绒毛高度水肿，伴中央水池形成
- 滋养细胞环绕绒毛弥漫性增生，包括细胞滋养细胞和合体滋养细胞
- 存在细胞异型性
- 缺乏胎儿有核红细胞及胎儿成分
- 早期完全性葡萄胎的绒毛膜绒毛大小虽然正常，但有异常的"菜花状"或息肉样组织学形态。绒

毛间质细胞丰富，蓝色黏液样基质中含有星芒状成纤维细胞，伴有明显的核碎裂，滋养细胞增生可能仅局部存在或缺如

鉴别诊断

- 部分性葡萄胎
- 非葡萄胎水肿性流产

诊断陷阱 / 冰冻诊断要点

- 弥漫性绒毛水肿是发育良好的完全性葡萄胎的特征性表现，不会出现在部分性葡萄胎和水肿性流产中
- 冰冻诊断时，区分早期完全性葡萄胎与水肿性非葡萄胎妊娠、早期胚囊和部分性葡萄胎相当困难，也没有必要

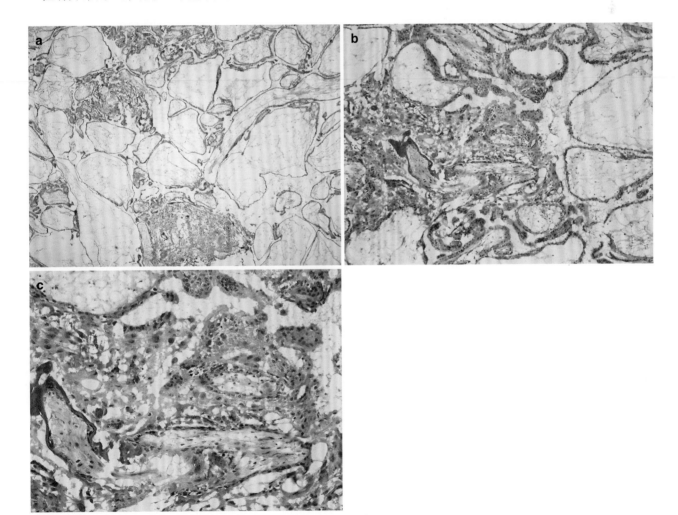

图 6.2　发育良好的完全性葡萄胎。弥漫性绒毛水肿伴中央水池形成（a），滋养细胞环绕绒毛显著增生（b），滋养细胞核异型显著（c）

部分性葡萄胎（Partial Hydatidiform Mole，PHM）[1,3]

临床特征

- 大多数患者在妊娠早期末或妊娠中期的早期出现稽留流产或不全流产
- 子宫体积小于或符合孕龄
- 血清 hCG 通常中度升高，超声检查可见到胎儿

大体病理

- 正常大小的绒毛与水肿、增大的绒毛相混合
- 通常可见胚囊或胎儿成分

镜下特征

- 两种形态的绒毛：在小的、纤维化的绒毛背景中可见水肿、增大的不规则绒毛
- 较大的水肿绒毛可见中央水池形成，不规则 / 扇贝样轮廓，伴有滋养细胞假包涵体
- 滋养细胞轻度和局灶性增生，中间型滋养细胞缺乏明显的细胞核异型性
- 常见胎儿血管和有核红细胞

鉴别诊断

- 完全性葡萄胎
- 非葡萄胎水肿性流产
- 各种染色体异常相关的疾病，特别是三体综合征
- 胎盘间质发育不良

诊断陷阱 / 冰冻诊断要点

- 鉴别早期完全性葡萄胎、水肿性非葡萄胎妊娠和胎盘间质发育不良通常比较困难，在冰冻诊断时也没有必要

侵袭性葡萄胎（Invasive Hydatidiform Mole）[4]

- 通常在初次诊断葡萄胎后，出现 hCG 持续升高

- 冰冻诊断可能用于诊断侵袭性葡萄胎和（或）评估疾病的程度
- 15%~20% 的完全性葡萄胎和 0.5%~4% 的部分性葡萄胎可能发展为侵袭性葡萄胎或转移性葡萄胎
- 在子宫切除样本中（图 6.3），葡萄胎绒毛不接触蜕膜而直接侵入子宫肌层是侵袭性葡萄胎的诊断要点（图 6.4）
- 葡萄胎绒毛很少侵犯肌壁血管，但可以扩散到阴道、外阴和阔韧带，也可以发生肺转移

鉴别诊断

- 非侵袭性完全性和部分性葡萄胎
- 非葡萄胎妊娠的异常胎盘——胎盘粘连、胎盘植入、穿透性胎盘植入
- 妊娠绒毛膜癌

诊断陷阱 / 冰冻诊断要点

- 非侵袭性葡萄胎缺乏绒毛组织与子宫平滑肌直接接触的组织学证据，无淋巴管血管侵犯
- 胎盘粘连、胎盘植入和穿透性胎盘植入均显示正常（非葡萄胎）绒毛膜绒毛未接触蜕膜而直接侵犯子宫肌层
- 显著的滋养细胞非典型增生可为早期绒毛膜癌的表现（WHO 2020）

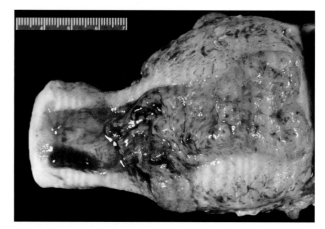

图 6.3 侵袭性完全性葡萄胎。水肿性葡萄胎组织弥漫性累及子宫内膜，局部侵犯子宫下段肌层

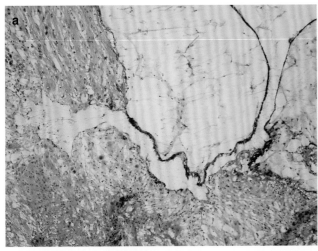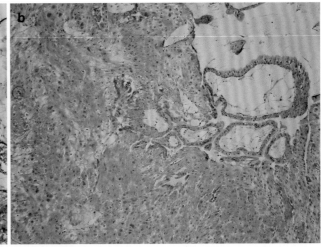

图 6.4 侵袭性完全性葡萄胎。葡萄胎绒毛未经过蜕膜直接附着于子宫平滑肌

妊娠滋养细胞肿瘤（Gestational Tro-phoblastic Tumors）

妊娠绒毛膜癌（Gestational Choriocarcinoma，CC）[5,6]

临床特征

- 常发生在育龄期（平均年龄为 30 岁）
- 临床症状包括阴道出血和（或）因肺、脑、肝、肾和胃肠道转移导致的宫外出血
- 继发于正常妊娠、葡萄胎、流产后的病例分别占 50%、22.5% 和 20%
- 血清 hCG 显著升高

大体病理

- 显著的肿瘤性病变，伴有广泛出血、坏死及侵袭性边界

镜下特征（图 6.5）

- 由绒毛膜中间型滋养细胞、细胞滋养细胞和合体滋养细胞组成的三相或双相性生长模式
- 广泛的肿瘤性坏死和出血
- 核异型性明显，常伴有奇异形核

- 核分裂活跃，常伴有病理性核分裂象
- 常见血管侵犯
- 绒毛膜绒毛缺失

鉴别诊断

- 胎盘部位滋养细胞肿瘤
- 上皮样滋养细胞肿瘤
- 伴有滋养细胞分化的癌
- 早期胎盘形成的绒毛形成前滋养细胞
- 完全性葡萄胎初次清宫后的滋养细胞增生
- 胎盘部位超常反应

诊断陷阱 / 冰冻诊断要点

- 近期妊娠史、血清 hCG 显著升高和双相或三相肿瘤细胞增生是术中做出正确冰冻诊断的重要依据
- 胎盘部位滋养细胞肿瘤和上皮样滋养细胞肿瘤的血清 hCG 水平较低，且在妊娠后数年发生
- 与绒毛膜癌相反，具有滋养细胞分化的实体癌通常发生于老年患者，血清 hCG 水平较低，并且至少出现局灶腺上皮分化
- 胎盘部位超常反应，不形成肿块，缺乏细胞异型性，血清 hCG 不高

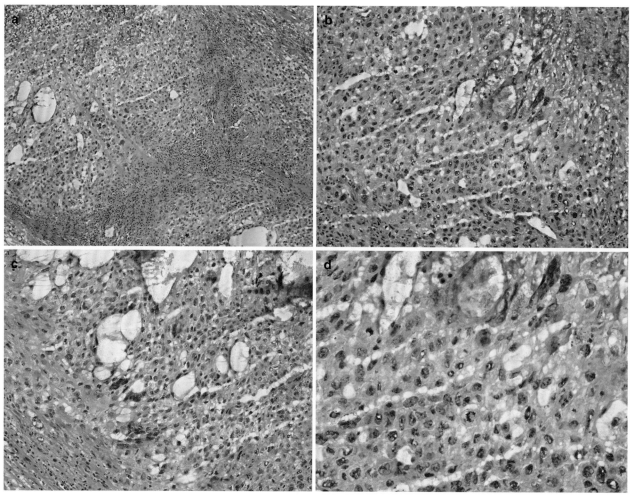

图6.5　妊娠绒毛膜癌。绒毛膜中间型滋养细胞（大单核细胞）、细胞滋养细胞（小单核细胞）和合体滋养细胞（多核细胞）的三相性增生（a，b），以及显著的核异型性和活跃的核分裂（c，d）

胎盘部位滋养细胞肿瘤（Placental Site Tro-phoblastic Tumor，PSTT）[7]

临床特征

- 罕见的种植部位中间型滋养细胞肿瘤

- 通常见于育龄期患者，发生在足月妊娠、流产或葡萄胎后数月至数年

- 临床症状包括不规则阴道出血或闭经，以及子宫不对称增大

- 大多数患者血清 hCG 水平较低

- 大多数 PSTT 通过子宫切除术治愈。10%~15% 的肿瘤会复发或发生转移，最常转移至肺部

大体病理

- 质软、棕褐色或黄色浸润性肿块，累及子宫内膜及肌层

- 偶尔伴有灶性出血和坏死

镜下特征

- 浸润性生长，累及子宫内膜和肌层

- 非典型中间型滋养细胞增生，常为单个细胞、巢状或条索状排列。肿瘤细胞浸润分割子宫平滑肌纤维

- 肿瘤细胞主要为单核细胞，双核和多核细胞也很

常见

- 通常存在中度至重度核异型性和核分裂象

鉴别诊断

- 低分化癌
- 上皮样平滑肌肿瘤
- 上皮样滋养细胞肿瘤
- 胎盘部位超常反应
- 绒毛膜癌

诊断陷阱 / 冰冻诊断要点

- 在冰冻诊断时，很难将上皮样平滑肌肉瘤与PSTT 鉴别。但血清 hCG 升高、间质嗜酸性纤维素沉积和广泛的玻璃样变性提示滋养细胞肿瘤的可能

- 与 PSTT 不同，低分化子宫内膜癌可以出现局灶腺样或鳞状分化，且血清 hCG 水平不升高

- PSTT 缺乏广泛破坏性生长和绒毛膜癌典型的三相性生长模式，而且 PSTT 患者血清 hCG 水平明显低于绒毛膜癌患者

- 与 PSTT 相比，胎盘部位超常反应是显微镜下发现的，同时伴有非葡萄胎或葡萄胎妊娠，也不会形成浸润性肿块

上皮样滋养细胞肿瘤（Epithelioid Trophoblastic Tumor，ETT）[8]

临床特征

- 罕见的中间型滋养细胞肿瘤
- 育龄期患者出现异常阴道出血，血清 hCG 轻度至中度升高
- 肿瘤发生可在足月妊娠、自然流产或葡萄胎妊娠后 1~18 年（平均为 6.2 年）
- 大多数肿瘤预后良好，但约 25% 的病例发生局部复发和转移

大体病理

- 界限清晰的棕褐色至棕色结节
- 常累及宫颈管或子宫下段

镜下特征

- 通常为膨胀性生长
- 单核的中间型滋养细胞呈巢团状和片状排列
- 肿瘤细胞巢中通常含有嗜酸性玻璃样物质和坏死碎屑，类似于角化物。常见地图样坏死和钙化
- 肿瘤细胞均匀一致，存在轻度至中度核异型性，富含胞质，胞质呈嗜酸性或透亮
- 核分裂象常见，有时较多
- 肿瘤细胞可以取代宫颈黏膜表面上皮，类似于宫颈高级别鳞状上皮内病变
- 在肿瘤巢周围经常可见蜕膜样变的间质细胞

鉴别诊断

- 宫颈鳞状细胞癌
- 绒毛膜癌
- 胎盘部位滋养细胞肿瘤
- 上皮样平滑肌肿瘤

诊断陷阱 / 冰冻诊断要点

- ETT 常累及宫颈，宫颈黏膜被上皮样肿瘤细胞取代，在肿瘤巢内类似于角化物，在组织学上类似于鳞状细胞癌（SCC）。与宫颈鳞状细胞癌相比，ETT 患者常有低水平的血清 hCG，缺乏人乳头瘤病毒感染病史和子宫颈发育异常

- 与绒毛膜癌不同，ETT 的血清 hCG 水平较低，缺乏广泛的破坏性生长和三相性生长模式

- 冰冻诊断时，上皮样平滑肌肉瘤与 ETT 的鉴别非常困难。血清 hCG 升高、广泛的玻璃样变性和钙化提示滋养细胞肿瘤的可能

- 与 ETT 相比，胎盘部位结节是一种显微镜下偶然发现、不形成浸润性肿块的病变

非肿瘤性病变（Tumorlike Conditions）

胎盘部位超常反应（Exaggerated Placental Site Reaction，EPS）[9]

- 反应性病变过程，通常伴有非葡萄胎或葡萄胎妊娠，尤其是完全性葡萄胎
- 一般为显微镜下所见
- 子宫肌层内中间型滋养细胞浸润性生长，伴有细胞外纤维蛋白样物质沉积
- 多核中间型滋养细胞均匀分布
- 需与 PSTT 鉴别。与 PSTT 不同，胎盘部位超常反应常伴有妊娠，且不会形成浸润性肿块

胎盘部位结节（Placental Site Nodule，PSN）[10,11]

- 妊娠后持续数月至数年的胎盘绒毛膜残留组织
- 偶然在显微镜下发现，不伴有血清 hCG 升高
- 组织学上，PSN 是一种结节 / 斑块状病变，细胞稀少，零散分布着失去活性的中间型滋养细胞，伴有明显的玻璃样变性，无明显异型性或核分裂象
- 主要与 ETT 鉴别。与 ETT 相比，胎盘部位结节不形成浸润性肿块，具有广泛的玻璃样变性间质，缺乏异型性和核分裂象

（杨安强　译，郑兴征　校）

参考文献

1. Kurman RJ, Carcanglu ML, Herrington CS, Young RH. WHO classification of tumours of female reproductive organs. 4th ed. Lyon: International Agency for Research on Cancer (IARC); 2014; 155–67.
2. Keep D, Zaragoza MV, Hassold T, Redline RW. Very early complete hydatidiform mole. Hum Pathol. 1996;27:708–13.
3. Buza N, Hui P. Partial hydatidiform mole: histologic parameters in correlation with DNA genotyping. Int J Gynecol Pathol. 2013;32(3): 307–15.
4. Gaber LW, Redline RW, Mostoufi-Zadeh M, Driscoll SG. Invasive partial mole. Am J Clin Pathol. 1986;85(6):722–4.
5. Ober WB, Edgcomb JH, Price Jr EB. The pathology of choriocarcinoma. Ann N Y Acad Sci. 1971;172:299–426.
6. Bower M, Brock C, Fisher RA, Newlands ES, Rustin GJ. Gestational choriocarcinoma. Ann Oncol. 1995;6:503–8.
7. Baergen RN, Rutgers JL, Young RH, Osann K, Scully RE. Placental site trophoblastic tumor: a study of 55 cases and review of the literature emphasizing factors of prognostic significance. Gynecol Oncol. 2006;100:511–20.
8. Fadare O, Parkash V, Carcangiu ML, Hui P. Epithelioid trophoblastic tumor: clinicopathological features with an emphasis on uterine cervical involvement. Mod Pathol. 2006;19:75–82.
9. Shih IM, Kurman RJ. The pathology of intermediate trophoblastic tumors and tumor-like lesions. Int J Gynecol Pathol. 2001;20: 31– 47.
10. Young RH, Kurman RJ, Scully RE. Placental site nodules and plaques. A clinicopathologic analysis of 20 cases. Am J Surg Pathol. 1990;14:1001–9.
11. Huettner PC, Gersell DJ. Placental site nodule: a clinicopathologic study of 38 cases. Int J Gynecol Pathol. 1994;13:191–8.

输卵管

概述

输卵管的原发性肿瘤或反应性疾病并不常见，但输卵管作为输卵管 – 卵巢切除术标本的一部分，是术中冰冻诊断的常见标本。术前的影像学检查或外科医师的术中评估可能无法准确判定肿瘤的原发部位，起初认为原发于卵巢 / 附件肿瘤的病理标本可能最终被证实源于输卵管。最常见的输卵管原发性病变包括上皮源性肿瘤（良性、交界性或恶性）、胚胎残件和囊肿（如输卵管旁囊肿）、子宫内膜异位症、炎症和异位妊娠。如果病变位于输卵管内，或根据大体检查无法确定原发部位（卵巢与输卵管），则需要输卵管的冰冻诊断。当原发性病变位于卵巢或子宫时，对输卵管进行全面的术中大体评估就足够了。针对降低风险的输卵管 – 卵巢切除术标本的术中评估的意义和最佳病理检查的方案仍在不断更新中，目前还没有标准化的指南。本章涵盖了输卵管最常见的肿瘤性和非肿瘤性病变冰冻诊断的病理特征，以及针对降低风险的输卵管 – 卵巢切除术标本术中评估的临床病理因素。

输卵管原发性肿瘤（Primary Tumors of the Fallopian Tube）

浆液性腺纤维瘤（Serous Adenofibroma）

- 通常为偶然发现

- 体积小、双相分化的良性肿瘤，一般位于输卵管伞端[1]
- 形成肉眼可识别的肿块
- 组织学上与卵巢同型肿瘤相似：由大小不等、不规则的被覆良性输卵管型上皮的腺体和纤维性间质构成（图 7.1）
  - 无明显的核异型性或核分裂象

鉴别诊断

- 浆液性交界性肿瘤 / 非典型增生性浆液性肿瘤（SBT/APST）

诊断陷阱 / 冰冻诊断要点

- 该肿瘤与 SBT/APST 相比，缺乏明显的细胞异型性和乳头状上皮增生

浆液性交界性肿瘤 / 非典型增生性浆液性肿瘤（Serous Borderline Tumor/Atypical Proliferative Serous Tumor，SBT/APST）

- 罕见肿瘤，组织学上与卵巢同型肿瘤相似
- 临床病理意义和预后与卵巢 SBT/APST 相似

输卵管浆液性上皮内癌（Serous Tubal Intraepithelial Carcinoma，STIC）

- 非浸润性浆液性癌，最常见于输卵管伞或远端
- 据报道，在降低风险的输卵管 – 卵巢切除术标

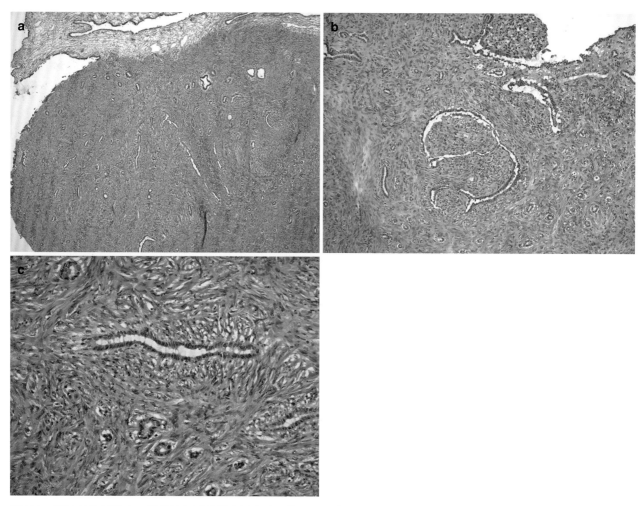

图 7.1　浆液性腺纤维瘤。纤维性间质背景中见大小不等、圆形或形状不规则的腺体；注意肿瘤邻近输卵管伞（a 的左上部分）。腺体被覆单层输卵管型上皮，无异型性（b，c）

本中，STIC 的发生率为 0.6%~6%[2-5]

- 大多数的 STIC 不会形成肉眼可见的肿块；然而，极少数外生型非浸润性浆液性癌的病例在大体检查中可见单一小结节[6]
- 显微镜下，STIC 显示复层上皮，细胞深染，伴明显异型性（图 7.2）
  - 核质比增高
  - 核仁突出
  - 极性消失
  - 纤毛缺失
  - 核分裂象易见
  - 肿瘤细胞可脱落进入输卵管腔（缺乏细胞黏附性）
  - 缺乏间质浸润

鉴别诊断

- 输卵管上皮斜切面
- 输卵管上皮良性化生性病变，包括移行细胞化生、鳞状上皮化生或乳头状合胞体化生
- 输卵管上皮增生
- 不符合 STIC 形态学标准的非典型上皮病变
- 浸润性输卵管高级别浆液性癌
- 原发于其他妇科肿瘤（卵巢或子宫）的输卵管继发性播散

诊断陷阱 / 冰冻诊断要点

- 不符合 STIC 形态学标准的非典型上皮病变不需要在冰冻诊断中特别说明，因为临床不需要进一

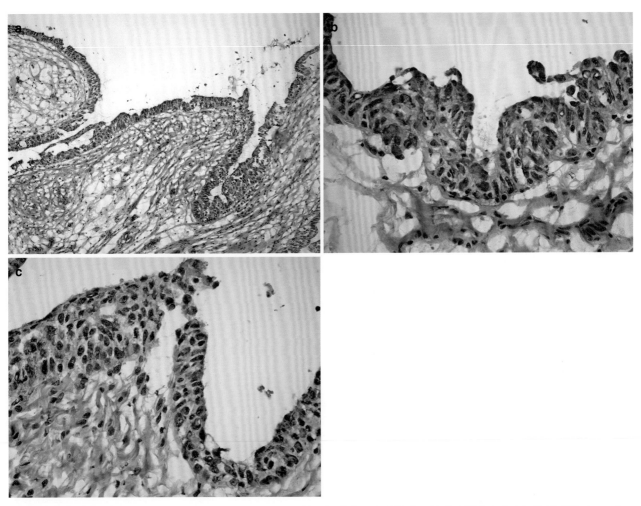

图 7.2 输卵管浆液性上皮内癌（STIC）。复层上皮（a）伴极性消失、细胞深染、核质比增高和重度细胞异型性（b，c）。核分裂象易见（c）

步手术
- STIC 的复发率较低（报道的病例不足 10%）[7,8]
- 建议进行腹腔冲洗
- 关于分期手术的意义和范围没有统一的指南；文献报道约 50% 的 STIC 患者接受了子宫切除术和网膜活检 / 网膜切除术，只有 24% 的患者进行了淋巴结清扫[7]
- 冰冻诊断 STIC（即仅在形态学上，无辅助检查）可能非常具有挑战性，诊断困难时可以采用保守方法或待石蜡切片明确，以避免过度诊断
- 浸润性输卵管浆液性癌通常要求分期手术[8]
- 由其他妇科原发性肿瘤（卵巢或子宫内膜肿瘤）直接扩散或转移引起的继发性输卵管受累可以种植到输卵管上皮，类似于 STIC

- 如果明确卵巢或子宫内膜恶性肿瘤的诊断（术前或术中），输卵管受累（无论是继发性还是同步原发性肿瘤）通常不会对手术治疗产生明显影响
- 非妇科原发性肿瘤转移至输卵管也可类似于 STIC，但通常累及输卵管间质和其他多个器官
    - 对既往有非妇科恶性肿瘤病史的患者，如能得到之前的组织切片，冰冻诊断时，应与之进行形态学比较

高级别浆液性癌（浸润性）[High-Grade Serous Carcinoma（Invasive）]

- 输卵管癌中最常见的类型

- 可以出现腹部 / 盆腔疼痛，或为偶然发现
  - 据报道，在降低风险的输卵管 – 卵巢切除术标本中，5%~10% 为输卵管癌（上皮内癌和浸润性癌）[2-5]
- 可以累及双侧输卵管
- 组织学上类似于卵巢高级别浆液性癌（见第 8 章）（图 7.3）
  - 乳头状、实性或裂隙状腺体
  - 核异型性显著，核分裂象（包括病理性核分裂象）易见
  - 可见间质浸润
  - 冰冻切片中可见坏死和淋巴管血管侵犯
  - 可见砂粒体

鉴别诊断

- 输卵管浆液性上皮内癌（STIC）
- 其他妇科原发性肿瘤（卵巢、子宫肿瘤）或非妇科原发性肿瘤的输卵管继发性播散

诊断陷阱 / 冰冻诊断要点

- 卵巢或子宫内膜浆液性癌直接扩散或转移导致继发性输卵管受累不少见
  - 已有卵巢或子宫内膜恶性肿瘤的诊断（术前或术中），输卵管受累（无论是继发性还是同期原发性肿瘤）通常对手术影响不大

- 非妇科原发性肿瘤（乳腺或胃肠道最常见）转移至输卵管可与原发性输卵管癌类似
  - 如有非妇科恶性肿瘤病史，应尽量获取其肿瘤的组织切片，以便冰冻诊断时进行形态学比较

腺瘤样瘤（Adenomatoid Tumor）

- 良性间皮肿瘤
- 通常很小，偶然发现（直径小于 2 cm）
- 大体上为实性、白色或黄色肿块
- 镜下特征与子宫腺瘤样瘤相似（见第 5 章）
  - 增生的小而不规则的腺腔，被覆无异型性的间皮细胞
  - 无明显的核异型性或核分裂象
  - 腺腔中可见嗜碱性黏液物质

鉴别诊断

- 血管瘤和淋巴管瘤
- 转移性腺癌，尤其是印戒细胞型

诊断陷阱 / 冰冻诊断要点

- 出现显著的核异型性、单细胞扩散、间质浸润和促纤维增生性间质反应时应怀疑是转移性腺癌
  - 如果有恶性肿瘤的临床病史，冰冻诊断时应尽量进行形态学比较

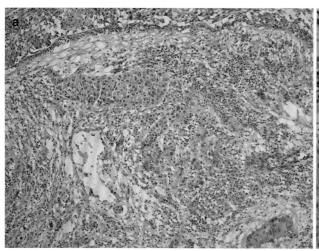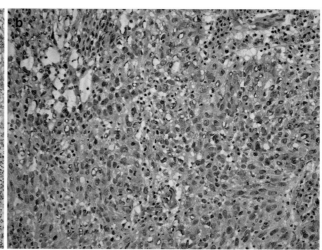

图 7.3　输卵管高级别浆液性癌。明显的非典型上皮细胞浸润输卵管间质，呈实体巢状，腺体呈裂隙状结构。注意上面的输卵管上皮（a）。核质比高，核仁突出，核分裂象多见（b）

输卵管转移性肿瘤（Metastatic Tumors of the Fallopian）

女性生殖道来源（Gynecologic Primaries）

- 卵巢或子宫内膜肿瘤原发灶通过直接扩散或转移的继发性输卵管受累最常见
- 累及方式
  - 浅表黏膜：种植于输卵管黏膜上皮，类似于原发性病变
  - 浸润性：累及输卵管壁
  - 输卵管腔（内）：输卵管腔中可见游离的肿瘤碎片
- 在卵巢或子宫内膜恶性肿瘤病例中，输卵管受累通常不影响手术治疗方案
  - 肿瘤起源无法确定（继发或同步独立于原发），可待石蜡切片来明确诊断

非女性生殖道来源（Non–gynecologic Primaries）

- 非女性生殖道原发的肿瘤转移至输卵管少见，多为胃肠道和乳腺肿瘤（图 7.4）
- 常见淋巴管血管侵犯
- 发现输卵管转移性肿瘤时，不应做妇科分期手术
- 可同时出现卵巢的原发性肿瘤，冰冻评估卵巢可有帮助
- 如有非妇科恶性肿瘤的病史，冰冻诊断时应尽量进行形态学比较

输卵管非肿瘤性 / 反应性病变（Non-neoplastic/Reactive Lesions of the Fallopian Tube）

输卵管上皮增生（Tubal Epithelial Hyperplasia）

- 相对常见的输卵管良性病变
- 输卵管上皮局灶性增生 / 假复层化（图 7.5a，b）
- 乳头状结构（输卵管乳头状增生）不常见，表现为输卵管上皮乳头状增生和输卵管管腔内的乳头状突起（图 7.5c~e）
- 无明显核异型性或核分裂象
- 通常可见纤毛细胞
- 输卵管乳头状增生中可见砂粒体样钙化

鉴别诊断

- 浆液性交界性肿瘤 / 非典型增生性浆液性肿瘤（SBT/APST）
- 输卵管浆液性上皮内癌（STIC）

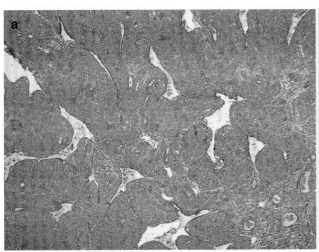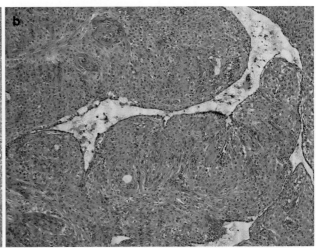

图 7.4 乳腺转移性小叶癌累及输卵管黏膜。注意增厚的输卵管黏膜皱襞（a）被相对均匀的肿瘤细胞（失去黏附性）浸润（b），被覆的薄层输卵管上皮不受影响（b）

诊断陷阱 / 冰冻诊断要点

- 输卵管乳头状增生可能与 SBT/APST 相关[9]

- 不会影响手术处理

- 低倍镜下类似于 SBT/APST 或 STIC；但高倍镜下缺乏明显的核异型性或核分裂象，并保留核极性

- 如果组织学诊断模棱两可，可采用保守方法或待石蜡切片来明确诊断，以避免不必要的手术

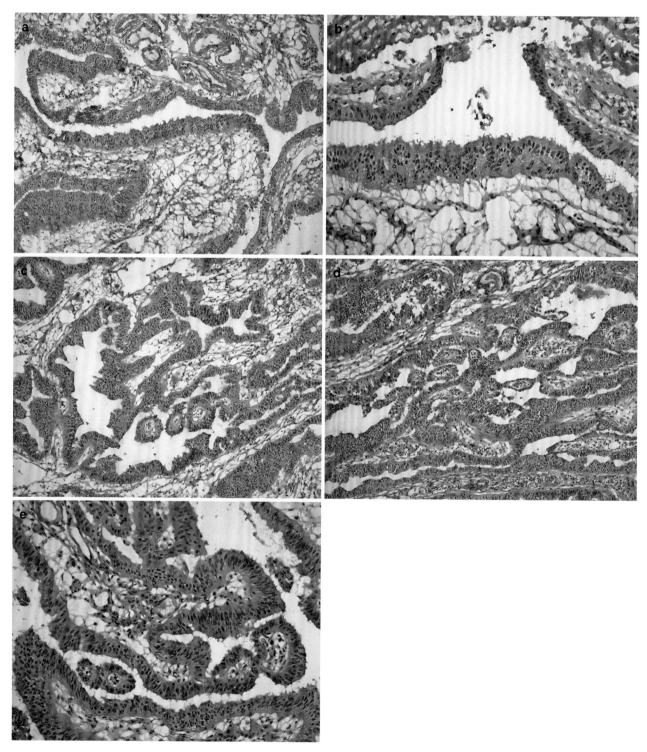

图 7.5　输卵管上皮增生显示输卵管上皮假复层化，无细胞异型性或极性消失（a，b）。输卵管乳头状增生形成乳头状上皮延伸到输卵管腔，偶尔可见游离的圆形乳头（c~e）

胚胎残件 / 囊肿（Embryonic Remnants/Cysts）

- 中肾管残件一般出现在输卵管附近，通常很容易识别：小而圆的腺腔结构，内衬单层低柱状或立方上皮细胞（图 7.6）
  - 中肾管残件周围可见明显的平滑肌
  - 无明显的核异型性或核分裂象
  - 管腔内可见嗜酸性分泌物
  - 可见纤毛细胞
- Walthard 细胞巢：输卵管附近的移行上皮巢、肾上腺皮质残余和门细胞聚集
- 输卵管旁囊肿的直径从小于 1 cm 到数厘米不等，通常内衬输卵管型上皮（图 7.7）
  - 在临床和（或）影像学上类似于卵巢病变
  - 缺乏明显的上皮增生、核异型性或核分裂象
  - 输卵管旁囊肿很少发生 SBT/APST

子宫内膜异位症（Endometriosis）

- 子宫内膜异位症可以发生在输卵管浆膜或黏膜
- 与其他部位类似，显微镜下显示比例不同的子宫内膜腺上皮和子宫内膜间质，常见吞噬含铁血黄素的巨噬细胞
- 一般不需要明确冰冻诊断

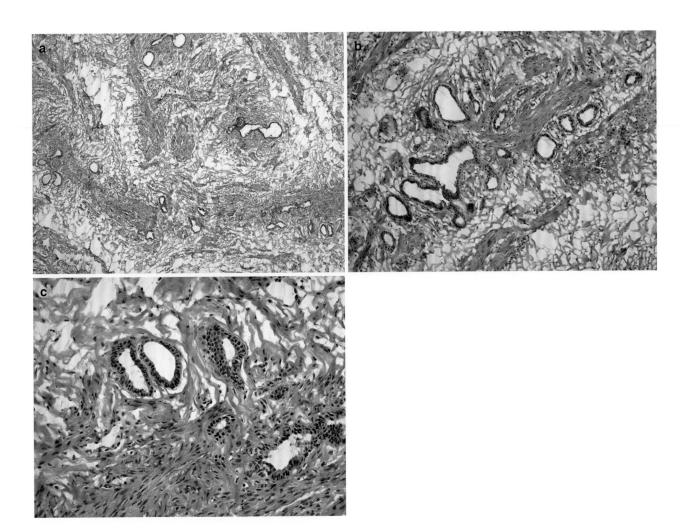

图 7.6 显著的平滑肌包绕小腺体结构提示中肾管残件（a，b）。内衬上皮为单层立方或低柱状细胞，无核异型性（c）

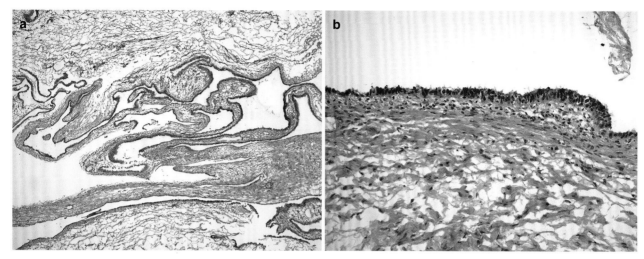

图 7.7　输卵管旁囊肿，囊壁薄且布满褶皱（a），内衬可见纤毛细胞的输卵管型上皮（b）

急性、慢性输卵管炎（Salpingitis：Acute and Chronic）

- 输卵管急性和慢性炎症可导致严重水肿、坏死、盆腔粘连和输卵管、卵巢粘连，临床和（或）影像学上类似于肿瘤性病变
- 显微镜下显示程度不一的急性和（或）慢性炎症，常伴有广泛的粘连、水肿和出血（图7.8）
- 可见坏死
- 可出现输卵管上皮反应性改变和表面间皮增生（见第13章）
  - 在明显的急性和（或）慢性炎症背景下，应谨慎解读上皮异型性，以避免过度诊断

异位妊娠（Ectopic Pregnancy）

- 异位妊娠占所有妊娠的 1%~2%，其中大部分发生在输卵管[10]
  - 罕见病例累及双侧输卵管，异位妊娠和宫内妊娠也可同时发生[11]
- 临床症状包括停经、阴道出血和腹痛
- 偶尔在临床和（或）影像学上类似于肿瘤性增生
- 约 25% 的病例发生输卵管破裂[12]
- 大体表现包括输卵管增粗（最常见于壶腹部）、浆膜表面红蓝相间和暗灰色（图7.9）

- 显微镜下显示正常或坏死的绒毛膜绒毛和（或）存在绒毛种植部位滋养细胞，从而明确诊断；胎儿成分不常见（图 7.10）
  - 在冰冻切片上很难识别坏死/退变的绒毛
  - 水肿的输卵管黏膜皱襞可类似于绒毛膜绒毛
- 确认绒毛膜绒毛（与输卵管黏膜相比）的特征：绒毛表面可见合体滋养细胞，且无纤毛
  - 滋养细胞旺炽性增生，呈片状，容易误认为是妊娠滋养细胞疾病（见第 6 章）
    - 冰冻诊断异位妊娠就足够了；妊娠滋养细胞疾病的最终诊断可以待石蜡切片明确

降低风险的输卵管－卵巢切除术标本（Risk-Reducing Salpingo-oophorectomy Specimens）

- 预防性双侧输卵管－卵巢切除术常用于卵巢和输卵管上皮性恶性肿瘤风险增加的女性
- 在携带 BRCA 基因突变的女性中，预防性双侧输卵管－卵巢切除术可降低 90% 的卵巢癌风险和50% 的乳腺癌风险[13]
- 除了携带 BRCA1 和 BRCA2 基因突变者外，患有林奇综合征或乳腺癌及有卵巢癌家族史的患者也可以接受输卵管－卵巢切除术（RRSO）来降低风险

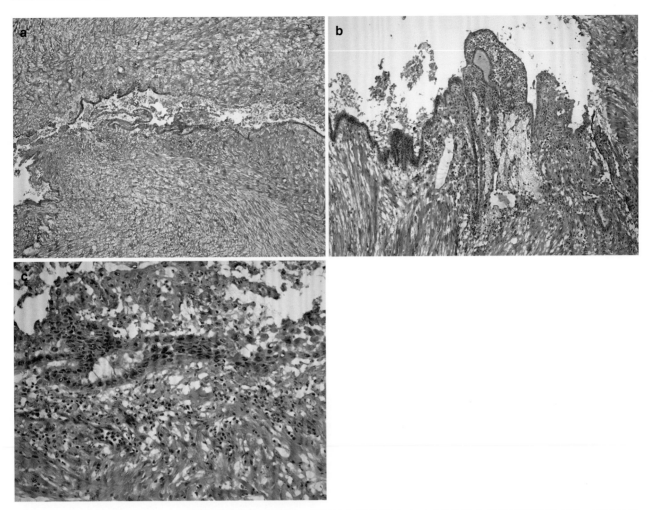

图 7.8 急性、慢性输卵管炎。注意各种炎症细胞浸润，累及输卵管黏膜（a），可见泡沫状巨噬细胞聚集（b），也可见反应性上皮改变（c）

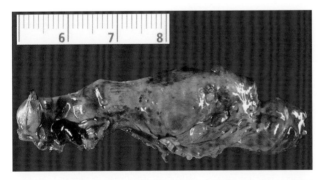

图 7.9 输卵管妊娠。输卵管增粗，浆膜表面呈红蓝相间、暗灰色

- RRSO 标本中报告的输卵管癌（上皮内和浸润性）发生率为 5%~10%，STIC 仅占病例的 0.6%~6%[2-5,7,14]
- RRSO 标本中大多数肿瘤都很小，肉眼观察难以发现

- 为了提高对 RRSO 标本早期病变的检出率，许多机构提出并采纳了"伞端剖切检查（Sectioning and Extensively Examining the Fimbriated End，SEE-FIM）"大体标本检查方案[15,16]
  - 大体标本取材前进行标本固定后，全部取材包埋
  - 在输卵管远端 2 cm 处纵向切开，其余部分垂直于管腔切开，间隔 2~3 mm
  - 以 2~3 mm 的间隔对卵巢进行切开并制片
- 目前还没有关于 RRSO 标本最佳评估的标准病理指南
- 在进行冰冻诊断时，应考虑到可能出现的影响因素
  - 未经福尔马林固定的 RRSO 标本取材，可能导致冰冻切片不平整和组织质量不佳

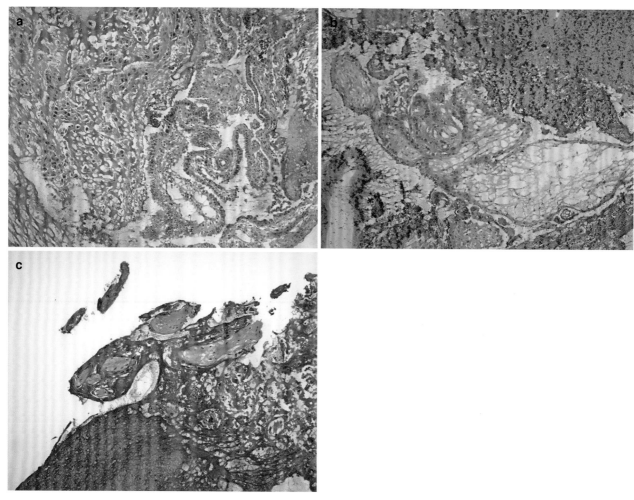

图 7.10 输卵管妊娠。水肿的输卵管黏膜皱襞可类似于绒毛膜绒毛（a 的右侧）。血凝块见中间型滋养细胞团（a 的左侧）和退变的绒毛，绒毛周围附着多核的合体滋养细胞（b，c）

- 冰冻取材可能会用光所有病变组织
- 如果冰冻诊断为高级别浆液性癌（输卵管或卵巢癌），患者将受益于立即实施的分期手术
- 基于外科团队的术前准备状态，最近一项研究推荐了一种实用的操作方法[6]
  - 如果手术团队准备在冰冻诊断为癌的情况下进行分期手术，则应送冰冻检查评估
    - 发现任何肉眼可识别的直径大于 0.5 cm 的结节，应取材做冰冻诊断
  - 如果手术团队没有准备进行分期手术，建议立即加入福尔马林固定，然后按照 SEE-FIM 方案取材制片

（杨安强 译，吕 佳 郑兴征 校）

参考文献

1. Bossuyt V, Medeiros F, Drapkin R, Folkins AK, Crum CP, Nucci MR. Adenofibroma of the fimbria: a common entity that is indistinguishable from ovarian adenofibroma. Int J Gynecol Pathol. 2008;27:390–7.
2. Carcangiu ML, Peissel B, Pasini B, Spatti G, Radice P, Manoukian S. Incidental carcinomas in prophylactic specimens in BRCA1 and BRCA2 germ-line mutation carriers, with emphasis on fallopian tube lesions: report of 6 cases and review of the literature. Am J Surg Pathol. 2006;30:1222–30.
3. Callahan MJ, Crum CP, Medeiros F, Kindelberger DW, Elvin JA, Garber JE, et al. Primary fallopian tube malignancies in BRCApositive women undergoing surgery for ovarian cancer risk reduction. J Clin Oncol. 2007;25:3985–90.
4. Rabban JT, Barnes M, Chen LM, Powell CB, Crawford B, Zaloudek CJ. Ovarian pathology in risk-reducing salpingo-

oophorectomies from women with BRCA mutations, emphasizing the differential diagnosis of occult primary and metastatic carcinoma. Am J Surg Pathol. 2009;33:1125–36.

5. Powell CB, Chen LM, McLennan J, Crawford B, Zaloudek C, Rabban JT, et al. Risk-reducing salpingo-oophorectomy (RRSO) in BRCA mutation carriers: experience with a consecutive series of 111 patients using a standardized surgical-pathological protocol. Int J Gynecol Cancer. 2011;21:846–51.

6. Rabban JT, Mackey A, Powell CB, Crawford B, Zaloudek CJ, Chen LM. Correlation of macroscopic and microscopic pathology in risk reducing salpingo-oophorectomy: implications for intraoperative specimen evaluation. Gynecol Oncol. 2011;121:466–71.

7. Wethington SL, Park KJ, Soslow RA, Kauff ND, Brown CL, Dao F, et al. Clinical outcome of isolated serous tubal intraepithelial carcinomas (STIC). Int J Gynecol Cancer. 2013;23:1603–11.

8. Powell CB, Swisher EM, Cass I, McLennan J, Morquist B, Garcia RL, et al. Long term follow up of BRCA1 and BRCA2 mutation carriers with unsuspected neoplasia identified at risk reducing salpingo-oophorectomy. Gynecol Oncol. 2013;129:364–71.

9. Kurman RJ, Vang R, Junge J, Hannibal CG, Kjaer SK, Shih IM. Papillary tubal hyperplasia: the putative precursor of ovarian atypical proliferative (borderline) serous tumors, noninvasive implants, and endosalpingiosis. Am J Surg Pathol. 2011;35:1605–14.

10. Farquhar CM. Ectopic pregnancy. Lancet. 2005;366:583–91.

11. Marcus SF, Macnamee M, Brinsden P. Heterotopic pregnancies after in-vitro fertilization and embryo transfer. Hum Reprod. 1995;10:1232–6.

12. Falcone T, Mascha EJ, Goldberg JM, Falconi LL, Mohla G, Attaran M. A study of risk factors for ruptured tubal ectopic pregnancy. J Womens Health. 1998;7:459–63.

13. Roukos DH, Briasoulis E. Individualized preventive and therapeutic management of hereditary breast ovarian cancer syndrome. Nat Clin Pract Oncol. 2007;4:578–90.

14. Finch A, Shaw P, Rosen B, Murphy J, Narod SA, Colgan TJ. Clinical and pathologic findings of prophylactic salpingo-oophorectomies in 159 BRCA1 and BRCA2 carriers. Gynecol Oncol. 2006;100: 58–64.

15. Lee Y, Medeiros F, Kindelberger D, Callahan MJ, Muto MG, Crum CP. Advances in the recognition of tubal intraepithelial carcinoma: applications to cancer screening and the pathogenesis of ovarian cancer. Adv Anat Pathol. 2006;13:1–7.

16. Gwin K, Wilcox R, Montag A. Insights into selected genetic diseases affecting the female reproductive tract and their implication for pathologic evaluation of gynecologic specimens. Arch Pathol Lab Med. 2009;133:1041–52.

卵巢上皮性肿瘤

概述

上皮性肿瘤是最常见的卵巢肿瘤，约占卵巢恶性肿瘤的 90%，是冰冻切片中最常见的妇科标本之一。卵巢肿瘤的术前诊断通常局限于影像学检查和血清标志物，两者的敏感性和特异性均较低。因此，术中冰冻切片评估对于手术范围的确定至关重要：良性肿瘤只需局部的囊肿剥除术或单侧输卵管 – 卵巢切除术（尤其是有保留生育需求的年轻患者）；卵巢癌则行包括双侧输卵管 – 卵巢切除术、淋巴结清扫、大网膜切除术和腹膜活检在内的广泛分期手术；患有卵巢交界性（非典型性增生性）肿瘤的育龄期女性可以采用姑息性手术治疗方案来保留生育功能[1,2]。但是，冰冻切片的误诊可能会导致不必要的广泛手术，或令患者面临二次手术的风险。

仔细的大体检查、恰当的取材、形态学特点的把握，同时结合临床病史，是卵巢上皮性肿瘤术中冰冻诊断正确的关键。大体检查中实性区和囊性区的比例是对这组肿瘤的初步判断，因为绝大多数良性肿瘤是完全囊性肿瘤，囊内壁光滑且无实性结节[3]。当然，也有许多良性上皮性肿瘤（如腺纤维瘤或良性 Brenner 瘤）切面大部分或全部为实性。浆液性良性 / 恶性肿瘤常为双侧发生，但双侧发生的黏液性肿瘤，特别是具有交界性或明显恶性特征的肿瘤，应首先考虑为转移性肿瘤。此外，黏液性肿瘤由于其显著的组织学异质性，即使是术中冰冻诊断，也需要更为广泛的取材。在这种情况下，患者的任何既往恶性肿瘤病史都非常重要。然而，除非特别询问，临床医师可能不会主动提供相关病史。当然，在卵巢上皮性肿瘤的冰冻诊断中，患者的年龄和生育情况也相当重要。冰冻诊断中鉴别交界性肿瘤和浸润性癌可能比较困难，此时保守的治疗可能更为合适，特别是对于年轻患者，应避免过度诊断。

卵巢上皮性肿瘤的鉴别诊断还包括其他卵巢原发性肿瘤，如性索间质肿瘤、生殖细胞肿瘤和其他肿瘤或非肿瘤性病变，下面的章节将分别进行详细的讨论。

卵巢浆液性肿瘤（Serous Ovarian Tumors）

浆液性囊腺瘤（Serous Cystadenoma）

临床特征

- 患者通常是成人，多为 40~60 岁
- 累及双侧卵巢的比例高达 20%

大体病理（图 8.1）

- 单房或多房囊肿
- 最大径可达 30 cm，常见 5~8 cm
- 囊外壁光滑
- 通常囊内充满清亮、水样液体；偶尔出现黏液样浓稠液体
- 囊内壁光滑，无实性区或乳头状赘生物

- 冰冻取材时应从多条囊壁或卷在一起的几条囊壁中取材

镜下特征（图 8.2）

- 被覆单层立方至柱状上皮，类似于输卵管型上皮细胞；细胞核假复层排列较常见

- 可见纤毛细胞
- 无细胞异型性
- 无显著的上皮增生

鉴别诊断

- 浆液性囊腺瘤伴局灶性上皮增生（少于 10% 的

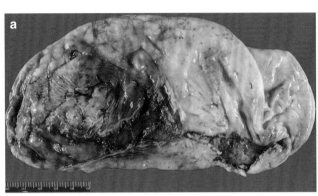
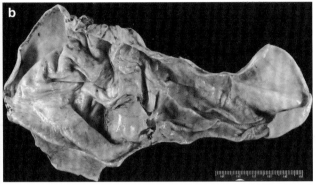

图 8.1　浆液性囊腺瘤。大体外观：卵巢表面光滑（a），单房囊肿，壁薄，内壁光滑，无乳头状赘生物（b）

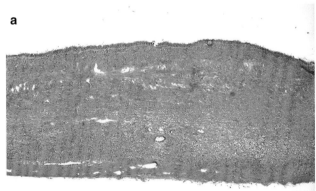
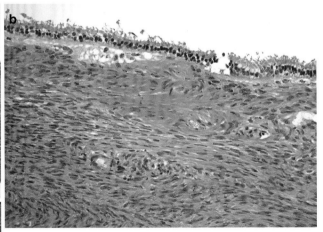
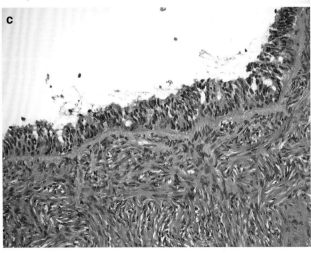

图 8.2　浆液性囊腺瘤。囊肿内衬输卵管型纤毛上皮（a，b），通常伴有核假复层（c）。无明显的上皮增生、乳头状增生，并缺乏细胞异型性

上皮呈非典型增生）[4,5]

- 浆液性交界性肿瘤 / 非典型增生性浆液性肿瘤（SBT/APST）
- 黏液性囊腺瘤，特别是在囊内充满大量黏液的情况下
- 子宫内膜异位症
- 其他非肿瘤性囊性病变（如输卵管旁囊肿、输卵管积水、囊状滤泡 / 滤泡囊肿）

诊断陷阱 / 冰冻诊断要点

- 由于切片切面的原因，浆液性 / 输卵管型上皮可能模仿上皮增生
- 明显假复层排列的细胞核可能类似于上皮增生 / 非典型性
- 浆液性囊腺瘤伴局灶性上皮增生（少于 10% 的上皮呈非典型增生）[4,5]
  - 不符合 SBT/APST 的诊断标准，不需要进行分期手术
  - 应进行额外的冰冻取材，以排除 SBT/APST 的可能性
  - 应告知外科医师，手术标本（尤其是体积较大的肿瘤标本）术后的充分取材可能增加非典型增生上皮的比例
- SBT/APST
  - 至少 10% 的上皮增生或乳头状增生伴核轻度异型性

- 黏液性囊腺瘤
  - 分类或诊断是基于组织学细胞类型，而不是基于囊内容物的大体表现
  - 如果冰冻诊断为卵巢黏液性囊腺瘤（见卵巢黏液性肿瘤），外科医师可能对患者行阑尾切除术
- 冰冻切片中，通常不需要精确区分良性、非肿瘤性囊性病变的具体类型

浆液性囊腺纤维瘤 / 腺纤维瘤（Serous Cystadenofibroma/Adenofibroma）

临床特征

  - 通常发生于成人，多为 40~60 岁
  - 高达 20% 的病例为双侧

大体病理（图 8.3）

- 表面可呈分叶状或有粗糙、坚硬的乳头状突起
- 不同比例的囊性和实性区域
- 囊性区可能内衬坚硬而粗糙的乳头状突起
- 无囊性成分的浆液性腺纤维瘤，切面呈实性、质坚硬，偶尔可见多发小腔隙形成（呈"海绵状"外观）
- 大体取材应着重取乳头区和实性区，必要时可取多块

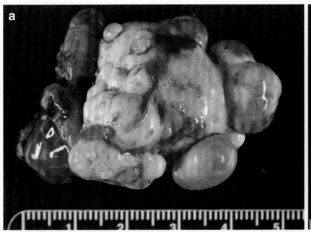
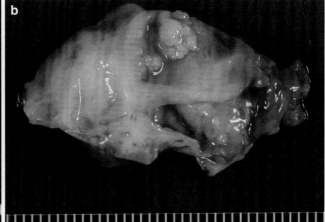

图 8.3 浆液性囊腺纤维瘤。卵巢表面常呈分叶状，可见粗糙的乳头状突起（a）。囊内壁也可见粗糙、坚硬的乳头状突起（b）

镜下特征（图 8.4a，b）

- 衬覆单层浆液性（输卵管型）上皮的宽大纤维性乳头突向囊腔（囊腺纤维瘤）内，或浆液性（输卵管型）腺体散在分布于纤维间质中（腺纤维瘤）
- 可见纤毛细胞
- 无细胞异型性或明显的上皮增生
- 局灶可见钙化（间质或上皮细胞）

鉴别诊断

- 浆液性囊腺瘤伴局灶性上皮增生（少于 10% 的上皮呈非典型增生）[4,5]
- 浆液性交界性肿瘤 / 非典型增生性浆液性肿瘤（SBT/APST）

- 子宫内膜异位症
- 子宫内膜样腺纤维瘤

诊断陷阱 / 冰冻诊断要点

- 由于切片切面的原因，浆液性（输卵管型）上皮可模仿上皮增生（图 8.4c）
- 明显假复层排列的细胞核可能类似于上皮增生 / 非典型性（图 8.2c）
- 浆液性囊腺纤维瘤伴局灶性上皮增生（少于 10% 的上皮呈非典型增生）[4,5]（图 8.5）
  - 不满足 SBT/APST 的诊断标准，临床良性，不需要进行分期手术
  - 冰冻诊断应额外多取材，以排除 SBT/APST 的可能性

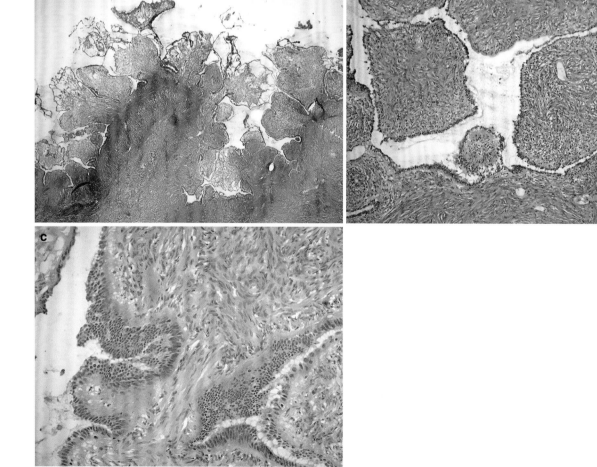

图 8.4 浆液性囊腺纤维瘤。衬覆单层浆液性（输卵管型）上皮的宽大纤维性乳头（a，b）。斜切面可导致核假复层化而类似于上皮增生（c）

– 应告知外科医师，手术标本（尤其是体积较大的肿瘤标本）术后的充分取材可能增加非典型增生上皮的比例

- SBT/APST
  – 浆液性囊腺纤维瘤中囊性区内的乳头状突起通常坚硬、粗大且数量少，与之相反，SBT/APST的囊内壁可见大量柔软、易碎的乳头状突起

浆液性交界性肿瘤/非典型增生性浆液性肿瘤（Serous Borderline Tumor/Atypical Proliferative Serous Tumor, SBT/APST）

临床特征

- 患病的中位年龄为 42 岁[6]
- 高达 55% 的病例为双侧[7]

大体病理

- 通常为囊性
- 肿瘤最大径范围较广，一般大于 5 cm[6]
- 囊内壁可见大量易碎的乳头状突起（图 8.6a）
- 卵巢表面也可见乳头状突起
- 少数情况下，缺乏囊性结构，整个肿瘤表面呈现出"菜花样"外观（图 8.6b）
- 卵巢表面涂墨（至少在冰冻取材的区域）有助于

确定表面有无受累
  – 大体取材应着重取囊内和表面的乳头区及实性区，必要时应多取材

镜下特征

- 多级分支乳头（图 8.7a）
- 至少 10% 的肿瘤上皮生长方式表现为复层（多层细胞排列，而不是良性肿瘤"假复层"中所见的多层细胞核）、出芽和形成细胞簇（图 8.7b，c）
- 局灶的微乳头状或筛状结构（直径 < 5 mm）[6]
- 细胞核圆形或椭圆形，轻度至中度异型性
- 核仁通常不明显，但偶尔也很显著（图 8.7d）
- 分裂象不多
- 常见纤毛细胞、靴钉样细胞和圆形嗜酸性细胞（图 8.7e）

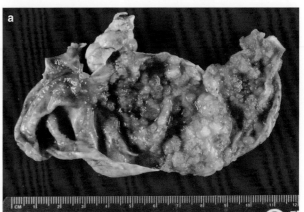

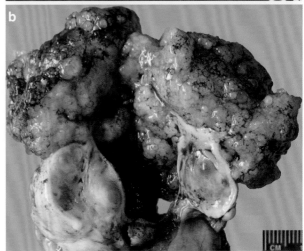

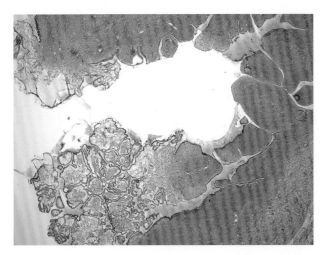

图 8.5 浆液性囊腺纤维瘤伴局灶性上皮增生。低倍镜下，此例浆液性囊腺纤维瘤图示左下部局灶上皮乳头状增生（不足全部内衬上皮的 10%）

图 8.6 浆液性交界性肿瘤/非典型增生性浆液性肿瘤（SBT/APST）。切面为单房囊肿，有大量的棕粉色囊内乳头状突起（a）。偶尔表现为表面实性生长，呈"菜花样"外观（b）

- 上皮或间质内可见砂粒体样钙化（图 8.7d）
  - 砂粒体样钙化并不特异，可见于良性浆液性肿瘤及低级别和高级别癌
- 可见微小浸润（最大径 < 5 mm）：间质内可见圆形的嗜酸性细胞（单个或小簇状排列）（图 8.8）

鉴别诊断

- 浆液性囊腺瘤 / 囊腺纤维瘤
- 浆液性囊腺瘤伴局灶性上皮增生（少于 10% 的上皮呈非典型增生）[4,5]

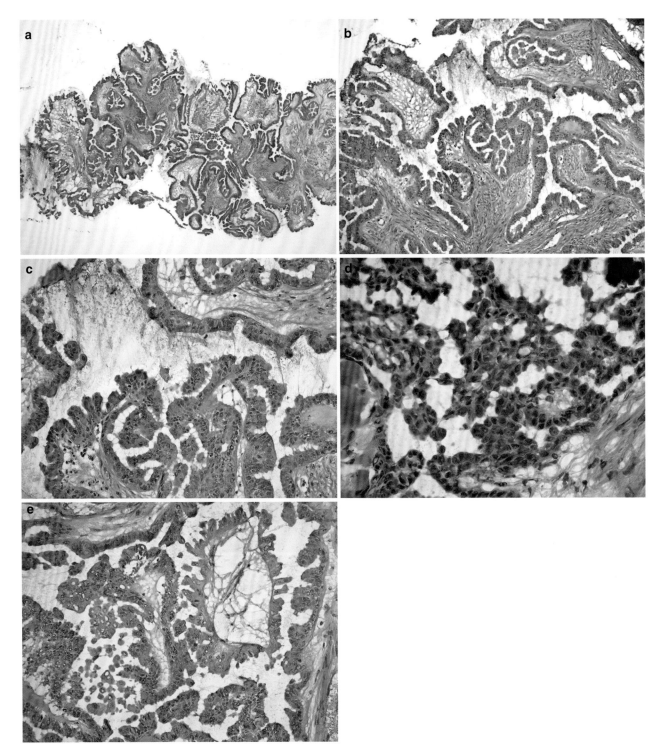

图 8.7　SBT/APST 的镜下特征。注意逐级分支乳头（a，b）和上皮细胞簇状增生（b，c）。肿瘤细胞核呈轻度异型性，偶尔可见明显的核仁（d）。常见砂粒体（d 的右上角）。靴钉样细胞和圆形嗜酸性细胞也很常见（e）

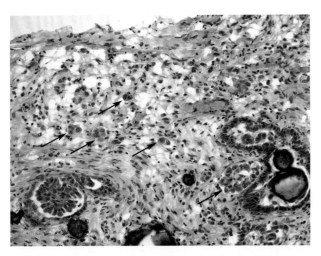

图 8.8 SBT/APST 中的微小浸润。注意在促纤维增生性的间质中有一簇簇的嗜酸性肿瘤细胞（箭头所示）。还可见大量砂粒体

- 黏液性 / 浆黏液性交界性肿瘤
- SBT/APST 微乳头亚型（WHO 2020）
- 低级别浆液性癌
- 高级别浆液性癌

诊断陷阱 / 冰冻诊断要点

- 因为上皮呈假复层排列（多层的细胞核，而不是 SBT/APST 多层分支的上皮增生）或上皮斜切，浆液性囊腺瘤 / 囊腺纤维瘤形态学可能类似于 SBT/APST。但囊腺瘤 / 囊腺纤维瘤细胞缺乏异型性，细胞核呈椭圆形或杆状，而不是常见于 SBT/APST 的圆形细胞核
- 浆液性囊腺瘤 / 囊腺纤维瘤伴局灶性上皮增生：由于冰冻切片数量有限，囊性浆液性肿瘤中增生上皮的比例可能很难估计。如果经大体和显微镜检查，上皮增生区域局限，术后充分取材后其占比可能低于 10%，患者（尤其是年轻患者）的术中冰冻诊断可以报告为"浆液性囊腺瘤伴局灶性上皮增生"。同时告知外科医师经石蜡充分取材后，非典型增生上皮的比例可能增高，最终诊断为 SBT/APST
- 微小浸润对患者的预后无影响[5,8]
- SBT/APST 可能存在更显著的不规则核、多形性核和核仁，从而增加了与低级别浆液性癌的鉴别难度。间质浸润直径超过 5 mm 时诊断为浸润性低级别浆液性癌
- 对临床处理而言，在冰冻切片中区分 SBT/APST、非浸润性（SBT/APST 微乳头亚型）或浸润性低级别浆液性癌通常并不重要；冰冻诊断为"至少为浆液性交界性肿瘤"或"具有微乳头状特征的浆液性交界性肿瘤"是合适的
- 低倍镜下，与 SBT/APST 相似，高级别浆液性癌（HGSC）可有显著的乳头状结构。然而，在高倍镜下，HGSC 有明显的核多形性，核分裂象易见，并经常出现坏死，这些都不是 SBT/APST 的特征。识别更常见的实性或腺样结构（"裂隙样"结构）也有助于诊断 HGSC。如果患者需要，SBT/APST 可选择保留生育功能的姑息性手术。相反，HGSC 则需要对患者（包括年轻患者）进行全面的分期手术

SBT/APST 微乳头亚型（非浸润性低级别浆液性癌）[SBT/APST Micropapillary Variant (Noninvasive Low-Grade Serous Carcinoma)]

WHO 2020 不再将 SBT/APST 微乳头亚型等同于非浸润性低级别浆液性癌，而是作为 SBT/APST 的特殊亚型。

临床特征和大体病理

- 类似于 SBT/APST
- 双侧更多见[9]

镜下特征

- 非多级分支的微乳头状或筛状结构，至少有一个直径 5 mm 或更大的融合病灶[6]（图 8.9）
- 微乳头的高度通常大于宽度的 5 倍，很少或无纤维的血管轴心
  - 微乳头轮廓光滑
- 细胞核一致，圆形或多角形；核异型性和核质比略高于 SBT/APST

- 缺乏纤毛细胞
- 核分裂活性较低（但可能略高于 SBT/APST）

鉴别诊断

- SBT/APST 伴有广泛的簇状生长和嗜酸性化生
- SBT/APST 伴局灶微乳头状特征（直径＜5 mm）
- 浸润性低级别浆液性癌
- 高级别浆液性癌

诊断陷阱/冰冻诊断要点

- SBT 微乳头亚型的预后意义有争议，一些研究报道其比 SBT/APST 更具有侵袭性[6,10,11]
  – 可能更常与表面累及和浸润性种植有关[7,9-13]
- SBT/APST 和 SBT 微乳头亚型之间的鉴别在术中冰冻诊断时可能并非至关重要，手术主要取决于患者的年龄和生育状况。术中冰冻可以诊断为"浆液性交界性肿瘤""至少为浆液性交界性肿瘤"或"具有微乳头状特征的浆液性交界性肿瘤" – 年轻患者可以进行保留生育能力的手术
- 高级别浆液性癌（HGSC）表现为明显的核多形性，核分裂象增多，常见坏死，而 SBT/APST 均无这些特征。由于 HGSC 是一种高侵袭性的肿瘤，需要全面的分期手术，所以在育龄期患者中诊断 HGSC 应该非常谨慎

浸润性低级别浆液性癌（Low-Grade Serous Carcinoma，LGSC）

临床特征

- 罕见，占所有浆液性癌的不足 5%

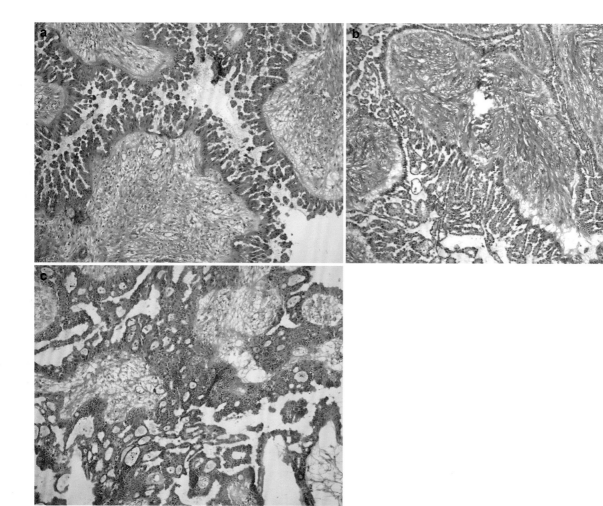

图 8.9 SBT/APST 微乳头亚型。注意是非多级分支的细长微乳头（高度至少是宽度的 5 倍）（a，b）或筛状结构（c）

- 相比高级别浆液性癌，更多见于年轻的患者[9,14]
- 发现时常为晚期
- 通常是双侧

大体病理

- 实性或部分囊性肿块，伴有乳头状结构（图 8.10）
- 可有钙化，切面可有砂粒感
- 几乎无坏死
- 冰冻取材的区域表面涂墨有助于确定表面是否受累
- 冰冻取材主要针对实性和乳头状区域，必要时取多块

镜下特征（图 8.11）

- 形态不规则的小细胞巢，微乳头或大乳头，或单个细胞
- 破坏性间质浸润

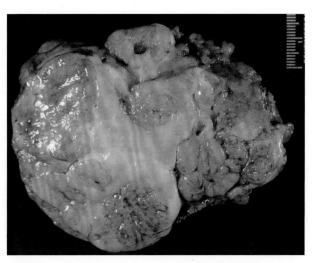

图 8.10　低级别浆液性癌。切面呈实性、灰粉色

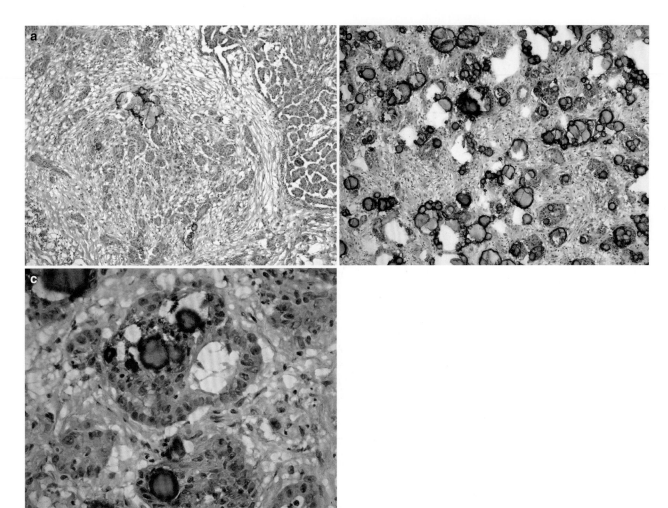

图 8.11　低级别浆液性癌。肿瘤细胞浸润间质，形成不规则的小细胞巢或微乳头，并伴有大量砂粒体（a，b）。核轻度至中度异型性，核仁明显（c）

- 细胞核大小相对一致，轻度至中度异型性
  - 与 SBT/APST 相比，核多形性通常略有增加
  - 可见明显的核仁
- 核分裂象较少（少于 12 个 /10 HPF）
- 可有广泛的砂粒体（"砂粒体癌"）
- 坏死罕见

鉴别诊断

- SBT/APST
- SBT/APST 微乳头亚型
- 高级别浆液性癌
- 恶性间皮瘤（见第 13 章）

诊断陷阱 / 冰冻诊断要点

- 术中冰冻诊断时 LGSC 和 SBT/APST 之间的鉴别并非重要。如果术中发现任何卵巢外病变或种植灶，需要额外多取材，进一步排除有破坏性间质浸润的 LGSC
  - 保留生育功能的手术的应用尚不明确
  - 预后依赖于肿瘤分期；晚期 LGSC 患者的 5 年生存率为 40%~85%[15,16]
- 虽然高级别浆液性癌（HGSC）可能表现出类似于 LGSC 的局灶或大量的乳头状结构，但其他类型的生长模式——实性和裂隙状腺管——是

诊断 HGSC 的有用线索。此外，HGSC 还显示出明显的核多形性和大量的核分裂象。坏死在 HGSC 中很常见，而在 LGSC 中罕见

SBT/APST 伴非浸润性腹膜种植 [Peritoneal Implants of SBT/APST（Noninvasive）]

镜下特征

- 逐级分支的乳头或游离的细胞簇，组织学上与卵巢 SBT/APST（上皮型非浸润性种植）相似（图 8.12）
- 促纤维增生性非浸润性种植可见显著的促纤维增生性反应，但无破坏性生长

鉴别诊断

- 输卵管内膜异位
- 子宫内膜异位症
- 浸润性种植 / 低级别浆液性癌[6]
- 分化良好的乳头状间皮瘤（见第 13 章）
- 恶性间皮瘤伴乳头状结构（见第 13 章）

诊断陷阱 / 冰冻诊断要点

- 输卵管内膜异位由被覆单层柱状输卵管型上皮的良性腺体组成。无上皮增生、簇状生长或异型

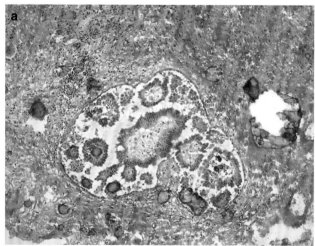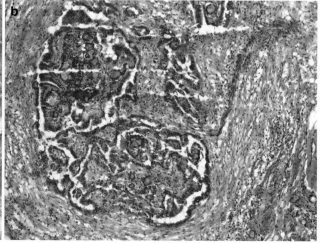

图 8.12 SBT/APST 腹膜种植灶。SBT/APST 的非浸润性种植表现为非典型增生上皮呈逐级分支的乳头状结构，且无间质浸润。砂粒体样钙化常见

性。可有钙化灶

- 与 SBT/APST 非浸润性种植相比，低级别浆液性癌 / 浸润性种植表现为破坏性间质浸润及核异型性普遍增加
  - 鉴别 LGSC 和 SBT/APST 非浸润种植在术中冰冻诊断中可能并不重要，特别是老年患者，鉴别诊断意见可以转告外科医师
  - 如果需要更具体的分类，其他腹膜或卵巢的病变活检的冰冻诊断可能有帮助
- 分化良好的乳头状间皮瘤（见第 13 章）是一种良性病变，通常表现为一个小的（直径 < 2 cm）、偶发孤立的乳头状病变，没有任何核异型性或核分裂象。与外科医师的术中沟通很重要，因为广泛或多灶性病变需与恶性间皮瘤或其他肿瘤（如浆液性肿瘤 / 种植）鉴别。其他病变的活检可能会有帮助
- 恶性间皮瘤（见第 13 章）通常可见乳头状结构，但常与其他结构（管状和实性）并存，这不是浆液性肿瘤种植的典型特征。间质可能有明显的黏液样变性。胞质内和细胞外黏液样物质的存在可能有助于排除浆液性肿瘤
- HGSC 可见显著核多形性及大量的核分裂象，而 SBT/APST 种植灶的肿瘤细胞核轻度至中度异型性，且核分裂象少见

- 出现不伴存活肿瘤细胞的砂粒体样钙化时，应与外科医师沟通。对任何临床上可疑的病变多取材可能有助于发现上皮细胞

浆液性肿瘤累及淋巴结（Lymph Node Involvement by Serous Tumors）

镜下特征

- 淋巴结内上皮细胞形成乳头状或腺样结构，组织学上与卵巢原发性 SBT/APST 或 LGSC 相似（图 8.13）
  - 增生的簇状乳头结构
  - 细胞有异型性
  - 砂粒体样钙化很常见
- 上皮细胞呈单个或小簇状，明显的核异型性，富含嗜酸性胞质

鉴别诊断

- 输卵管内膜异位
- 子宫内膜异位症
- 良性间皮包涵囊肿
- 转移性癌
  - HGSC
  - 其他妇科或非妇科原发癌

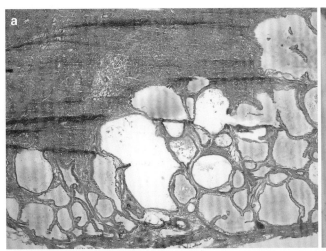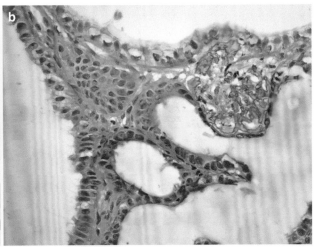

图 8.13 SBT/APST 累及淋巴结。嗜酸性上皮细胞形成乳头状上皮簇（a），具有明显的核异型性（b）

诊断陷阱 / 冰冻诊断要点

- 输卵管内膜异位由被覆单一的单层柱状输卵管型上皮的良性腺体组成。无上皮增生、成簇或非典型性（图 8.14）。可见钙化
  - 可位于淋巴结被膜内或实质内
- 如果肿瘤病灶较小，冰冻切片可能很难区分转移性癌和 SBT/APST 或 LGSC 受累；多取材并与原发（卵巢）病变比较有助于鉴别
  - 既往妇科和非妇科原发性疾病的临床病史，以及与患者既往资料的形态学比较（如果有），可能提供重要的诊断线索

高级别浆液性癌（High-Grade Serous Carcinoma，HGSC）

临床特征

- 最常见的卵巢癌类型
- 患者平均年龄在 60 岁左右
- 超过 90% 的病例为晚期
- 大多数病例为双侧

大体病理（图 8.15）

- 瘤体大小不一，从小于 1 cm 至 20 cm 不等
- 呈实性或囊实性

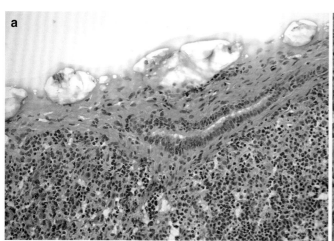
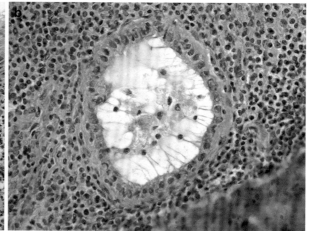

图 8.14　淋巴结内输卵管内膜异位。简单的小腺体衬覆单层柱状输卵管型上皮，无上皮增生、成簇或异型性

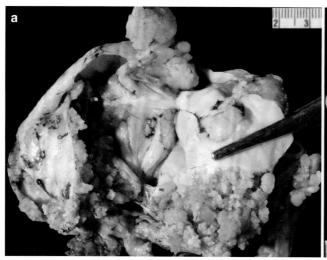
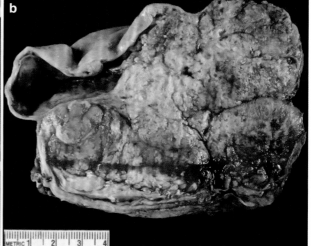

图 8.15　高级别浆液性癌。大体检查显示部分为囊性肿物，囊内可见乳头状区（a）或以实性区为主，伴坏死和出血（b）

- 卵巢表面常不规则，多为肿瘤累及所致
- 切面常见出血和坏死
- 可呈囊内乳头状生长模式
- 通常从实性区或乳头状区取 1~2 块组织能够满足冰冻诊断需求，避免在坏死和出血部位取材

镜下特征（图 8.16，8.17）

- 常为多种组织学形态的混合：实性、与周围间质形成裂隙的复杂腺样、筛状和乳头状结构
    - 很少见以单纯乳头状结构或以乳头状结构为主的生长方式
    - 可见呈波浪带状排列的上皮，类似于移行细胞癌
- 可见促纤维增生性间质反应

- 核异型性显著，可见明显的嗜酸性核仁
- 可见瘤巨细胞和奇异形核
- 核分裂活跃，常见病理性核分裂象
- 小灶或大片坏死
- 砂粒体常见
- 可有胞质空泡化

鉴别诊断

- SBT/APST
- LGSC
- 其他米勒源性（妇科）肿瘤
    - 子宫内膜样癌、透明细胞癌、恶性 Brenner 瘤、癌肉瘤（恶性米勒混合瘤）
- 恶性生殖细胞肿瘤（MGCT）

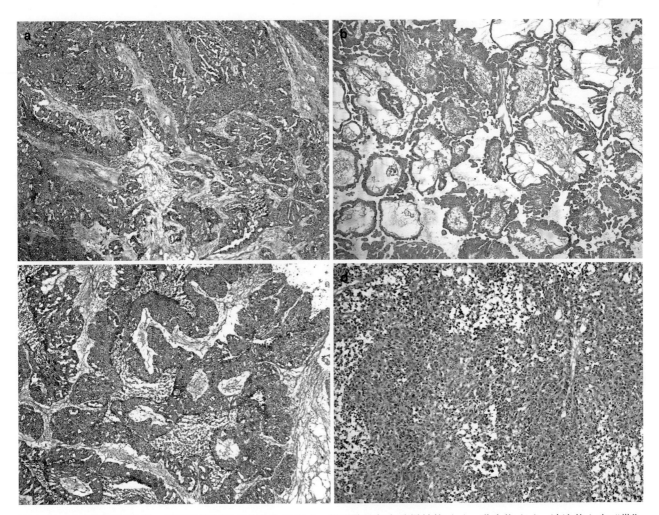

图 8.16　高级别浆液性癌。镜下肿瘤细胞有多种生长方式：伴裂隙的复杂腺样结构（a）、乳头状（b）、波浪状上皮"带"（c）和实性巢片（d）

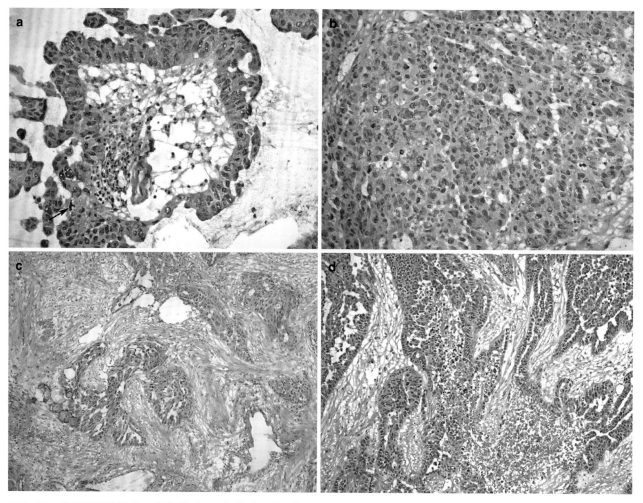

图 8.17　高级别浆液性癌。高倍镜下观，细胞异型性显著，核分裂活跃并可见病理性核分裂象（a 图箭头所示，b），可见促纤维增生性反应（c）和坏死（d）

- 转移性肿瘤（胃肠道、乳腺）
- 恶性间皮瘤（伴有乳头状结构）

诊断陷阱 / 冰冻诊断要点

- 关于术中冰冻诊断的两个要点
  - 识别该肿瘤为高级别上皮源性恶性肿瘤
  - 排除转移——其他非妇科肿瘤
- 罕见情况下，HGSC 可以表现出类似于 SBT/APST 乳头状为主的生长模式，可无明显的间质浸润。与 SBT/APST 不同的是，HGSC 有明显的核异型性和活跃的核分裂
- 低倍镜下 HGSC 的结构特征可与 LGSC 类似，但高倍镜下可见显著的核异型性和活跃的核分裂
- 冰冻诊断区分 HGSC 与其他米勒源性高级别癌

（如子宫内膜样癌和透明细胞癌、恶性 Brenner瘤）并不重要。冰冻诊断可报告为"高级别癌，考虑为米勒源性"
- 来源于输卵管或腹膜的 HGSC 在形态上与卵巢的 HGSC 相同，但通过冰冻诊断区分其原发部位不重要
- 转移性子宫内膜浆液性癌有与卵巢 HGSC 相同的形态学，但冰冻诊断区分其原发部位不重要
- 黏液性肿瘤：HGSC 可表现为胞质内空泡，类似于黏液分化。此外，管腔内坏死可类似转移性结肠腺癌中常见的"污秽的坏死"。寻找伴有乳头状和裂隙样腺样结构、砂粒体、奇异形核和有显著非典型细胞核的区域（必要时多处取材），以确定 HGSC 的诊断

- 恶性生殖细胞肿瘤（MGCT）常见于比 HGSC 年轻得多的患者（儿童或年轻人）
- 转移性肿瘤（胃肠道和乳腺）
  - 临床肿瘤病史和相关的病理切片（尽量获取）的形态学比较极为重要
  - HGSC 的乳头状、裂隙状腺样结构和砂粒体虽然不完全特异，但在卵巢转移性肿瘤中较少见
- 恶性间皮瘤（伴乳头状结构，见第 13 章）
  - 恶性间皮瘤在形态学上可与 HGSC 非常相似，但肿瘤细胞大小一致，核异型性轻度至中度，核分裂象比 HGSC 少。两者均可见砂粒体样钙化

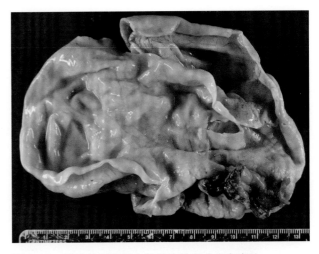

图 8.18　黏液性囊腺瘤大体常为单房或多房囊肿

卵巢黏液性肿瘤（Mucinous Ovarian Tumors）

黏液性囊腺瘤（Mucinous Cystadenoma）

临床特征

- 最常见的卵巢黏液性肿瘤
- 患者年龄范围较广，平均为 50 岁[6]
- 通常表现为盆腔疼痛和（或）肿块
- 通常单侧发生（占 95%）

大体病理（图 8.18）

- 直径从 1 cm 到 30 cm 以上不等（平均为 10 cm）
- 瘤体表面光滑
- 切面呈单房或多房囊性
  - 罕见情况下可见完全或部分实性——类似于 Brenner 瘤或成熟性畸胎瘤相关的黏液性腺纤维瘤
- 囊内容物为黏稠、有光泽的黏液样物
  - 虽然囊内容物的性状有助于初步判断，但最终的组织学分类取决于内衬上皮的类型
- 黏液性肿瘤有显著的形态学异质性；充分的冰冻诊断需要多处取材

镜下特征（图 8.19、8.20 和 8.21）

- 内衬上皮细胞为单层排列，最常见的是类似于杯状细胞的胃小凹型或肠型上皮
- 上皮细胞可排列成波浪状或可形成伴有纤维血管轴心的纤细乳头状结构
- 细胞核位于基底部，体积小，大小一致，无明显异型性
- 胞质丰富，略呈嗜碱性
- 核质比低
- 核分裂象很少或没有
- 囊肿上皮内陷入卵巢间质并不少见，不应被误认为上皮细胞的复杂性增生或浸润
- 黏液"外渗"入卵巢间质（卵巢假黏液瘤），可引起组织细胞反应
- 较少见内衬浆黏液性上皮（既往也称为宫颈内膜型或米勒管型），是浆液性和黏液性（宫颈内膜型）上皮的混合
  - 浆黏液性肿瘤常与子宫内膜异位症有关
- 肠型黏液性囊腺瘤可能与 Brenner 瘤或成熟性畸胎瘤有关

鉴别诊断

- 其他良性囊性病变——浆液性囊腺瘤、滤泡性囊肿、单纯性囊肿和子宫内膜异位囊肿
- 黏液性囊腺瘤伴局灶上皮增生 / 非典型性（上皮

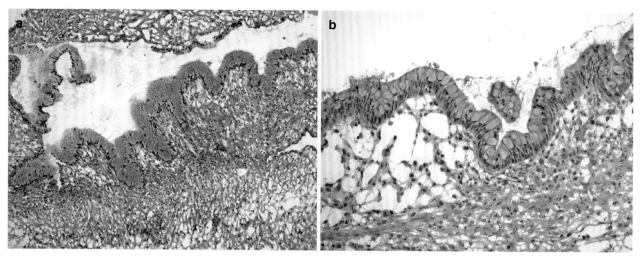

图 8.19　黏液性囊腺瘤衬覆单层黏液性上皮，类似胃小凹上皮（a）或含有杯状细胞的肠型上皮（b）

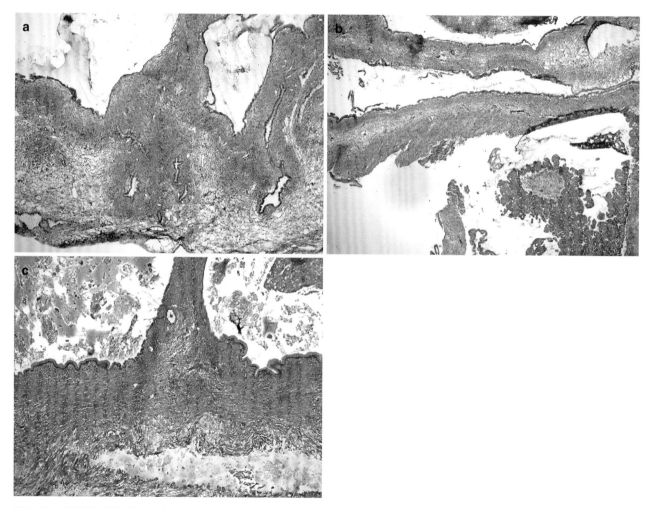

图 8.20　黏液性囊腺瘤。肿瘤可表现为囊腔内陷和腺纤维瘤外观（a）。小于 10% 的肿瘤区域可以出现局灶性上皮增生（b图右下角）。卵巢间质内出现无细胞的黏液湖（卵巢假黏液瘤），与黏液性囊腺瘤有关（c图下部）

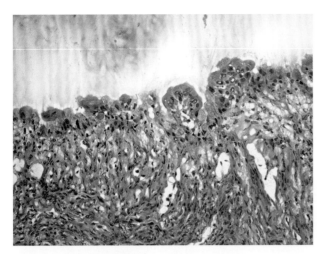

图 8.21 浆黏液性囊腺瘤（米勒源性囊腺瘤）。注意为浆液性（嗜酸性）上皮和黏液性（宫颈内膜型）上皮的混合

增生 / 非典型区域在肿瘤中占比小于 10%）

- 黏液性交界性肿瘤 / 非典型增生性黏液性肿瘤（MBT/APMT）
  - 至少 10% 的区域存在上皮增生和非典型性
- 转移性黏液性癌

诊断陷阱 / 冰冻诊断要点

- 良性黏液性囊腺瘤与其他良性囊肿应尽可能在冰冻诊断中区分。如果冰冻诊断为卵巢黏液性肿瘤（即使是良性黏液性囊腺瘤），外科医师可在术中检查阑尾，并行阑尾切除术，以排除阑尾原发性黏液性病变的可能
- 术中冰冻诊断时，区分肠型和浆黏液亚型的黏液性囊腺瘤并不重要
- 上皮细胞的斜切或囊肿内陷入卵巢间质可类似于上皮细胞的增生
- 黏液性囊腺瘤伴局灶性上皮增生和非典型性（少于 10% 的内衬上皮增生或非典型性）[5,17]
  - 不符合 MBT/APMT 诊断标准的，不需要分期手术
  - 术中冰冻多取材可能会有帮助
  - 应告知外科医师，术后标本（尤其是体积较大的肿瘤标本）的充分取材可能增加非典型增生上皮的比例

- 转移性黏液性癌
  - 罕见情况下，阑尾、胰胆管和宫颈原发的转移性黏液性肿瘤与卵巢良性黏液性囊腺瘤（"成熟现象"）类似，尤其在有限的冰冻取材的情况下
  - 双侧、体积小（直径 < 10 cm）和卵巢表面受累是转移性癌的表现[18,19]
  - 术中应该与外科医师沟通
- 患者既往有无恶性肿瘤的病史
- 其他部位同时发生的肿块病变 / 影像学表现
- 术中所见

黏液性交界性肿瘤 / 非典型增生性黏液性肿瘤（Mucinous Borderline Tumor/Atypical Proliferative Mucinous Tumor, MBT/APMT）

临床特征

- 年龄范围较广，平均年龄为 40 岁
- 几乎总是单侧（肠型 MBT/APMT）
  - 浆黏液性 MBT/APMT 多达 40% 的病例可为双侧
- 几乎总是局限于卵巢
- 预后良好，总体生存率超过 99%[6]

大体病理（图 8.22）

- 最大径可达 50 cm，平均为 21.5 cm[20]
- 肿瘤表面光滑
- 切面呈多房囊性，内含黏稠的黏液
- 实性成分并不常见；如果出现，则高度怀疑是癌或附壁结节
- 表面涂墨（至少在术中冰冻取材区域）有助于确定表面是否受累
- 黏液性肿瘤通常存在形态学的显著异质性，因此，术中冰冻取材应取 3~4 个组织块，以充分评估肿瘤

镜下特征（图 8.23）

- 最常见的是伴杯状细胞的胃肠型上皮
- 上皮增生（涉及 10% 以上的内衬上皮），上皮呈

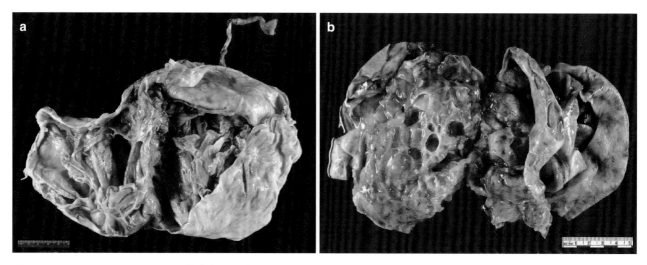

图 8.22　MBT/APMT 显示切面呈多房囊性，囊内含黏液

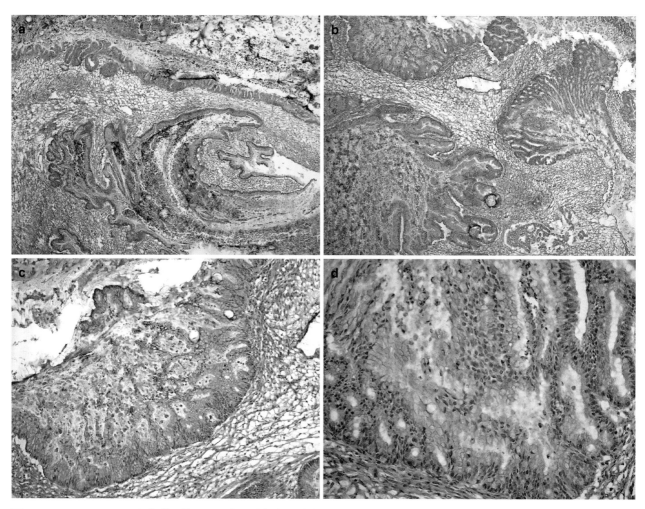

图 8.23　MBT/APMT。注意增生的肠型上皮形成复杂的分支腺管结构及腺腔内纤细乳头（a，b）。乳头融合及腔内有坏死碎片是其特征性改变（c）。可出现轻度至中度核异型性，核质比增高（d）

复层、簇状、绒毛状或细长的丝状乳头和融合的乳头

- 轻度至中度的核异型性
  - 核质比增高，核深染，胞质内黏液减少
- 核分裂象多少不一
- 卵巢间质内可见无细胞的黏液湖（卵巢假黏液瘤）
- 可有腔内坏死碎片
- 无间质浸润
- 罕见情况下与成熟性畸胎瘤（皮样囊肿）有关
- 浆黏液型（宫颈内膜或米勒管型）上皮少见（占所有 MBT/APMT 的不足 15%）（图 8.24）
  - 黏液性（宫颈内膜型）、浆液性、嗜酸性上皮以不同比例混合，罕见子宫内膜样上皮增生
  - 结构类似于浆液性交界性肿瘤 / 非典型增生性浆液性肿瘤（SBT/APST），有复杂乳头状和簇状的多级分支
  - 轻度至中度的核异型性
  - 间质常见中性粒细胞浸润
  - 可见砂粒体样钙化
  - 可能与子宫内膜异位症有关
  - 无杯状细胞
- MBT/APMT 合并上皮内癌
  - 局灶上皮具有明显核异型性或同时伴有复杂结构（筛状或上皮复层化）
  - 无间质浸润

- MBT/APMT 伴微小浸润
  - 间质浸润范围不超过 5 mm
  - 小的细胞巢、腺体或单个细胞，可能"漂浮"在细胞外黏液中

鉴别诊断

- 黏液性囊腺瘤
- 黏液性囊腺瘤伴局灶性上皮增生 / 非典型性（小于 10% 的内衬上皮表现为增生和非典型性）
- SBT/APST（特别是浆黏液性 MBT/APMT）
- 卵巢原发性黏液性癌
- 转移性黏液性癌

诊断陷阱 / 冰冻诊断要点

- 卵巢黏液性肿瘤通常有异质性，同一肿瘤内可见良性—交界性—恶性的形态谱
  - 充分取材是冰冻诊断 MBT/APMT 的关键
- MBT/APMT 预后良好，年轻患者可以选择保留生育功能的手术 [17,21,22]
- 低倍镜下浆黏液性交界性肿瘤类似于 SBT/APST，由于冰冻切片的假象，识别黏液性上皮细胞可能很困难
  - 术中冰冻能否区别这两类肿瘤对手术处理方式没有影响
- MBT/APMT 伴有上皮内癌或微小浸润

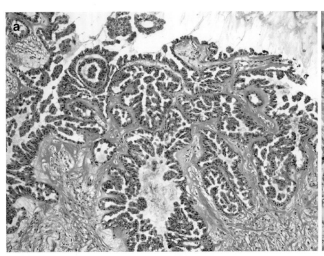
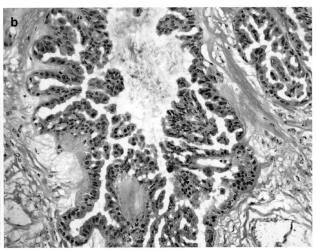

图 8.24 浆黏液性交界性（米勒源性）肿瘤 / 非典型增生性浆黏液性肿瘤。注意逐级分支的乳头和细胞簇，类似于 SBT/APST（a）和浆液性、嗜酸性、黏液性上皮伴轻度异型性（b）

- 预后和术中处理方式与MBT/APMT相似[17,21,23,24]
- 术中冰冻能否明确诊断MBT/APMT伴上皮内癌或微小浸润对手术处理方式没有影响，冰冻诊断为"黏液性交界性肿瘤"即可
- 卵巢原发性黏液性癌
  - 出现融合性（膨胀性）或浸润性生长（直径 > 5 mm）或复杂的筛状或迷宫样结构时，应警惕黏液性癌的可能
  - 单纯出现坏死并不是鉴别MBT/APMT和黏液性癌的可靠组织学特征
  - 区分MBT/APMT与具有膨胀性浸润的卵巢黏液性癌可能很困难，冰冻诊断为"至少为黏液性交界性肿瘤"即可
- 转移性黏液性癌
  - 转移性黏液性肿瘤，特别是阑尾、胰胆管和结肠直肠原发性肿瘤，与胃肠型MBT/APMT有非常相似的形态学特征
  - 双侧、体积小（直径 < 10 cm）和卵巢表面受累支持转移性肿瘤的诊断[18,19]
    - 肠型MBT/APMT几乎总是单侧肿瘤
  - 向外科医师询问
    - 患者既往有无恶性肿瘤病史
    - 是否有其他部位同时出现的肿块 / 影像学表现
    - 术中所见
  - 建议术中检查阑尾和肠道
  - 卵巢肿瘤的多次取材或术中发现的其他病变取材有助于鉴别诊断

黏液性癌（Mucinous Carcinoma）

临床特征

- 少见的组织学类型，仅占卵巢癌的 2%~4%
- 就诊时平均年龄为 45 岁
- 最常见的临床表现为腹部包块或腹痛
- 就诊时通常局限于卵巢
- 常为单侧发生

大体病理（图 8.25）

- 单侧巨大肿物，通常直径 > 10 cm（18~22 cm）
- 切面复杂，呈多房囊实性
- 可见坏死及出血
- 卵巢表面（冰冻切片取材部位）涂墨有助于判断表面受累情况
- 着重对实性及肿瘤坏死周围区域进行取材
- 因肿瘤组织常见异质性，可能需要多取材来满足冰冻诊断

镜下特征（图 8.26）

- 两种浸润方式（直径均需大于 5 mm）
  - 融合性或膨胀性：迷宫样、腺体拥挤的生长方式，缺乏间质反应
  - 破坏性浸润：少见，不规则、非典型腺体、巢状及单个肿瘤细胞浸润间质
    - 也可见促纤维增生性间质反应
  - 两种浸润方式常同时出现
- 核质比增高，核中度至重度异型性
- 最常见的类型为富含杯状细胞的肠型上皮
- 腔内常见大量坏死碎片
- 核分裂活跃
- 常见显著的肿瘤异质性：不同部位可显示癌、

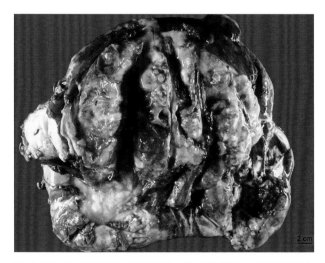

图 8.25 卵巢原发性黏液性癌。肿瘤体积大，切面呈囊实性，并可见广泛坏死

MBT/APMT 或黏液性囊腺瘤的组织学改变

- 罕见与成熟性畸胎瘤（皮样囊肿）恶变有关

鉴别诊断

- MBT/APMT
- 其他卵巢原发癌
  - 子宫内膜样癌
  - 高级别浆液性癌
- 转移性腺癌
  - 尤其是胃肠道（阑尾、结直肠、胰胆管）

诊断陷阱 / 冰冻诊断要点

- 排除转移性黏液性癌是冰冻诊断的关键
  - 卵巢原发癌需要分期手术，但转移性癌不需要
- 肿瘤异质性

- 充分取材是卵巢黏液性肿瘤术中冰冻诊断的关键
  - 同一肿瘤中可见良性或交界性区域
- 双侧病变并且肿瘤直径偏小（小于 10 cm）更倾向于卵巢转移性黏液性癌[18,19]（表 8.1）
- 发现畸胎瘤的成分更倾向于诊断卵巢原发性肿瘤
- 如果患者有其他原发性肿瘤病史，应尽量获取其病理切片做形态学比较
- 尽量与外科医师沟通以下情况
  - 患者既往是否有恶性肿瘤的病史（特别是胃肠道）
  - 是否同时有其他部位的肿瘤性病变或影像学发现
  - 术中情况：结节样病变、腹膜假黏液瘤、另一

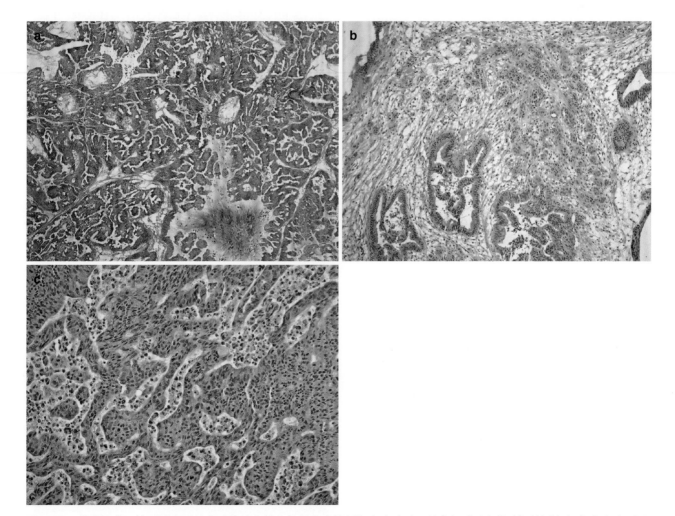

图 8.26　黏液性癌。镜下最常见具有腺体融合性生长的膨胀性浸润方式（a）。具有间质反应的破坏性浸润方式（b）相对少见。高倍镜显示中度至重度核异型性、胞质内黏液减少、散在的杯状细胞（c）。同时注意腺体融合性生长和腔内坏死碎片

表 8.1　卵巢黏液性癌的鉴别诊断

项目	原发	转移
双侧	罕见	常见
直径 > 10 cm	常见	不常见
表面受累	罕见	常见
生长方式	膨胀性浸润最常见；破坏性浸润相对少见	常见破坏性间质浸润伴间质反应
淋巴管血管侵犯	罕见	常见
卵巢门受累	罕见	常见
印戒细胞	罕见（可见于畸胎瘤相关肿瘤）	可能存在
单个细胞浸润	罕见	可能存在
腹膜假黏液瘤	罕见（可见于畸胎瘤相关肿瘤）	可能存在
肿瘤形态异质性	可能存在	常见

侧卵巢情况、是否存在双侧卵巢肿瘤的可能（如果只有一侧卵巢标本冰冻送检时）

- 建议术中对阑尾和肠道进行评估
- 与其他卵巢原发癌的区别
  - 子宫内膜样癌
    - 肿瘤中存在鳞状分化是子宫内膜样癌的组织学特点，原发或转移性黏液性癌不应有鳞状分化
  - 高级别浆液性癌（HGSC）
    - 乳头状和裂隙状结构，砂粒体形成，细胞核异型性明显是 HGSC 的形态学特点，不常见于黏液性癌
    - HGSC 很少出现胞质内空泡和腔内坏死碎片

卵巢黏液性肿瘤伴附壁结节（Mucinous Ovarian Tumors with Mural Nodules）

- 卵巢良性、交界性 / 非典型增生性肿瘤或黏液性癌中罕见的附壁结节
  - 反应性肉瘤样附壁结节
    - 可见多核巨细胞、牙龈瘤样巨细胞、梭形细胞及多形性细胞
    - 出血、坏死、炎症反应比较常见
    - 通常发生于年轻患者，不影响相关黏液性肿瘤的预后[25]

      - 如果在术中冰冻切片上看到，不需额外的手术切除
  - 恶性附壁结节（图 8.27）
    - 间变性癌或肉瘤
      - 常见于老年患者，并且提示预后差[26]
      - 大的多边形细胞和梭形细胞（间变性癌），或梭形细胞呈鱼骨样排列（肉瘤）
      - 术中冰冻无须对附壁结节进行精确的组织学分型；如果与卵巢黏液性癌相关，可诊断为"卵巢黏液性肿瘤伴高级别癌 / 肉瘤"或"癌肉瘤"，待术后石蜡切片检查做最终诊断

子宫内膜样肿瘤（Endometrioid Tumors）

子宫内膜样腺纤维瘤（Endometrioid Adenofibroma）

临床特征

- 比浆液性腺纤维瘤少见
- 常见于围绝经期或绝经后女性
- 常伴卵巢或其他盆腔部位的子宫内膜异位症

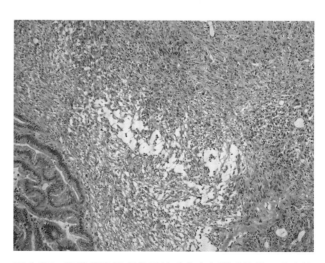

图 8.27　卵巢黏液性癌伴恶性（肉瘤）附壁结节。黏液性癌成分（左下角）骤然转化为邻近的肉瘤成分（图的右侧）

大体病理

- 单侧最常见
- 切面呈实性，可见囊性扩张的腺体

镜下特征（图 8.28）

- 显著的纤维间质中可见管状或囊状扩张的腺体
  - 间质可富于细胞
- 腺体被覆假复层增殖期样子宫内膜腺上皮
- 无明显拥挤的腺体、复杂性结构或细胞异型性
- 可见桑葚样鳞状上皮化生
  - 桑葚样鳞状上皮化生周围反应性间质类似于促纤维增生性间质

鉴别诊断

- 其他卵巢良性肿瘤 / 病变
  - 浆液性腺纤维瘤
  - 子宫内膜异位症
- 子宫内膜样交界性肿瘤（非典型增生性子宫内膜样肿瘤）

诊断陷阱 / 冰冻诊断要点

- 术中冰冻诊断时，与其他良性病变（如浆液性腺纤维瘤或子宫内膜异位症）的鉴别并不重要
- 如果镜下怀疑为交界性 / 非典型增生性子宫内膜样肿瘤，建议保守治疗，避免不必要的分期手术
- 子宫内膜样交界性肿瘤预后良好[27]

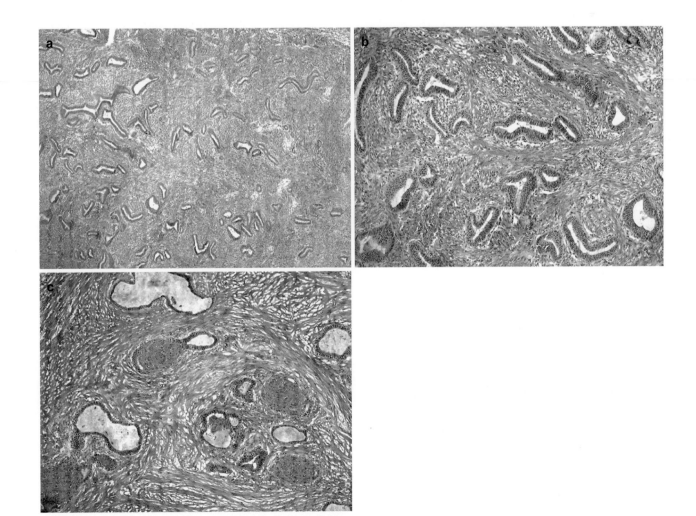

图 8.28　子宫内膜样腺纤维瘤。组织学特点包括子宫内膜样腺体在卵巢纤维性间质中散在分布（a）。没有拥挤的腺体及复杂性结构，假复层子宫内膜腺上皮缺乏细胞异型性（b）。可见桑葚样鳞状上皮化生（c）

子宫内膜样交界性肿瘤 / 非典型增生性子宫内膜样肿瘤（Endometrioid Borderline Tumor/ Atypical Proliferative Endometrioid Tumor, EBT/APET）

临床特征

- 多见于围绝经期或绝经后女性

大体病理

- 单侧最常见[28]
- 切面以实性为主，局灶囊性，或呈海绵状外观（图 8.29）

镜下特征（图 8.30）

- 腺体排列拥挤、结构复杂，但腺体无融合性生长
- 腺上皮为假复层，类似于增殖期子宫内膜
- 常见鳞状上皮化生（桑葚样化生）
- 以腺纤维瘤或囊内生长为主的生长方式
- 轻度至中度核异型性
- 缺乏间质浸润
- EBT/APET 伴上皮内癌
  - 细胞重度异型性，但无间质浸润
- EBT/APET 伴微小浸润
  - 腺体呈融合性生长或有明确的间质浸润（最大径小于 5 mm）（图 8.31）

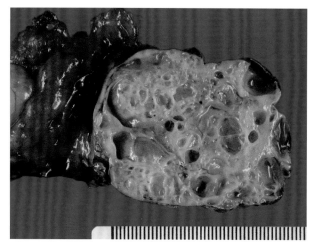

图 8.29　EBT/APET。切面呈多囊性、海绵状

鉴别诊断

- 子宫内膜样腺纤维瘤
- 非典型子宫内膜异位症 / 非典型增生或具有细胞异型性的子宫内膜异位症（见第 11 章）
- 子宫内膜样癌

诊断陷阱 / 冰冻诊断要点

- 子宫内膜异位症可具有细胞异型性或非典型增生（特别是息肉样子宫内膜异位症）。这两种"非典型子宫内膜异位症"的处理相对保守，与 EBT/APET 不同。然而，它们可伴发子宫内膜样癌或透明细胞癌，因此，充分的取材至关重要
- EBT/APET 预后良好[27,28]，年轻患者可以选择保留生育能力的手术
  - EBT/APET 的标准手术方案是全面的分期手术
- 发现上皮内癌或微小浸润并不会改变外科手术方案；冰冻诊断可报告为"子宫内膜样交界性肿瘤，不排除上皮内癌 / 微小浸润"
  - 冰冻诊断时多处取材有助于找到更大范围的间质浸润
- 桑葚样化生常见于良性和交界性子宫内膜样肿瘤，应避免误诊为子宫内膜样癌的实性成分
  - EBT/APET 不规则分支腺体中心的桑葚样化生呈筛状结构，类似于子宫内膜样癌
- 子宫内膜样癌
  - 融合性生长的腺体或破坏性间质浸润的病灶直径超过 5 mm
  - 可见于 EBT/APET 或子宫内膜异位症背景中，因此冰冻诊断时充分取材非常重要

子宫内膜样癌（Endometrioid Adenocarcinoma）

临床特征

- 最常见于 40~60 岁的女性，平均年龄为 58 岁[29]
- 无症状或出现盆腔包块

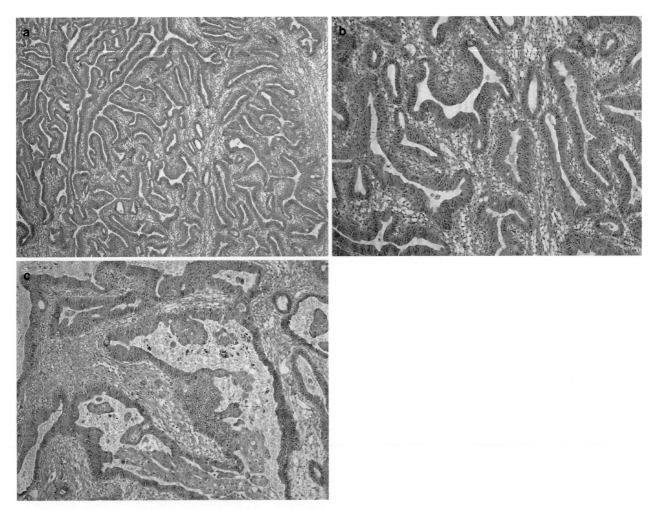

图 8.30　EBT/APET（低倍镜）。肿瘤显示拥挤、复杂的腺体结构，无融合性生长或间质浸润（a）。腺上皮轻度至中度核异型性，部分细胞核极性消失（b）。鳞状上皮化生较为常见（c）

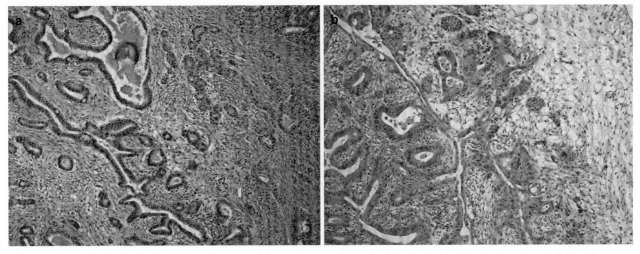

图 8.31　EBT/APET 伴微小浸润。小灶浸润性区域呈管状或性索样结构（a 图右侧），浸润性腺体周围可见促纤维增生性反应（b）

大体病理（图 8.32）

- 约 17% 的病例发生于双侧卵巢[6]
- 平均直径约为 15 cm
- 切面呈实性或囊性，伴囊内生长
- 常见出血及坏死

镜下特征（图 8.33~8.36）

- 两种生长方式
  - 最常见的是腺体融合、背靠背的生长方式（膨胀性浸润）
    - 与子宫内膜的子宫内膜样癌一样，具有筛状、绒毛管状或乳头状的复杂腺体结构
    - 缺乏间质

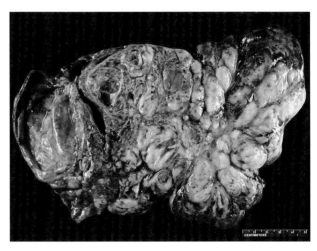

图 8.32　卵巢子宫内膜样癌。切面呈实性或囊实性，伴出血及坏死

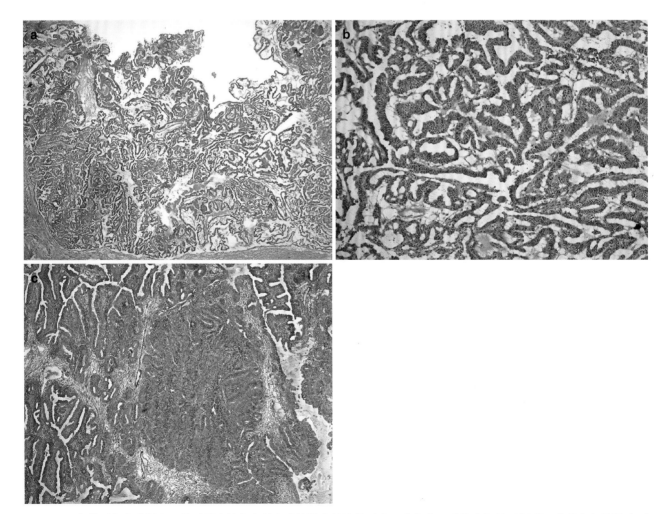

图 8.33　卵巢子宫内膜样癌。镜下最常见的生长方式是增生的腺体融合、背靠背，腺体之间缺乏间质。分化良好的肿瘤可见开放的腺管管腔（a，b），中度分化的肿瘤也可见实性肿瘤集团（c）

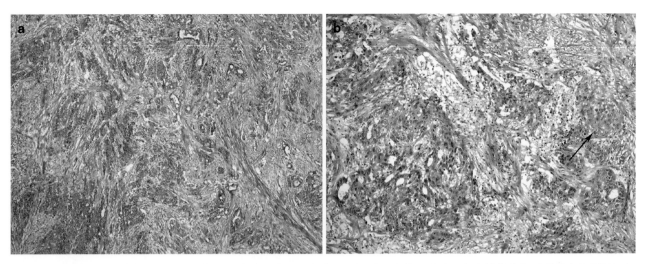

图 8.34 卵巢子宫内膜样癌，以实性巢团、条索浸润性生长为主，间质反应明显（a）。存在鳞状分化证明子宫内膜样组织学特征（b 图箭头所示）

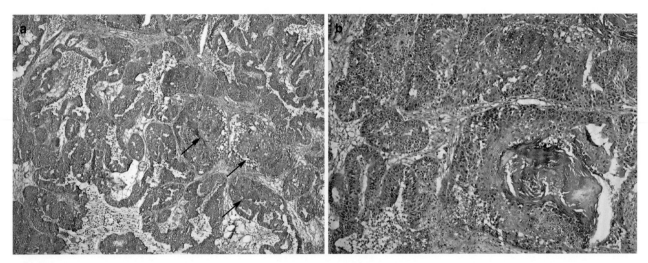

图 8.35 卵巢子宫内膜样癌，出现腔内坏死碎片，类似于转移性结直肠癌。鳞状分化（a 图箭头所示，b）证明子宫内膜样组织学来源

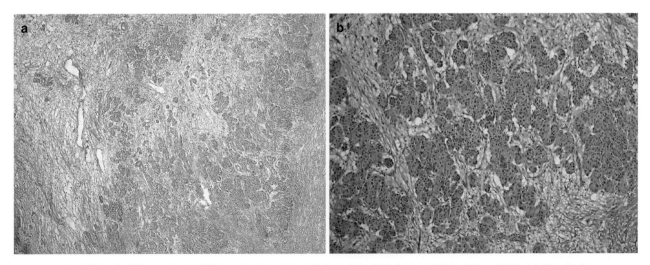

图 8.36 卵巢伴性索分化的子宫内膜样癌。肿瘤细胞呈小管状或者条索样分布于纤维间质中，类似于支持细胞瘤

– 间质破坏性浸润少见

　◆ 不规则腺体、细胞簇或单个细胞在间质内浸润性生长

　◆ 可见促纤维增生性间质反应和炎症反应

- 病灶直径至少为 5 mm（融合性生长或破坏性间质浸润）

　– EBT/APET 局灶融合或浸润范围的直径小于 5 mm，称为微小浸润（如上所述）

- 明显的核异型性

- 大多数肿瘤分化良好，腺腔开放；实性成分不明显

- 腔内可出现坏死碎片或广泛坏死

- 肿瘤细胞通常类似于子宫内膜腺体：假复层、拉长的细胞核、非黏液性胞质，也可见局灶性黏液化

- 鳞状分化常见（近一半的病例），是支持子宫内膜样癌诊断的最有力的组织学特征之一

- 分泌改变比较罕见

　– 空泡状胞质，类似于分泌早期的子宫内膜腺体

　– 间质黄素化

- 罕见性索样生长模式（图 8.36）

　– 小管状腺体或细小条索，类似于支持细胞小管

鉴别诊断（表 8.2）

- EBT/APET

　– EBT/APET 伴上皮内癌

　– EBT/APET 伴微小浸润（直径 < 5 mm）

- 其他卵巢原发癌

　– 高级别浆液性癌

　– 黏液性癌

- 支持细胞瘤和支持 - 间质细胞瘤（见第 10 章）

- 生殖细胞肿瘤

　– 具有腺样（子宫内膜样）生长方式的卵黄囊瘤

　– 卵巢甲状腺肿

　– 类癌和甲状腺类癌

- 转移性肿瘤

　– 结直肠肿瘤

　– 乳腺肿瘤

　– 宫颈腺癌

　– 子宫内膜的子宫内膜样癌

诊断陷阱 / 冰冻诊断要点

- 年轻的 EBT/APET 患者可能不需要全面的分期手术，因此，充分的取材［在实性区和（或）任何坏死区域的多处取材］对于排除子宫内膜样癌至关重要

　– EBT/APET 伴微小浸润（直径 < 5 mm）不影响患者的预后

- 术中冰冻诊断时准确区分卵巢原发性浆液性癌和子宫内膜样癌没必要；然而，区分伴黏液分化的

表 8.2　卵巢子宫内膜样癌的鉴别诊断

项目	子宫内膜样癌	转移性结肠腺癌	支持 - 间质细胞肿瘤	卵黄囊瘤
年龄	40~60 岁（平均为 58 岁）	40 岁以上（平均为 68 岁）	最常见于年轻女性（25~30 岁）	10~30 岁（多 为 16~19 岁）
肿瘤平均大小	直径为 15 cm	直径通常小于 10~12 cm	直径为 12~14 cm	直径为 15 cm
双侧	可高达 17%	常见，最多 60%	非常罕见	罕见
临床症状	无症状或盆腔包块 / 疼痛	与结肠原发性病变相关的症状，少有盆腔包块 / 疼痛	常见激素相关症状（雄激素水平高于雌激素）	盆腔包块 / 疼痛；血清 AFP 升高
鳞状分化	常见	不存在	不存在	不存在
黏液分化	不常见（无杯状细胞）	常见（有杯状细胞）	罕见（胃型或肠型异源性成分）	不常见
坏死	常见	常见	可见（低分化肿瘤中）	常见

肿瘤与转移性黏液性癌对冰冻诊断后手术有指导意义

- 子宫内膜样分化最有帮助的特点如下
  - 鳞状上皮化生 / 分化
  - 周围可见 EBT/APET 或合并存在子宫内膜异位症
- 转移性结直肠癌和子宫内膜样癌共同的特征
  - "花环"类型的腺体模式
  - 管腔内见"污秽"的坏死物
- 卵巢转移可能是临床上隐匿性宫颈腺癌的首发表现[30]
  - 常为单侧
  - 融合腺体、绒毛管状或筛状生长方式
  - 胞质稀少，胞核伸长，核分裂象接近细胞的顶端部分（"跳跃的核分裂象"）
- 如果形态学特征不明确或怀疑为转移性肿瘤
  - 询问外科医师患者既往是否有恶性肿瘤病史，以及其他部位同时发生的肿瘤性病变 / 影像学发现
  - 如能获取，将患者之前的肿瘤活检与冰冻切片进行形态学比较
  - 建议术中探查肠道
- 15%~20% 的卵巢子宫内膜样癌并发子宫内膜的子宫内膜样癌[31-33]
  - 卵巢和子宫内膜肿瘤是原发性还是转移性对于冰冻诊断并不重要
- 卵巢甲状腺肿和原发性卵巢类癌（岛状型或小梁型）
  - 大多数都是良性的临床过程，不需要分期手术
  - 与子宫内膜样癌相似的滤泡或腺样结构
  - 缺乏明显的细胞异型性、坏死或促纤维结缔组织反应
  - 缺乏鳞状上皮化生
  - 识别周围出现的其他畸胎瘤成分（皮样囊肿）非常有帮助
- 卵黄囊瘤常见于更年轻的女性（16~19 岁），多单侧发生
  - 询问外科大夫患者的血清 AFP，AFP 升高提

示卵黄囊瘤

透明细胞肿瘤（Clear Cell Tumors）

透明细胞囊腺瘤 / 腺纤维瘤（Clear Cell Cystadenoma/Adenofibroma）

临床特征

- 极其罕见，仅为个案报道[34,35]

大体病理

- 最大径可达 16 cm
- 切面呈实性，伴多发小囊形成
- 术中冰冻应充分取材以排除透明细胞交界性肿瘤或癌

镜下特征

- 囊性扩张的腺体，被覆立方或扁平上皮
- 透明或嗜酸性胞质
- 无核异型性或核分裂象
- 可能与子宫内膜异位症相关
- 以纤维性间质为背景

鉴别诊断

- 透明细胞交界性肿瘤 / 非典型增生性透明细胞肿瘤
- 透明细胞癌

诊断陷阱 / 冰冻诊断要点

- 透明细胞癌局灶细胞轻度异型性，类似于良性或交界性成分（图 8.37）
  - 如果在术中冰冻诊断时可疑为良性透明细胞肿瘤，应多取材以排除透明细胞交界性肿瘤或癌
  - 对于诊断不明确的病例，最好术后待石蜡切片明确诊断
- 在冰冻切片中，观察到透明胞质相对较困难，而嗜酸性胞质常见

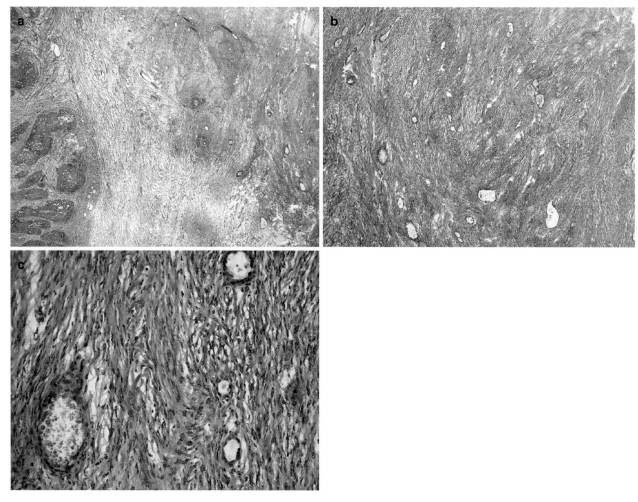

图 8.37 卵巢透明细胞癌伴局灶腺纤维瘤，类似于良性透明细胞肿瘤。低倍镜下显示卵巢透明细胞癌（a 图左侧），周边见透明细胞腺纤维瘤样结构（a 图右侧）。中、高倍镜下显示腺纤维瘤区域内小的腺样结构（b），细胞形态温和（c）

透明细胞交界性肿瘤 / 非典型增生性透明细胞肿瘤（Clear Cell Borderline Tumor/Atypical Proliferative Clear Cell Tumor）

临床特征

- 非常罕见
- 占比不足所有卵巢交界性肿瘤的 1%

大体病理

- 大小不一
- 切面呈实性，可见由小囊腔组成的海绵状外观[34,35]
- 术中冰冻诊断充分取材以排除透明细胞癌

镜下特征（图 8.38）

- 纤维间质内可见被覆上皮的腺体和小囊腔

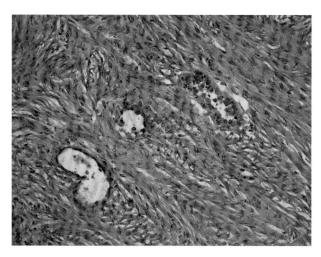

图 8.38 透明细胞交界性肿瘤显示腺纤维瘤样间质内可见被覆异型细胞的小腺体。被覆细胞呈靴钉样，轻度至中度异型性。在冰冻切片上，很难辨认出透明胞质

- 透明或嗜酸性胞质
- 轻度至中度核异型性
- 核分裂活性低
- 缺乏间质浸润
- 可能与子宫内膜异位症相关

鉴别诊断

- 透明细胞癌

诊断陷阱 / 冰冻诊断要点

- 透明细胞癌局灶细胞轻度异型性，类似于良性或交界性肿瘤
- 如果术中冰冻诊断怀疑是透明细胞肿瘤，需要多取材以排除透明细胞癌
- 不是所有透明细胞癌都具有明显的间质浸润
  - 透明细胞癌伴腺纤维瘤样或管状 / 管囊状生长模式可能被误诊为透明细胞交界性肿瘤
- 基于小宗病例报道，年轻的透明细胞交界性肿瘤患者可以选择保留生育功能的外科手术[36]

透明细胞癌（Clear Cell Carcinoma）

临床特征

- 患者年龄多为 50~55 岁[37]
  - 相较于浆液性肿瘤，透明细胞癌患者更年轻，可能发生于 20~40 岁，特别是有子宫内膜异位症的患者[38]
- 患者可有血栓栓塞及高钙血症[39,40]
- 与子宫内膜异位症相关

大体病理（图 8.39）

- 多为单侧
- 平均直径为 15 cm
- 切面可以是实性伴出血及坏死，或以囊性为主，伴囊腔内生长

镜下特征（图 8.40）

- 同一肿瘤内多种结构混合存在
  - 管囊状——不同比例管状和扩张明显的腺体
  - 实性——片状肿瘤细胞
  - 乳头状——小而圆的乳头状突起伴玻璃样变性的纤维血管轴心
- 中度至重度核异型性的多边形细胞。非典型性程度在同一肿瘤的不同区域可能有显著差异
  - 局部可见轻度核异型性的腺纤维瘤区，类似于良性或交界性 / 非典型增生性肿瘤
  - 管囊状生长的肿瘤可以表现为扁平细胞，可能只有轻度的核异型性
- 可见明显的核仁
- 核分裂象相对较少（大多数病例少于 10 个 /

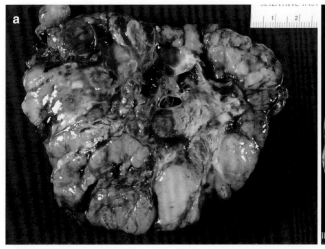
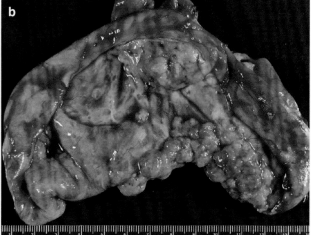

图 8.39　卵巢透明细胞癌。肿瘤切面呈实性，伴明显坏死（a），或以囊性为主要表现，囊内见乳头或实性区（b）

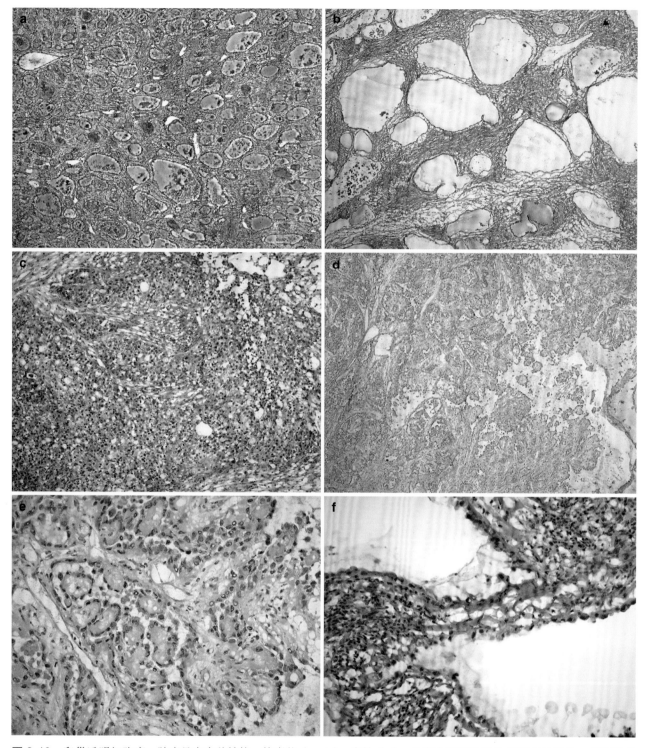

图 8.40　卵巢透明细胞癌。肿瘤具有多种结构：管囊状（a，b）、实性（c），具有小而圆的乳头状突起的结构，玻璃样变性的纤维血管轴心（d，e）。同一种肿瘤可以具有不同程度的细胞异型性，细胞核轻度（f，g）至重度异型性（h，i）。可见靴钉样细胞（e，g），管腔内常见嗜酸性或嗜碱性分泌物（g~i）。冰冻切片中透明胞质可能不容易观察，但是罕见病例可能类似于印戒细胞癌，可见大量的透明胞质（j）

10 HPF）

• 胞质嗜酸性或透明，但在冰冻切片中确定胞质透明有时候并不容易

– 也可见胞质嗜酸性小球，形成"靶心样"外观

• 常见靴钉样细胞——细胞核圆形，位于膨大的胞质顶端并伴有核异型性

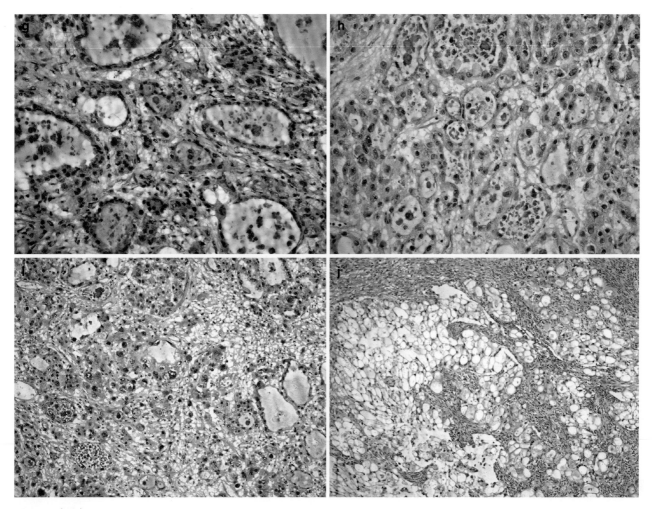

图 8.40（续）

- 腔内可见黏液或嗜酸性分泌物
- 出血及坏死不少见
- 可见砂粒体，但比浆液性肿瘤少见
- 促纤维增生间质性反应不常见
- 与子宫内膜异位症有关

鉴别诊断

- 子宫内膜异位症伴细胞异型性
- 良性和非典型增生性透明细胞肿瘤
- 浆液性交界性肿瘤 / 非典型增生性浆液性肿瘤
  （SBT/APST）
- 其他卵巢原发癌
  - 高级别浆液性癌
  - 黏液性癌
  - 子宫内膜样癌

- 其他伴透明胞质形态的卵巢原发性肿瘤
  - 卵黄囊瘤
  - 无性细胞瘤
- 卵巢甲状腺肿
- 转移性癌
  - 发生于其他女性生殖系统（子宫内膜、宫颈和下生殖道）的米勒源性透明细胞癌
  - 乳腺癌
  - 印戒细胞癌
  - 透明细胞肾细胞癌

诊断陷阱 / 冰冻诊断要点

- 冰冻诊断最重要的目的是确定米勒源性高级别癌
  - 术中鉴别透明细胞癌和其他卵巢原发癌（高级别浆液性癌或子宫内膜样癌）并不重要

- 鉴别米勒源性透明细胞癌是原发性还是转移性（子宫内膜、宫颈、下生殖道）可能非常困难。冰冻诊断"符合米勒源性高级别癌 / 透明细胞癌"足以覆盖以上所有可能性
- 管囊状或腺纤维瘤性区域的细胞可能只有轻度异型性，仔细评估冰冻切片的其他区域可发现高级别核异型性
- 良性和非典型增生性透明细胞肿瘤极其罕见；术中冰冻应多取材以排除透明细胞癌
- 以乳头状生长方式为主的透明细胞癌可能类似于 SBT/APST；但是，明显核异型性并不是 SBT/APST 的特点
- 子宫内膜异位症可能具有局灶细胞异型性，特别是囊内的实性区域，需要多取材
- 卵黄囊瘤和无性细胞瘤也常具有透明胞质，相对于透明细胞癌，它们一般发生于较年轻的患者（10~30 岁）（表 8.3）
  - 对于患有恶性生殖细胞肿瘤的年轻患者，可选择保留生育能力的手术
  - 尽管有小宗病例报道称 I 期透明细胞癌保留生育功能的手术与根治性手术有同样的预后，但保留生育能力手术是否合适尚未达成一致的意见[41,42]

- 卵巢甲状腺肿有类似于透明细胞癌的囊管状生长方式，但是缺乏明显的核异型性
  - 周围存在其他畸胎瘤成分（皮样囊肿）对于鉴别诊断非常有帮助
- 转移性肾透明细胞癌、印戒细胞癌或具有透明胞质的其他转移性癌，如乳腺、胃、结直肠，可能类似于卵巢原发的透明细胞癌
  - 应该对比患者已知肿瘤的活检组织形态学
  - 与外科医师沟通患者的既往恶性肿瘤病史，有无其他部位同时发生的肿瘤性病变 / 影像学发现，以及术中所见

Brenner 瘤（Brenner Tumors）

良性 Brenner 瘤（Benign Brenner Tumor）

临床特征

- 可以发生于任何年龄，最常见于 40~70 岁[43,44]
- 常为偶然发现；罕见盆腔包块 / 疼痛
- 可表现出卵巢间质分泌激素所引起的内分泌症状，但很罕见[45]

表 8.3 卵巢透明细胞癌鉴别诊断

项目	透明细胞癌	SBT/APST	卵黄囊瘤	无性细胞瘤	卵巢甲状腺肿	转移性腺癌
年龄	20~70 岁（多为 50~55 岁）	平均为 42 岁	10~30 岁（多为 16~19 岁）	10~30 岁（平均为 22 岁）	生育年龄	常超过 40 岁
双侧	罕见	常见	罕见	10%~20%	其他区域可显示卵巢皮样囊肿	常见
临床症状	盆腔包块 / 疼痛，血栓栓塞，高钙血症	盆腔包块 / 疼痛	盆腔包块 / 疼痛，血清 AFP 升高	盆腔包块 / 疼痛，血清 LDH 升高	罕见甲状腺功能亢进	程度不一，取决于原发性肿瘤
卵巢组织背景中有诊断意义的特征	子宫内膜异位症			罕见性腺发育不全或性腺母细胞瘤	其他畸胎瘤成分（皮样囊肿）	
结构模式	结构多样：乳头、管囊状、实性	乳头状	结构多样：网状、实性、肺泡样腺管	实性	腺样，可呈囊状	结构多样：腺样或单个浸润
核异型性	程度不一；至少局部为高度异型性	轻度	中度至重度异型性，核仁明显	细胞核均匀增大，核仁明显	无或轻微	程度不一，取决于原发性肿瘤
坏死	常见	缺乏	常见	常见	缺乏	常见

大体病理（图 8.41）

- 最大径常小于 2 cm[44]
- 常为单侧发生[43]
- 切面呈实性、质坚硬，黄褐色或白色
- 可见囊性成分（通常与黏液性肿瘤相关）[46]

镜下特征（图 8.42）

- 丰富、密集的纤维瘤性间质中可见圆形或形状不规则、大小不等的移行上皮巢
  - 肿瘤巢团中央的管腔内衬移行或黏液性上皮，腔内充满黏液或嗜酸性物质
  - 罕见鳞状上皮化生
- 核卵圆形，具有纵向核沟和小核仁
- 无核异型性或明显核分裂象
- 胞质弱嗜酸性或透明
- 细胞膜明显
- 间质玻璃样变性和钙化很常见
- 可能与其他肿瘤类型有关，最常见于黏液性肿瘤，少见于皮样囊肿、卵巢甲状腺肿或浆液性囊腺瘤

鉴别诊断

- 交界性 / 非典型增生性 Brenner 瘤
- 成人型颗粒细胞瘤

诊断陷阱 / 冰冻诊断要点

- 纤维瘤性间质中可见不规则腺体，类似于浸润性生长
  - 缺乏促纤维增生性间质反应和核异型性
- 局灶性黏液腔 / 囊肿可类似于腺样或微滤泡样结构
  - 非常局限；肿瘤的其他区域具有典型的移行细胞巢，可见卵圆形核和核沟
- 大体表现、核沟、局灶性小腺腔形成可与成人型颗粒细胞瘤类似
  - 与成人型颗粒细胞瘤不同，Brenner 瘤具有丰富的弱嗜酸性胞质及界限清晰的细胞膜
  - Brenner 瘤的细胞核膜通常圆且滑，而成人型颗粒细胞瘤有纵向核沟，还有不规则的核膜
- 良性 Brenner 瘤与交界性 / 非典型增生性 Brenner 瘤不同
  - 没有囊内乳头或波浪状的移行上皮增生
  - 没有明显的核异型性
- 与 Brenner 瘤并存的最常见的黏液性肿瘤是良性黏液性囊腺瘤，黏液性交界性肿瘤 / 非典型增生性黏液性肿瘤罕见
  - 囊性成分的充分取材（如果存在）尤其重要（见黏液性肿瘤）

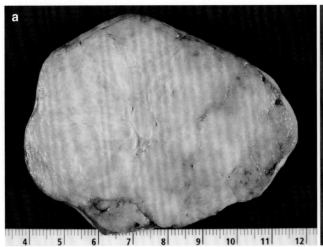
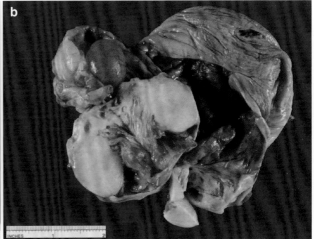

图 8.41 良性 Brenner 瘤。切面呈实性、质坚硬、黄褐色（a）。少见情况下，相关的黏液性肿瘤使得该肿瘤部分呈囊性改变（b）

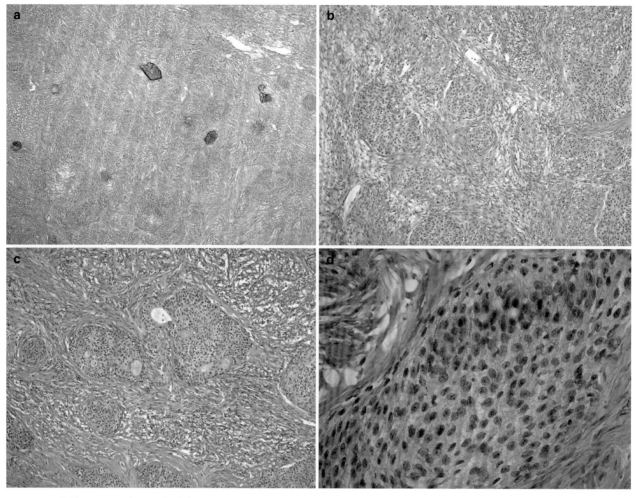

图 8.42　良性 Brenner 瘤。这类肿瘤可见不规则的移行细胞巢团存在于致密纤维瘤性间质内（a，b）。常见间质钙化（a）和黏液产生伴管腔形成（c）。细胞核圆形或卵圆形，有纵向核沟，核膜光滑，可见小核仁。缺乏核异型性（d）

交界性 / 非典型增生性 Brenner 瘤（Borderline/ Atypical Proliferative Brenner Tumor）

临床特征

- 罕见[47-51]
- 平均发病年龄为 59 岁[6]
- 可出现盆腔疼痛 / 包块

大体病理（图 8.43）

- 单侧
- 体积比良性 Brenner 瘤大（为 10~28 cm）
- 切面常呈囊性，囊内可见息肉样突起和多少不等的实性成分

镜下特征（图 8.44）

- 囊内成分类似于低级别乳头状尿路上皮肿瘤或衬覆波浪形、曲折的移行上皮
- 拥挤的移行上皮巢团
- 核轻度至中度异型性
- 可见核分裂象
- 缺乏间质浸润
- 周围常伴良性 Brenner 瘤
- 常有黏液化生，也可合并黏液性肿瘤

鉴别诊断

- 良性 Brenner 瘤
- 恶性 Brenner 瘤

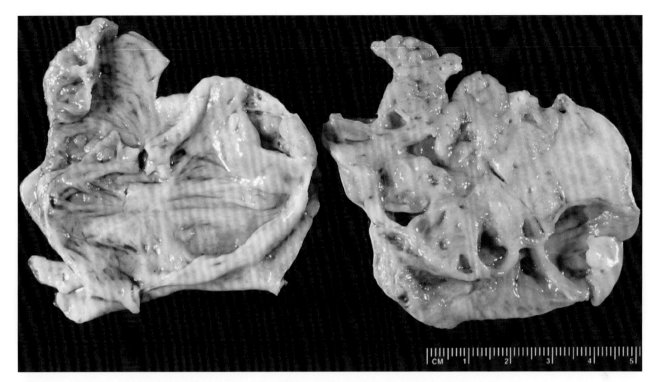

图 8.43　交界性 / 非典型增生性 Brenner 瘤。切面呈囊性，囊内可见黄褐色息肉样或实性区域

诊断陷阱 / 冰冻诊断要点

- 虽有罕见报道的局灶复发，但绝大多数交界性 /
  非典型增生性 Brenner 瘤的临床预后很好[47-51]
  - 与其他交界性肿瘤类似，一般行分期手术
- 如果具有高级别的核异型性，但无间质浸润，可
  以诊断为交界性 / 非典型增生性 Brenner 瘤伴上
  皮内癌
- 恶性 Brenner 瘤常与良性或交界性肿瘤并存，但有
  明显的核异型性、核分裂活跃及间质浸润
  - 如果冰冻切片不能判定间质浸润，冰冻诊断可
    以为"至少为交界性 Brenner 瘤"

恶性 Brenner 瘤（Malignant Brenner Tumor）

临床特征

- 罕见
- 发病年龄常超过 50 岁
- 表现为盆腔疼痛 / 包块

大体病理

- 肿瘤体积大，直径可达 40 cm
- 切面有实性和囊性区域
- 坏死明显
- 约 12% 的肿瘤发生于双侧[52]
- 冰冻时多取材是发现恶性成分的关键
  - 取材不充分可能只显示良性或交界性 / 非典型
    增生性 Brenner 瘤

镜下特征（图 8.45）

- 移行上皮细胞形成的不规则巢团类似于高级别尿
  路上皮癌
- 间质浸润
  - 不规则小巢团或者单个细胞
  - 可见间质反应
- 核中度至重度异型性
- 核分裂象易见
- 伴发或邻近可见良性或交界性 / 非典型增生性
  Brenner 瘤

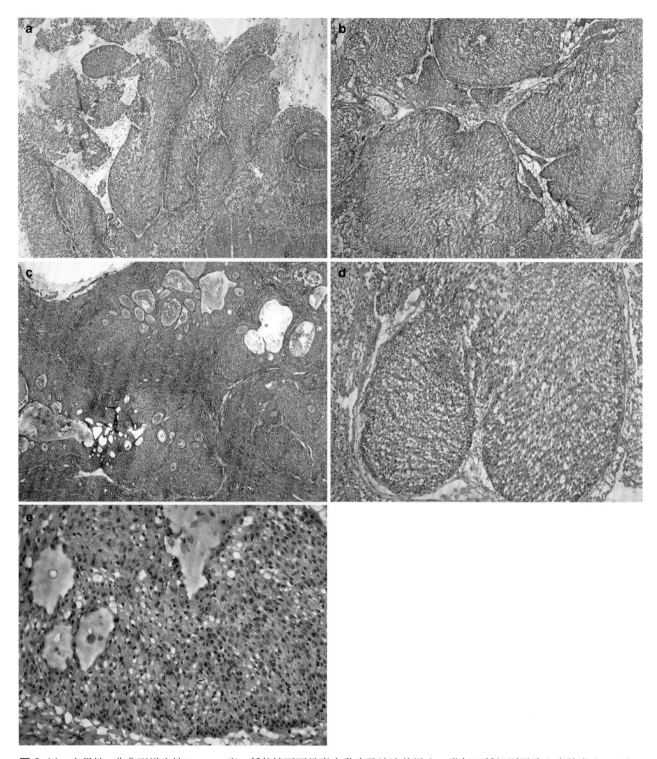

图 8.44　交界性 / 非典型增生性 Brenner 瘤。低倍镜下可见囊内乳头及波浪状增生，类似于低级别尿路上皮肿瘤（a，b）。常见黏液性上皮改变和囊内黏液（c）。核轻度异型性。缺乏核分裂象和间质浸润（d，e）

- 可见鳞状分化或黏液分化
- 可见坏死

鉴别诊断

- 交界性 / 非典型增生性 Brenner 瘤

- 其他卵巢原发癌
  - 高级别浆液性癌
  - 子宫内膜样癌
  - 黏液性癌
  - 鳞状细胞癌——来自成熟性畸胎瘤

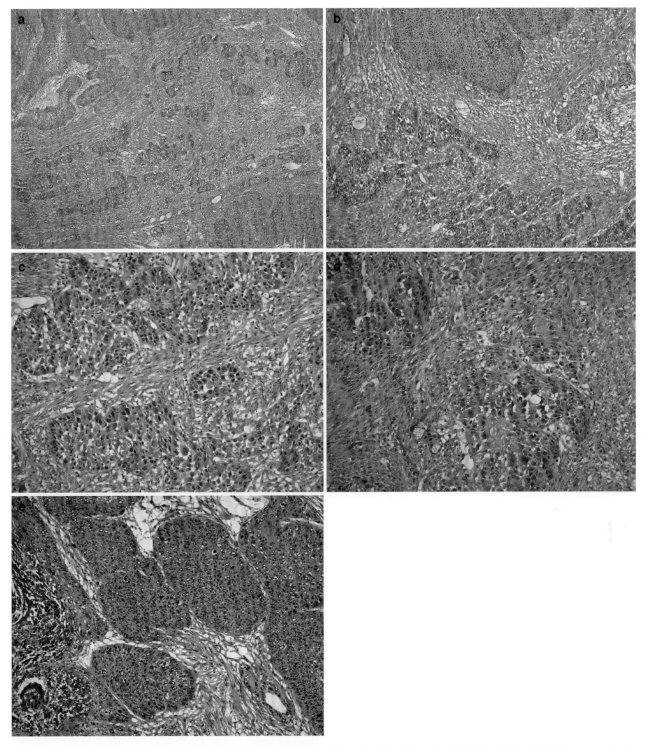

图 8.45 恶性 Brenner 瘤。移行上皮细胞呈不规则巢团在间质中浸润，周围背景可见交界性 / 非典型增生性 Brenner 瘤（a 图左上角可见交界性 / 非典型增生性 Brenner 瘤）。肿瘤细胞具有明显异型性、核分裂活跃（b~e）。可见鳞状分化（d，e）

- 转移性移行细胞癌

诊断陷阱 / 冰冻诊断要点

- 高级别浆液性癌 / 子宫内膜样癌可有移行细胞的表现

- 如背景无良性 Brenner 瘤或交界性 / 非典型增生性 Brenner 瘤时，不应诊断为恶性 Brenner 瘤
- 不同组织学亚型的卵巢原发癌（恶性 Brenner 瘤、高级别浆液性癌或子宫内膜样癌）的手术方式相同，因此冰冻诊断时的区分并不重要

- 冰冻诊断无法明确是否有间质浸润时，可报告为"至少为交界性/非典型增生性 Brenner 瘤"
- 背景出现良性 Brenner 肿瘤和交界性/非典型增生性 Brenner 瘤时，可排除转移性移行细胞癌
  - 如果患者有已知恶性肿瘤的病史，需要进行形态学比较
  - 询问外科医师患者有无其他部位同时发生的肿瘤，影像学检查和术中是否有异常发现

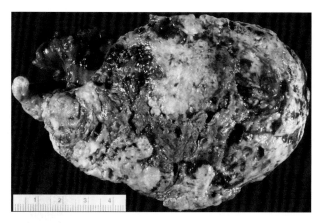

图 8.46　癌肉瘤（恶性米勒混合瘤）通常形成一个巨大的肿块，切面有实性和囊性，伴坏死和出血

混合性上皮 – 间叶肿瘤（Mixed Epithelial-Mesenchymal Tumors）

癌肉瘤（恶性米勒混合瘤）（Carcinosarcoma, Malignant Mixed Mullerian Tumor，MMMT）

临床特征

- 常发生于 50~70 岁[53]
- 表现为盆腔疼痛/包块
- 通常为临床晚期

大体病理（图 8.46）

- 肿瘤平均直径为 14 cm[54]
- 切面有实性和囊性，常伴坏死和出血
- 超过 1/3 的病例为双侧卵巢受累

镜下特征（图 8.47）

- 最常见的高级别上皮癌成分为高级别浆液性癌，但子宫内膜样癌、透明细胞癌和未分化癌成分或混合性癌成分也可以见到
- 间叶（肉瘤）成分可能是同源的（高级别、非特异性梭形细胞肉瘤），或异源的（横纹肌肉瘤、软骨肉瘤，或罕见的骨肉瘤或脂肪肉瘤）
- 两种成分均具有明显核异型性
- 核分裂活跃
- 常见坏死和出血

鉴别诊断

- 卵巢原发的高级别癌
- 转移性癌
- 其他女性生殖系统（输卵管、子宫内膜）原发性癌肉瘤的卵巢转移
- 未成熟性畸胎瘤
- 低分化支持 – 间质细胞瘤

诊断陷阱/冰冻诊断要点

- 肉瘤成分可能非常局限，局限的冰冻取材不易发现
  - 术中冰冻诊断时，确定肉瘤成分及区分原发性高级别卵巢癌和癌肉瘤并非必要
- 发现肉瘤成分有助于排除转移性非米勒源性上皮癌
- 区分卵巢原发性和转移性米勒源性（子宫内膜和输卵管）癌肉瘤的意义不大，因其不会改变手术方案
- 癌肉瘤（特别是有软骨肉瘤成分）可类似于未成熟性畸胎瘤
  - 典型的未成熟性畸胎瘤见于更年轻的患者（20~30 岁），更年期几乎不发生
  - 与未成熟性畸胎瘤的未成熟神经外胚层和间充质成分相比，癌肉瘤有更高的核异型性
- 支持 – 间质细胞瘤（SLCT）

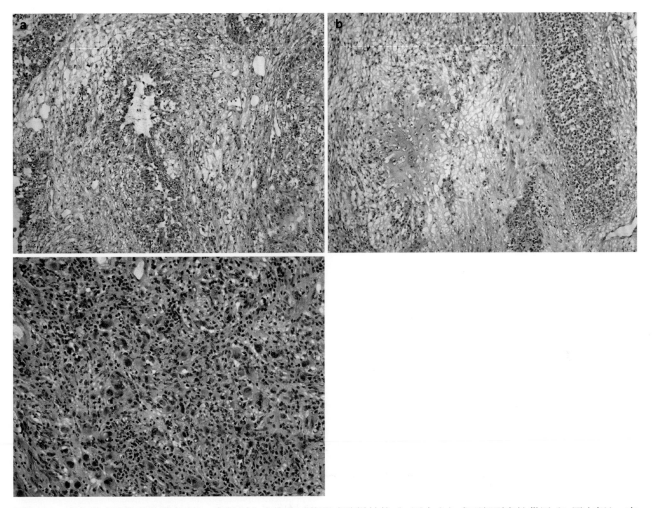

图 8.47 癌肉瘤（恶性米勒混合瘤）。高级别上皮成分可能形成腺样结构（a 图中央）或不规则实性巢团（b 图右侧）。肉瘤成分可以是同源性或非特异性梭形细胞肉瘤（a 图恶性腺体周围），或异源性软骨肉瘤（b 图左侧），或具有丰富嗜酸性胞质和偏位的异型细胞核的横纹肌肉瘤（c）

- 典型病例发生于年轻患者（30 岁以下）
- 核轻度异型性
- 即使在低分化的 SLCT 中，也常见局灶分化良好的区域
- 很少含有异源性软骨成分

（磨　娜　支文雪 译，詹　阳　校）

参考文献

1. Lim-Tan SK, Cajigas HE, Scully RE. Ovarian cystectomy for serous borderline tumors: a follow-up study of 35 cases. Obstet Gynecol. 1988;72:775–81.
2. Bostwick DG, Tazelaar HD, Ballon SC, Hendrickson MR, Kempson RL. Ovarian epithelial tumors of borderline malignancy. A clinical and pathologic study of 109 cases. Cancer. 1986;58:2052–65.
3. Lim FK, Yeoh CL, Chong SM, Arulkumaran S. Pre and intraoperative diagnosis of ovarian tumours: how accurate are we? Aust N Z J Obstet Gynaecol. 1997;37:223–7.
4. Allison KH, Swisher EM, Kerkering KM, Garcia RL. Defining an appropriate threshold for the diagnosis of serous borderline tumor of the ovary: when is a full staging procedure unnecessary? Int J Gynecol Pathol. 2008;27:10–7.
5. Seidman JD, Soslow RA, Vang R, GErman JJ, Stoler MH, Sherman ME, et al. Borderline ovarian tumors: diverse contemporary viewpoints on terminology and diagnostic criteria with illustrative images. Hum Pathol. 2004;35:918–33.
6. Kurman RJ, Carcanglu ML, Herrington CS, Young RH. WHO classification of tumours of female reproductive organs. 4th ed. Lyon: International Agency for Research on Cancer (IARC); 2014.

7. Longacre TA, McKenney JK, Tazelaar HD, Kempson RL, Hendrickson MR. Ovarian serous tumors of low malignant potential (borderline tumors): outcome-based study of 276 patients with long-term (> or =5-year) follow-up. Am J Surg Pathol. 2005;29:707–23.

8. McKenney JK, Balzer BL, Longacre TA. Patterns of stromal invasion in ovarian serous tumors of low malignant potential (borderline tumors): a reevaluation of the concept of stromal microinvasion. Am J Surg Pathol. 2006;30:1209–21.

9. Bell DA. Low-grade serous tumors of ovary. Int J Gynecol Pathol. 2014;33:348–56.

10. Hannibal CG, Vang R, Junge J, Frederiksen K, Kjaerbye-Thygesen A, Andersen KK, et al. A nationwide study of serous "borderline" ovarian tumors in Denmark 1978–2002: centralized pathology review and overall survival compared with the general population. Gynecol Oncol. 2014;134(2):267–73.

11. Seidman JD, Kurman RJ. Subclassification of serous borderline tumors of the ovary into benign and malignant types. A clinicopathologic study of 65 advanced stage cases. Am J Surg Pathol. 1996;20:1331–45.

12. Eichhorn JH, Bell DA, Young RH, et al. Ovarian serous borderline tumors with micropapillary and cribriform patterns: a study of 40 cases and comparison with 44 cases without these patterns. Am J Surg Pathol. 1999;23:397–409.

13. Prat J, De Nictolis M. Serous borderline tumors of the ovary: a long-term follow-up study of 137 cases, including 18 with a micropapillary pattern and 20 with microinvasion. Am J Surg Pathol. 2002;26:1111–28.

14. Malpica A, Deavers MT, Lu K, Bodurka DC, Atkinson EN, Gershenson DM, Silva EG. Grading ovarian serous carcinoma using a two-tier system. Am J Surg Pathol. 2004;28:496–504.

15. Gershenson DM, Sun CC, Bodurka D, Coleman RL, Lu KH, Sood AK, et al. Recurrent low-grade serous ovarian carcinoma is relatively chemoresistant. Gynecol Oncol. 2009;114:48–52.

16. Seidman JD, Yemelyanova A, Cosin JA, Smith A, Kurrman RJ. Survival rates for international federation of gynecology and obstetrics stage III ovarian carcinoma by cell type: a study of 262 unselected patients with uniform pathologic review. Int J Gynecol Cancer. 2012;22:367–71.

17. Ronnett BM, Kajdacsy-Balla A, Gilks CB, Merino MJ, Silva E, Werness BA, Young RH. Mucinous borderline ovarian tumors: points of general agreement and persistent controversies regarding nomenclature, diagnostic criteria, and behavior. Hum Pathol. 2004;35:949–60.

18. Lee KR, Young RH. The distinction between primary and metastatic mucinous carcinomas of the ovary: gross and histologic findings in 50 cases. Am J Surg Pathol. 2003;27:281–92.

19. Seidman JD, Kurman RJ, Ronnett BM. Primary and metastatic mucinous adenocarcinomas in the ovaries: incidence in routine practice with a new approach to improve intraoperative diagnosis. Am J Surg Pathol. 2003;27:985–93.

20. Yemelyanova AV, Vang R, Judson K, Wu LS, Ronnett BM. Distinction of primary and metastatic mucinous tumors involving the ovary: analysis of size and laterality data by primary site with reevaluation of an algorithm for tumor classification. Am J Surg Pathol. 2008;32:128–38.

21. Riopel MA, Ronnett BM, Kurman RJ. Evaluation of diagnostic criteria and behavior of ovarian intestinal-type mucinous tumors: atypical proliferative (borderline) tumors and intraepithelial, microinvasive, invasive, and metastatic carcinomas. Am J Surg Pathol. 1999;23:617–35.

22. Rodriguez IM, Prat J. Mucinous tumors of the ovary: a clinicopathologic analysis of 75 borderline tumors (of intestinal type) and carcinomas. Am J Surg Pathol. 2002;26:139–52.

23. Lee KR, Scully RE. Mucinous tumors of the ovary: a clinicopathologic study of 196 borderline tumors (of intestinal type) and carcinomas, including an evaluation of 11 cases with 'pseudomyxoma pcritonci'. Am J Surg Pathol. 2000;24:1447–64.

24. Kim KR, Lee HI, Lee SK, Ro JY, Robboy SJ. Is stromal microinvasion in primary mucinous ovarian tumors with "mucin granuloma" true invasion? Am J Surg Pathol. 2007;31:546–54.

25. Bague S, Rodriguez IM, Prat J. Sarcoma-like mural nodules in mucinous cystic tumors of the ovary revisited: a clinicopathologic analysis of 10 additional cases. Am J Surg Pathol. 2002;26:1467–76.

26. Provenza C, Young RH, Prat J. Anaplastic carcinoma in mucinous ovarian tumors: a clinicopathologic study of 34 cases emphasizing the crucial impact of stage on prognosis, their histological spectrum, and overlap with sarcomalike mural nodules. Am J Surg Pathol. 2008;32:383–9.

27. Bell KA, Kurman RJ. A clinicopathologic analysis of atypical proliferative (borderline) tumors and well-differentiated endometrioid adenocarcinomas of the ovary. Am J Surg Pathol. 2000;24:1465–79.

28. Roth LM, Emerson RE, Ulbright TM. Ovarian endometrioid tumors of low malignant potential: a clinicopathologic study of 30 cases with comparison to well-differentiated endometrioid adenocarcinoma. Am J Surg Pathol. 2003;27:1253–9.

29. Storey DJ, Rush R, Stewart M, Rye T, Al-Nafussi A, Williams AR, et al. Endometrioid epithelial ovarian cancer: 20 years of prospectively collected data from a single center. Cancer. 2008;112:2211–20.

30. Ronnett BM, Yemelyanova AV, Vang R, Gilks CB, Miller D, Gravitt PE, Kurman RJ. Endocervical adenocarcinomas with ovarian metastases: analysis of 29 cases with emphasis on minimally invasive cervical tumors and the ability of the metastases to simulate primary ovarian neoplasms. Am J Surg Pathol. 2008;32:1835–53.

31. Sheu BC, Lin HH, Chen CK, Chao KH, SHun CT, Huang SC. Synchronous primary carcinomas of the endometrium and ovary. Int J Gynaecol Obstet. 1995;51:141–6.

32. Kline RC, Wharton JT, Atkinson EN, Burke TW,

Gershenson DM, Edwards CL. Endometrioid carcinoma of the ovary: retrospective review of 145 cases. Gynecol Oncol. 1990;39:337–46.

33. Zaino R, Whitney C, Brady MF, DeGeest K, Burger RA, Buller RE. Simultaneously detected endometrial and ovarian carcinomas–a prospective clinicopathologic study of 74 cases: a gynecologic oncology group study. Gynecol Oncol. 2001;83:355–62.

34. Bell DA, Scully RE. Benign and borderline clear cell adenofibromas of the ovary. Cancer. 1985;56:2922–31.

35. Roth LM, Langley FA, Fox H, Wheeler JE, Czernobilsky B. Ovarian clear cell adenofi bromatous tumors. Benign, of low malignant potential, and associated with invasive clear cell carcinoma. Cancer. 1984;53:1156–63.

36. Uzan C, Dufeu-Lefebvre M, Fauvet R, Gouy S, Duvillard P, Darai E, Morice P. Management and prognosis of clear cell borderline ovarian tumor. Int J Gynecol Cancer. 2012;22:993–9.

37. Chan JK, Teoh D, Hu JM, Shin JY, Osann K, Kapp DS. Do clear cell ovarian carcinomas have poorer prognosis compared to other epithelial cell types? A study of 1411 clear cell ovarian cancers. Gynecol Oncol. 2008;109:370–6.

38. Scarfone G, Bergamini A, Noli S, Villa A, Cipriani S, Taccagni G, et al. Characteristics of clear cell ovarian cancer arising from endometriosis: a two center cohort study. Gynecol Oncol. 2014;133:480–4.

39. Matsuura Y, Robertson G, Marsden DE, Kim SN, Gebski V, Hacker NF. Thromboembolic complications in patients with clear cell carcinoma of the ovary. Gynecol Oncol. 2007;104:406–10.

40. Savvari P, Peitsidis P, Alevizaki M, Dimopoulos MA, Antsaklis A, Papadimitriou CA. Paraneoplastic humorally mediated hypercalcemia induced by parathyroid hormone-related protein in gynecologic malignancies: a systematic review. Onkologie. 2009;32:517–23.

41. Kajiyama H, Shibata K, Mizuno M, Hosono S, Kawai M, Nagasaka T, Kikkawa F. Fertility-sparing surgery in patients with clear-cell carcinoma of the ovary: is it possible? Hum Reprod. 2011;26:3297–302.

42. Kajiyama H, Shibata K, Suzuki S, Ino K, Yamamoto E, Mizuno K, et al. Is there any possibility of fertility-sparing surgery in patients with clear-cell carcinoma of the ovary? Gynecol Oncol. 2008;111:523–6.

43. Kondi-Pafi ti A, Kairi-Vassilatou E, Iavazzo C, Vouza E, Mavrigiannaki P, Kleanthis C, et al. Clinicopathological features and immunoprofile of 30 cases of Brenner ovarian tumors. Arch Gynecol Obstet. 2012;285:1699–702.

44. Fox H, Agrawal K, Langley FA. The Brenner tumour of the ovary. A clinicopathological study of 54 cases. J Obstet Gynaecol Br Commonw. 1972;79:661–5.

45. de Lima GR, de Lima OA, Baracat EC, Vasserman J, Burnier Jr M. Virilizing Brenner tumor of the ovary: case report. Obstet Gynecol. 1989;73:895–8.

46. Seidman JD, Khedmati F. Exploring the histogenesis of ovarian mucinous and transitional cell (Brenner) neoplasms and their relationship with Walthard cell nests: a study of 120 tumors. Arch Pathol Lab Med. 2008;132:1753–60.

47. Miles PA, Norris HJ. Proliferative and malignant brenner tumors of the ovary. Cancer. 1972;30:174–86.

48. Roth LM, Dallenbach-Hellweg G, Czernobilsky B. Ovarian Brenner tumors. I. Metaplastic, proliferating, and of low malignant potential. Cancer. 1985;56:582–91.

49. Roth LM, Sternberg WH. Proliferating Brenner tumors. Cancer. 1971;27:687–93.

50. Woodruff JD, Dietrich D, Genadry R, Parmley TH. Proliferative and malignant Brenner tumors. Review of 47 cases. Am J Obstet Gynecol. 1981;141:118–25.

51. Uzan C, Dufeu-Lefebvre M, Fauvet R, Gouy S, Duvillard P, Darai E, Morice P. Management and prognosis of borderline ovarian Brenner tumors. Int J Gynecol Cancer. 2012;22:1332–6.

52. Austin RM, Norris HJ. Malignant Brenner tumor and transitional cell carcinoma of the ovary: a comparison. Int J Gynecol Pathol. 1987;6:29–39.

53. George EM, Herzog TJ, Neugut AI, Lu YS, Burke WM, Lewin SN, et al. Carcinosarcoma of the ovary: natural history, patterns of treatment, and outcome. Gynecol Oncol. 2013;131:42–5.

54. Kunkel J, Peng Y, Tao Y, Krigman H, Cao D. Presence of a sarcomatous component outside the ovary is an adverse prognostic factor for primary ovarian malignant mixed mesodermal/mullerian tumors: a clinicopathologic study of 47 cases. Am J Surg Pathol. 2012;36:831–7.

卵巢生殖细胞肿瘤

概述

卵巢生殖细胞肿瘤约占卵巢原发性肿瘤的30%，是仅次于上皮性肿瘤的常见肿瘤类型，绝大多数是良性的。卵巢恶性生殖细胞肿瘤占卵巢恶性肿瘤的2%~3%。虽然最常见的成熟性囊性畸胎瘤的术中诊断很简单，但鉴于恶性生殖细胞肿瘤的罕见性及其诊断的临床意义，冰冻诊断通常极具挑战性。大多数恶性生殖细胞肿瘤见于年轻患者——儿童和30岁以下的成人，因此保留生育功能相当重要。得益于近年来辅助化疗的进展，保留生育功能的手术（完整切除肿瘤、盆腔冲洗、外科检查，以及从大网膜和区域淋巴结切除/活检任何可疑病变）已成为此类肿瘤的标准治疗方法[1-4]。应识别这些肿瘤并准确地与它们的相似疾病区分开来，最重要的是与更具侵袭性的卵巢上皮性肿瘤的鉴别，以此指导临床采取适当的外科处置方案，这一过程中负责冰冻诊断的病理医师起着至关重要的作用。

一般来说，临床表现和实验室检查结果对卵巢病理标本的冰冻诊断特异性不高，但对于生殖细胞肿瘤的病理诊断，这两方面却很重要。患者的年龄、激素相关的临床表现（如性早熟）和血清学的肿瘤标志物可为冰冻诊断提供重要的线索，可显著缩小鉴别诊断的范围。

无性细胞瘤（Dysgerminoma）

临床特征

- 最常见的恶性生殖细胞肿瘤（约占所有恶性生殖细胞肿瘤的50%）
- 多见于10~30岁女性，平均年龄为22岁
- 肿瘤生长快，常伴腹部肿块及疼痛
- 可为偶然发现，如孕期中发现
- 血清LDH常升高
- 少见情况下可见副肿瘤性高钙血症[5]
- 可发生于发育不良的性腺，伴有性腺母细胞瘤
  - 患者可能有异常的染色体（46XY或45X/46XY）核型[6,7]

大体病理（图9.1）

- 10%~20%的病例为双侧发生

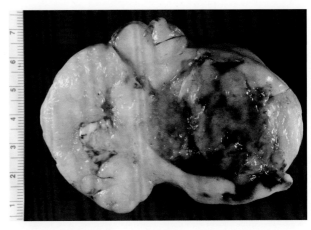

图9.1 无性细胞瘤。切面呈实性、肉质样、黄褐色伴局灶出血和坏死

- 肿瘤较大，直径常大于 10 cm[8]
- 切面呈实性，肉质样，黄褐色
  - 可见局灶坏死、出血和囊性变

镜下特征（图 9.2）

- 相对一致的多边形细胞呈实性巢状、片状或条索状

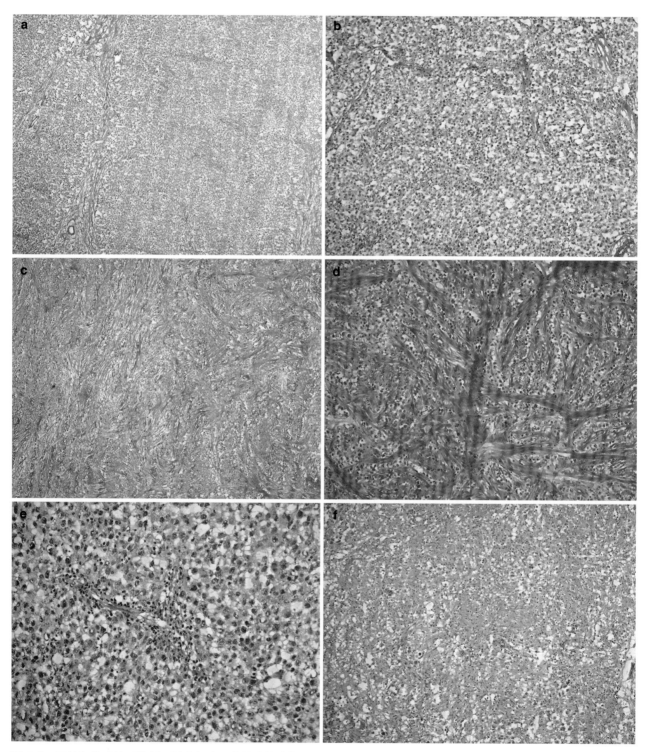

图 9.2 无性细胞瘤镜下特征。肿瘤细胞呈实性片状或巢状，被伴淋巴细胞浸润的纤维性间质分隔（a，b）。间质明显纤维化和玻璃样变性（c，d）。肿瘤细胞相对较一致，呈多边形，核仁明显，具有丰富的嗜酸性或透明胞质（e）。一些病例中可出现伴有多核巨细胞的肉芽肿反应（f，g）

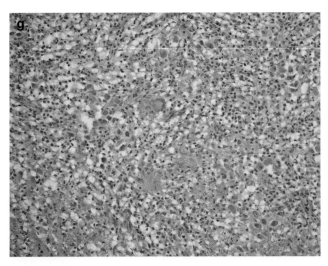

图 9.2（续）

- 胞质丰富，透明或嗜酸性，胞膜清晰
- 核仁明显
- 核分裂活跃
- 纤维间隔内见小淋巴细胞浸润
  - 肿瘤细胞和纤维性间质的比例不等，有些肿瘤中可见明显玻璃样变性的间质
- 近 20% 的病例中可见含有多核巨细胞的结节样肉芽肿
- 合体滋养层巨细胞罕见
  - 可能与血清 β-hCG 升高相关
- 局灶坏死和出血并不少见
- 可伴有钙化

鉴别诊断

- 弥漫性大 B 细胞淋巴瘤
- 透明细胞癌
- 卵黄囊瘤
- 胚胎性癌
- 性腺母细胞瘤

诊断陷阱 / 冰冻诊断要点

- 应进行对侧卵巢活检，以排除无性细胞瘤或潜在的性腺发育不良和（或）性腺母细胞瘤累及双侧卵巢的可能
  - 双侧卵巢切除术适用于性腺发育不良和性腺母细胞瘤

- 大量钙化时应排除性腺母细胞瘤的可能
- 保留生育功能的手术——单侧输卵管 - 卵巢切除术加腹膜活检和淋巴结取材——是标准的一线治疗方案[1,9]
  - 其他鉴别诊断中涉及的恶性生殖细胞肿瘤——卵黄囊瘤和胚胎性癌，手术处理基本相同
- 鉴别诊断中对术中处理影响最大的诊断
  - 弥漫性大 B 细胞淋巴瘤
    - 非手术治疗
    - 新鲜组织样本应进行包含流式细胞术及相关分子检测在内的血液病理学检查
    - 与无性细胞瘤相比，淋巴瘤细胞有更明显的多形性且胞质更少
  - 上皮性恶性肿瘤（如透明细胞癌和小细胞癌）
    - 更具侵袭性，通常需要更广泛的分期和肿瘤细胞减灭术

卵黄囊瘤（Yolk Sac Tumor，YST）

临床特征

- 约占恶性生殖细胞肿瘤的 20%
- 多见于 10~30 岁的女性，16~19 岁最常见
- 快速生长的盆腔包块
- 可因肿瘤扭转引起腹痛
- 血清 AFP 升高

大体病理（图 9.3）

- 几乎总是单侧发生[10,11]
- 肿瘤大，直径通常大于 10 cm[11]
- 切面以实性为主，黄褐色，部分区域可见坏死、出血和囊腔形成

镜下特征（图 9.4）

- 同一肿瘤内常见多种生长方式
  - 网状结构：最常见，由微囊和不规则管腔形成相互吻合的网状结构

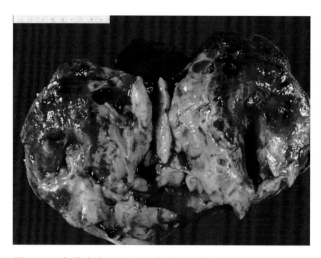

图 9.3　卵黄囊瘤。切面呈囊实性、黄褐色

- 内胚窦结构，有特征性的血管周 Schiller-Duval 小体，仅见于大约 20% 的病例中
- 实性结构
- 腺泡 – 腺管样结构
- 其他罕见结构：多囊泡型卵黄囊，肝样、乳头样和黏液瘤样
- 胞质透亮或弱嗜酸性
- 常见胞质内或胞外嗜酸性透明小球
- 肠型分化时可见杯状细胞和黏液产生
- 中度至重度核多形性，核仁明显，核分裂象易见
- 腺泡 – 腺管状的区域常有明显的疏松、黏液样间质
- 坏死和出血常见

鉴别诊断

- 卵巢原发癌
  - 子宫内膜样癌
  - 透明细胞癌
- 其他恶性生殖细胞肿瘤
  - 无性细胞瘤
  - 胚胎性癌
  - 未成熟性畸胎瘤
- 支持 – 间质细胞瘤，尤其是网状型

诊断陷阱 / 冰冻诊断要点

- 术中冰冻诊断，最重要的鉴别诊断是卵巢原发

癌——子宫内膜样癌和透明细胞癌

- 常需更广泛的分期手术和肿瘤细胞减灭术
- 卵巢子宫内膜样癌和透明细胞癌多见于老年女性，但也可与 YST 患者年龄相近
- 子宫内膜样癌和透明细胞癌在结构上较均一，可见子宫内膜异位症

- 多部位取材有助于发现 YST 的多种不同生长方式
- 非特异性透明小体可见于其他类型肿瘤，如透明细胞癌
- 在冰冻切片中区分 YST 和其他恶性生殖细胞肿瘤并不重要
  - 所有恶性生殖细胞肿瘤的术中处理基本相同：保留生育功能的手术（单侧输卵管 – 卵巢切除术加腹膜活检和淋巴结取材）[1]
  - 无性细胞瘤的肿瘤结构排列和细胞学形态都比 YST 更为均一

非妊娠绒毛膜癌（Choriocarcinoma, Non-gestational）

临床特征

- 罕见，不足恶性生殖细胞肿瘤的 1%
- 常见于儿童和年轻人
  - 绝经后女性罕见[12,13]
- 症状
  - 腹部包块 / 疼痛，很少见腹腔积血
  - 同性假性性早熟
  - 阴道出血
- 血清 β–hCG 升高，妊娠试验阳性
- 临床上可误诊为异位妊娠

大体病理

- 通常为单侧
- 肿瘤大，切面呈囊实性，常伴出血、坏死

镜下特征

- 双相或三相性的形态学表现，片状的单核细胞滋

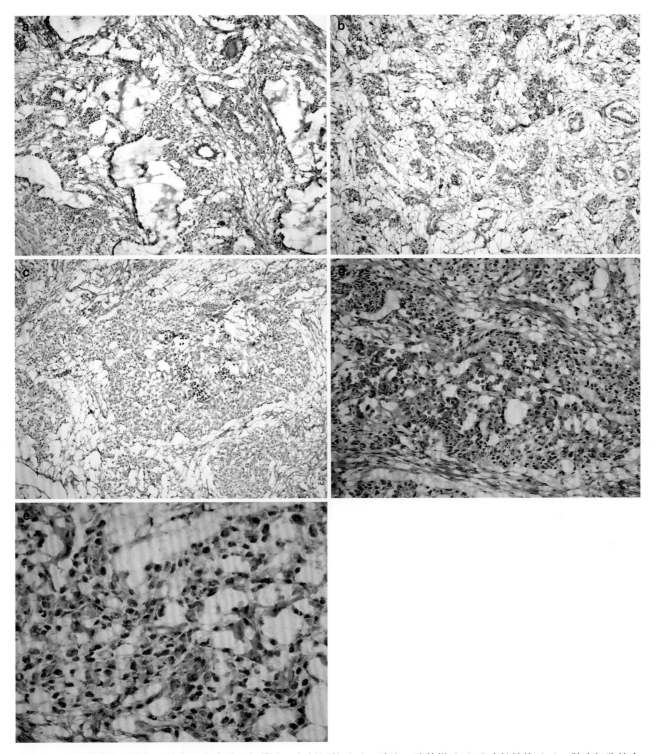

图9.4 卵黄囊瘤镜下特征。肿瘤具有多种生长模式，包括网状（a）、腺泡－腺管样（b）和实性结构（c）。肿瘤细胞核有多形性，核仁明显，胞质透亮或弱嗜酸性，含透明小球（d，e）

养细胞、中间型滋养细胞和多核合体滋养细胞

- 显著的细胞多形性，核分裂象易见
- 可混有其他恶性生殖细胞肿瘤成分
- 坏死和出血常见

鉴别诊断

- 妊娠绒毛膜癌
- 其他恶性生殖细胞肿瘤（无性细胞瘤、胚胎性癌、YST）伴有散在孤立的合体滋养层巨细胞成分

- 伴有滋养细胞分化的低分化卵巢癌（体细胞、非生殖细胞来源）

诊断陷阱 / 冰冻诊断要点

- 绒毛膜癌与其他恶性生殖细胞肿瘤在冰冻诊断中的鉴别不重要
- 与绒毛膜癌相比，体细胞来源的伴有滋养细胞分化的卵巢癌通常见于老年女性，常发生于绝经后
  - 与绒毛膜癌不同，体细胞（非生殖细胞）来源的卵巢癌需要更进一步的手术治疗
  - 在绝经后的患者中，如果组织学特征不明确，应进一步多取材，以发现形态上更典型的体细胞癌的成分（如低分化子宫内膜样癌）。冰冻诊断可报告为"癌，可能伴有滋养细胞分化"
- 非妊娠（生殖细胞来源）和妊娠绒毛膜癌在形态学上没有区别
  - 青春期前女性可以排除妊娠起源的绒毛膜癌
  - 鉴别这两种不同病因的绒毛膜癌对术中处理并非至关重要

胚胎性癌（Embryonal Carcinoma）

临床特征

- 非常罕见的肿瘤
- 见于年轻女性（30 岁以下），平均年龄为 15 岁[14]
- 临床表现
  - 腹部包块 / 疼痛
  - 同性假性性早熟
  - 阴道出血
  - 血清 AFP 和 β–hCG 升高（妊娠试验阳性）

大体病理

- 单侧发生
- 肿瘤平均直径为 15 cm
- 切面呈实性，灰褐色，常伴局灶性出血和坏死

镜下特征

- 大的多边形细胞呈片状排列
- 核有多形性，深染，核仁明显
- 核分裂象增多，大量凋亡小体
- 丰富的双嗜性胞质
- 常见合体滋养层巨细胞
- 坏死和出血常见
- 可以混合其他恶性生殖细胞肿瘤成分

鉴别诊断

- 其他恶性生殖细胞肿瘤（如无性细胞瘤、绒毛膜癌和 YST）
- 低分化卵巢癌（体细胞、非生殖细胞来源）

诊断陷阱 / 冰冻诊断要点

- 胚胎性癌与其他恶性生殖细胞肿瘤在冰冻诊断中的鉴别并不重要
  - 无性细胞瘤的肿瘤细胞更一致，可见特征性淋巴细胞浸润的纤维血管分隔
  - 与形态均一的胚胎性癌相比，YST 常有多种不同的生长模式
- 与胚胎性癌相反，体细胞（非生殖细胞）来源的低分化卵巢癌通常发生于年龄较大的绝经后女性，并需要更广泛的分期手术

混合性生殖细胞肿瘤（Mixed Germ Cell Tumor）

- 发生于儿童和年轻女性
- 混有两种或两种以上恶性生殖细胞肿瘤类型
  - 最常见的合并成分是无性细胞瘤和卵黄囊瘤，但任何类型肿瘤的合并都可能发生
- 精确鉴别混合性生殖细胞肿瘤的不同组织学成分对辅助治疗和评估预后至关重要；但对冰冻诊断而言并不是十分重要，冰冻诊断为"恶性生殖细

胞肿瘤，倾向 / 可能有混合成分"通常就足够了

畸胎瘤（Teratomas）

成熟性畸胎瘤（Mature Teratoma）/ 成熟性囊性畸胎瘤（Mature Cystic Teratoma）/ 皮样囊肿（Dermoid Cyst）

临床特征

- 极其常见，约占所有卵巢肿瘤的 44%[15,16]，占卵巢畸胎瘤的比例超过 95%
- 可发生于任何年龄，但最常见于育龄期女性
- 无症状或表现为盆腔包块 / 疼痛
- 可发生扭转
- 常在影像学检查时或在其他非相关的手术中偶然发现
- 少数情况下，可能与自身免疫性溶血性贫血或脑炎［抗 N- 甲基 -D- 天冬氨酸（NMDA）受体脑炎］相关

大体病理（图 9.5）

- 10%~15% 的病例发生于双侧
- 几乎都是囊性的——通常为单房囊肿，充满油脂样物质（冰冻时仍为液体）和毛发

- 实性结节（Rokitansky 结节）很常见
- 个别病例可以为完全实性——实性成熟性畸胎瘤
- 肿瘤常见直径为 5~10 cm
- 接近 1/3 的病例可见发育较好的牙齿形成，常见于 Rokitansky 结节中[17]
  - 罕见病例报道伴有胎儿样结构（胚胎型畸胎瘤）[18,19]
- 冰冻切片的取材应着重在实性区域，包括 Rokitansky 结节
  - 冰冻切片通常取一块组织已足够，除非有肉眼可见的异常发现

镜下特征（图 9.6）

- 由 3 种胚层组织构成，通常以外胚层为主
- 外胚层
  - 囊壁内衬覆角化的鳞状上皮，含大量附属器结构——皮脂腺、汗腺和毛囊
  - 脑 / 神经组织——神经胶质组织、神经节、小脑、视网膜和（或）室管膜组织及脉络丛
- 中胚层
  - 脂肪组织——可伴有组织细胞（脂质肉芽肿）反应
  - 软骨、骨和平滑肌

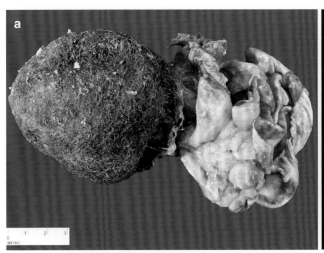
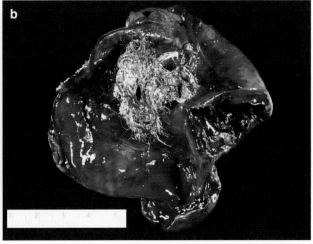

图 9.5 成熟性囊性畸胎瘤（皮样囊肿）。典型的切面为充满毛发和油脂样物质的单房囊肿，也可见实性区域（a 图右侧），发生扭转后可见出血性梗死（b）

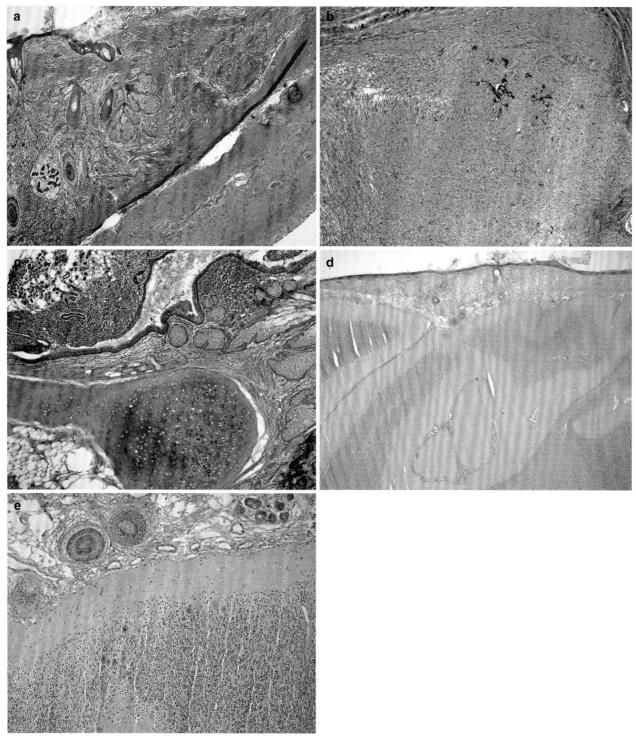

图 9.6 成熟性囊性畸胎瘤（皮样囊肿）。显示肿瘤含有 3 种胚层组织：囊壁内衬覆角化的鳞状上皮，富含皮脂腺和其他皮肤附属器结构（a 图左上方）。常见成熟的神经胶质组织（a 图右下方，b）且可能钙化（b）。呼吸道型上皮和软骨也很常见（c）。成熟的小脑组织内含有大量小的和大的神经元细胞（d，e），可能与未成熟的神经上皮组织类似

- 内胚层
  - 胃肠道和呼吸道型上皮
  - 涎腺组织
  - 甲状腺组织
- 邻近卵巢组织或肿瘤内可见异物巨细胞反应，这是对肿瘤内容物（如角蛋白、毛发）的反应
- 极少数与黏液性肿瘤（良性黏液性囊腺瘤、黏液性交界性肿瘤/非典型增生性黏液性肿瘤和黏液性癌）相关

鉴别诊断

- 未成熟性畸胎瘤
- 单胚层畸胎瘤（卵巢甲状腺肿、类癌）
- 继发于成熟性畸胎瘤内体细胞的恶性肿瘤

诊断陷阱/冰冻诊断要点

- 成熟性畸胎瘤的某些神经成分，特别是小脑、视网膜或室管膜组织，可能与未成熟性畸胎瘤的原始/未成熟神经上皮组织相似
- 脉络丛病灶可能与乳头状肿瘤类似
- 年轻患者有副肿瘤性脑炎（抗NMDA受体脑炎）而行部分卵巢切除/囊肿切除时，外科医师可能要求成熟性畸胎瘤切缘的评估
- 排除未成熟性畸胎瘤或起源于成熟性畸胎瘤的继发性恶性肿瘤，肿瘤实性区域的充分取材尤其重要，尤其是瘤体较大时

未成熟性畸胎瘤（Immature Teratoma）

临床特征

- 罕见，占所有畸胎瘤的1%~3%，占恶性生殖细胞肿瘤的20%~30%[20,21]
- 发生于儿童和年轻人，年龄多在20岁以下
- 表现为盆腔包块/疼痛，可发生扭转
- 血清AFP升高，但低于YST的升高水平

大体病理（图9.7）

- 常为单侧，10%~15%的病例对侧卵巢可伴有成熟性畸胎瘤
- 肿瘤平均直径为18 cm[22]
- 切面呈囊实性
  - 囊性区域常含毛发和油脂样物，类似于皮样囊肿
  - 实性区域黄褐色，肉质样，常对应于未成熟的神经组织
- 大体可见出血和坏死

镜下特征（图9.8）

- 神经上皮/神经外胚层型未成熟的胚胎样组织，组织学表现为均一的小蓝细胞排列成的原始小管和菊形团
  - 伴有大量的凋亡小体，核分裂象易见
- 未成熟上皮和间叶成分（如软骨和骨骼肌）也很常见
- 成熟和未成熟组织常混合存在
- 未成熟性畸胎瘤的种植/转移灶可以完全由成熟的神经胶质组织构成
- 未成熟性畸胎瘤也是混合性生殖细胞肿瘤的常见组成成分（见前文）
- 可见坏死

鉴别诊断

- 成熟性畸胎瘤（囊性或实性）

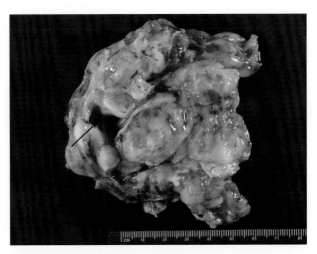

图9.7 未成熟性畸胎瘤。切面呈囊实性，棕褐色，肉质样，囊性区域可见毛发（箭头所示）

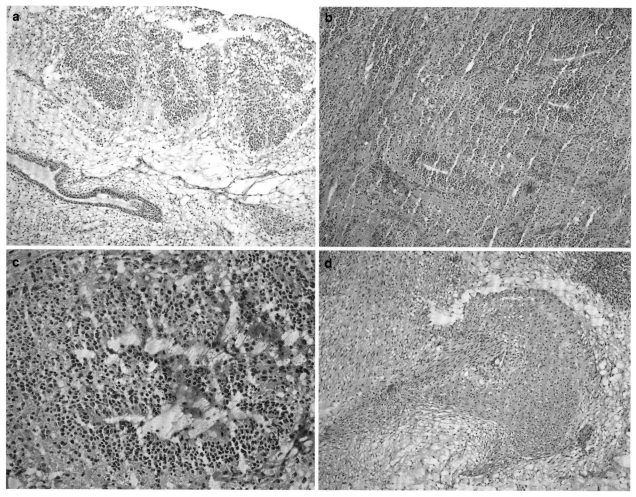

图 9.8　未成熟性畸胎瘤。肿瘤的特点是未成熟的神经上皮形成原始小管和菊形团（a，b），这些小蓝细胞胞质稀少，可见大量核分裂象和凋亡小体（c）。未成熟的间叶成分也很常见，包括软骨（d）

- 肝样或腺样分化的卵黄囊瘤
- 癌肉瘤（恶性米勒混合瘤）

诊断陷阱 / 冰冻诊断要点

- 成熟性畸胎瘤的某些神经组织，特别是小脑、视网膜或室管膜组织，与未成熟性畸胎瘤的原始 / 未成熟神经上皮组织类似
- 未成熟的间叶性和内胚层成分与相应的成熟组织形态更难以区分，尤其是冰冻诊断时
  - 诊断未成熟性畸胎瘤取决于未成熟神经外胚层 / 神经上皮成分
- 冰冻诊断鉴别 YST 和未成熟性畸胎瘤并非必要
- 癌肉瘤常发生于中老年女性，而未成熟性畸胎瘤几乎从不发生于绝经后

  - 未成熟性畸胎瘤在 3 种胚层组织的类型和成熟度方面有更大的异质性
  - 癌肉瘤通常有明确的癌成分，后者具有显著的核多形性，但这不是未成熟性畸胎瘤的特征

单胚层畸胎瘤（Monodermal Teratomas）

卵巢甲状腺肿（Struma Ovarii）

临床特征

- 最常见的单胚层畸胎瘤类型，约占卵巢畸胎瘤的 3%[23]
- 发病年龄范围很广，大多数发生在育龄期[15,23]

- 可表现为腹痛或肿块
- 可能有腹水，但并不表示有恶性倾向[24]
- 可有甲状腺功能亢进

大体病理（图 9.9）

- 通常单侧发生
- 肿瘤直径常小于 10 cm
- 切面可以是囊实性混合，也可以是完全实性或囊性
- 实性区为棕褐色或红褐色，有光泽，类似于正常甲状腺组织

镜下特征（图 9.10）

- 肿瘤主要或全部由甲状腺组织构成
  - 近 20% 的成熟性畸胎瘤（皮样囊肿）含有甲状腺组织
- 大小不等的甲状腺滤泡内充满浓稠的嗜酸性胶质
  - 组织结构可以是大滤泡、微滤泡、管状（支持细胞型）或囊状
  - 胶质中可见草酸钙晶体
  - 胶质成分在冰冻切片上容易出现折叠或"起泡"现象
- 细胞较一致，核圆形，含有丰富的嗜酸性胞质，少数情况下可有透明胞质
- 无明显的核异型性或核分裂象

- 可伴有类癌成分——甲状腺肿类癌

鉴别诊断

- 浆液性囊腺瘤
- 卵巢原发癌——子宫内膜样癌和透明细胞癌
- 支持 – 间质细胞瘤
- 类癌
- 成人型颗粒细胞瘤
- 转移性甲状腺癌

诊断陷阱 / 冰冻诊断要点

- 大多数卵巢甲状腺肿为良性，只需切除受累的卵巢
  - 少数病例可能出现卵巢外播散的侵袭性行为[25]
    - 甲状腺乳头状癌可发生于卵巢甲状腺肿，与甲状腺发生的甲状腺乳头状癌具有相同的组织形态学特征，应在冰冻诊断中报告
    - 转移病例表现为类似滤泡腺瘤或正常甲状腺组织，无法以此来可靠地预测恶性行为[26]
- 卵巢甲状腺肿的滤泡可类似于子宫内膜样癌的腺体增生
  - 子宫内膜样癌一般至少有中度的核异型性，核分裂象增多，可见鳞状上皮化生
  - 邻近区域发现其他畸胎瘤成分（皮样囊肿）可

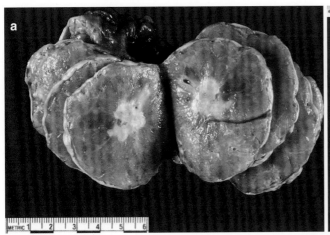
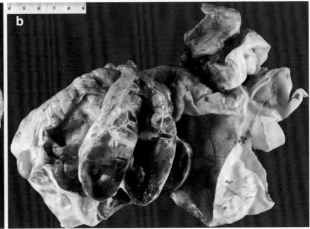

图 9.9　卵巢甲状腺肿。大体切面可以是实性的（a）或以囊性为主（b），棕褐色或红褐色，有光泽

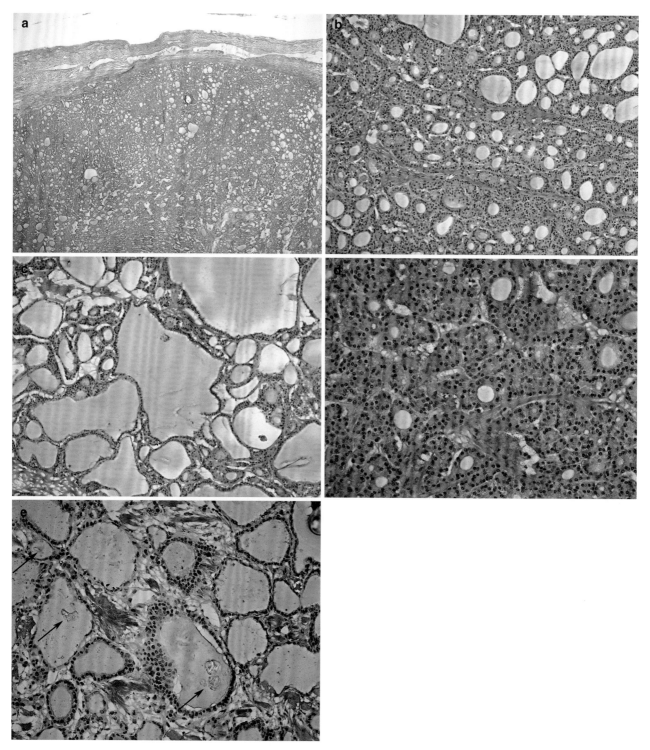

图 9.10　卵巢甲状腺肿。注意特征性的微囊和大囊的滤泡结构，由大小不等的甲状腺滤泡组成，腔内含浓稠的嗜酸性胶质（a~c）。细胞较一致，核圆形，含丰富的嗜酸性胞质（d）。在胶质中可以看到草酸钙结晶（e 图箭头所示）

支持卵巢甲状腺肿的诊断
- 类癌缺乏胶冻样物质，比甲状腺上皮细胞的胞质要少
  - 冰冻诊断时，区分卵巢甲状腺肿和类癌通常不

太重要，因为几乎所有的岛状、梁状和甲状腺肿类癌在临床上都预后良好
- 原发性甲状腺癌转移到卵巢的情况极为罕见，冰冻诊断时最有意义的提示包括以下

- 已知甲状腺癌病史
  - 应回顾已知的原发性甲状腺癌的切片，并对组织学特征进行对比
- 邻近区域有其他畸胎瘤成分（皮样囊肿）

类癌（Carcinoid Tumor）

临床特征

- 患者发病年龄为 14~79 岁，平均年龄为 53 岁[8]
- 常为偶然发现
- 约 1/3 的患者有临床上的类癌综合征[27,28]

大体病理（图 9.11）

- 单侧
- 肿瘤大小从仅在显微镜下可见到直径超过 20 cm 不等[28-30]
- 切面呈实性，黄褐色，伴有皮样囊肿或黏液性囊性肿瘤时可呈囊性

镜下特征（图 9.12）

- 3 种组织学亚型
  - 岛状型
    - 最常见的亚型，由实性巢状或小圆形的腺泡构成
    - 核小而圆，较一致，伴细颗粒状染色质
    - 核分裂象较少
    - 中等含量的嗜酸性胞质
    - 纤维性间质，通常较致密且伴玻璃样变性
  - 梁状型
    - 肿瘤细胞形成带状和纤细的小梁，有纤维性间质分隔
  - 黏液型（杯状细胞）
    - 肿瘤细胞排列于小腺体内，有时"漂浮"于细胞外黏液中
    - 数量不等的杯状细胞
- 可能与皮样囊肿或黏液性肿瘤相关

鉴别诊断

- 转移性类癌
- 成人型颗粒细胞瘤
- 支持 – 间质细胞瘤
- 子宫内膜样癌
- 卵巢甲状腺肿
- 转移性印戒细胞癌

诊断陷阱 / 冰冻诊断要点

- 倾向转移性类癌的特征包括：双侧、多结节状累及卵巢、卵巢外病变和有类癌病史（通常原发于胃肠道）
  - 组织学上同已知的类癌组织标本进行比较有助于冰冻诊断
- 发现相关的皮样囊肿、黏液性肿瘤或卵巢甲状腺肿，则支持卵巢原发性类癌的诊断
  - 冰冻时应于囊性区域取材
- 岛状类癌中实性巢内的腺泡结构可能与成人型颗粒细胞瘤的微滤泡结构相似
  - 类癌细胞的核为圆形，核膜光滑，而成人型颗粒细胞瘤的细胞核呈细长或卵圆形，不规则，有纵向核沟
- 子宫内膜样癌有更明显的核多形性，具有腺样结构，腺腔更大，且常伴有鳞状分化
- 黏液样（杯状细胞）类癌可能类似于转移性印戒细胞癌

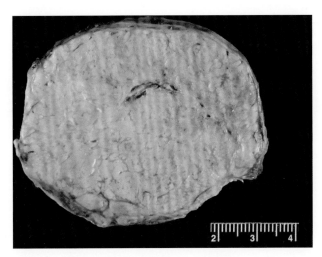

图 9.11　类癌。特征性的实性切面，黄褐色

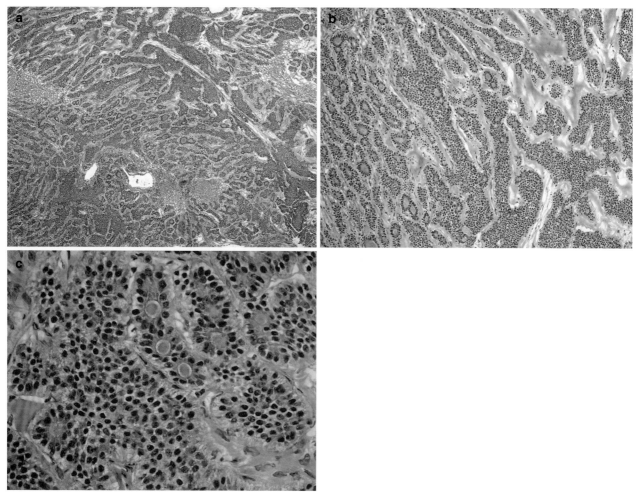

图 9.12　伴有岛状结构的类癌。在玻璃样变性的间质背景下，肿瘤细胞排列成实性的巢状和小腺泡结构（a，b），显示特征性的一致的圆形细胞核，染色质呈细颗粒状（c）

起源于成熟性畸胎瘤的体细胞恶性肿瘤（Somatic Malignancy Arising in Mature Teratoma）

临床特征

- 成熟性畸胎瘤发生恶性转化非常罕见，见于 1%~2% 的病例[15,31,32]
- 最常见于绝经后女性
- 可表现为快速增大的肿块或偶然发现

大体病理（图 9.13）

- 通常较大，平均直径为 7 cm[32]
- 切面通常为囊实性，实性区域为恶性成分，常伴坏死和出血

- 囊性区内容物常为毛发和油脂样物质，有助于证实肿瘤与畸胎瘤相关
- 起源于成熟性畸胎瘤的恶性黑色素瘤常有特征性的色素沉着

镜下特征（图 9.14~9.16）

- 最常见的组织学类型是鳞状细胞癌，约占病例的 80%[31,33]
- 皮样囊肿中可发生较少见的黏液性癌、恶性黑色素瘤和罕见的肉瘤（如平滑肌肉瘤、软骨肉瘤）[8]
- 肿瘤的形态特征与发生于其他部位的肿瘤相似

鉴别诊断

- 转移性肿瘤

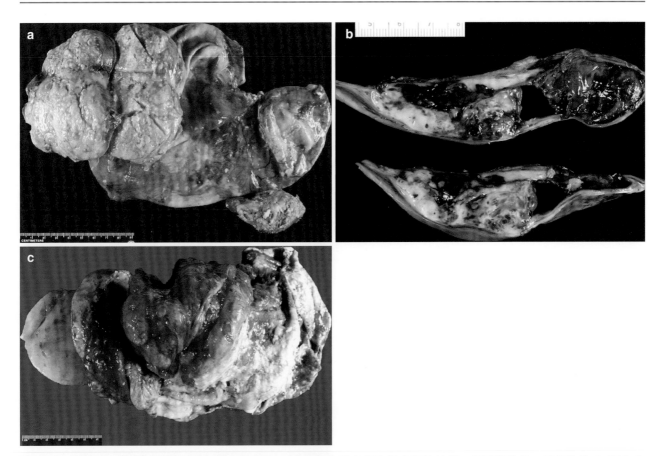

图 9.13　起源于成熟性畸胎瘤的体细胞恶性肿瘤。鳞状细胞癌表现为囊内实性结节，切面棕粉色，呈砂粒状（a 图左上角）。注意囊内含毛发和油脂样物质（a 图右下角）。起源于成熟性畸胎瘤的黑色素瘤可见深棕色－黑色的色素颗粒（b）。与成熟性畸胎瘤相关的黏液性癌，切面呈实性，有光泽，含少量毛发和油脂样物质（c 图右侧）

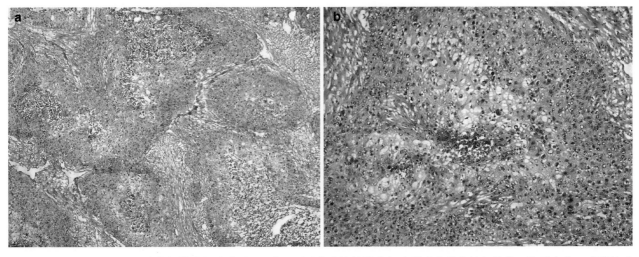

图 9.14　起源于成熟性畸胎瘤的鳞状细胞癌（a，b）。可见多形性的肿瘤细胞形成大片实性细胞巢，胞质丰富，嗜酸性或透明，伴有中央坏死

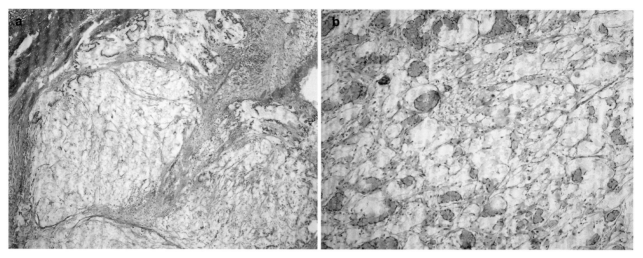

图 9.15　起源于成熟性畸胎瘤的黏液性癌（a，b）。卵巢间质内可见杯状细胞和丰富的细胞外黏液

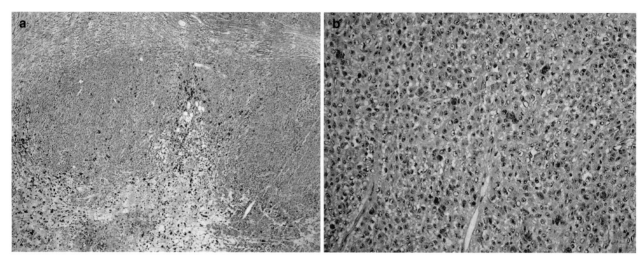

图 9.16　起源于成熟性畸胎瘤的黑色素瘤。上皮样的肿瘤细胞形成实性巢状，伴坏死（a）。细胞核有显著的异型性和明显的嗜酸性核仁，胞质丰富，含有棕色的色素颗粒（b）

- 卵巢原发癌（非畸胎瘤相关）
  - 子宫内膜样癌、透明细胞癌和黏液性癌

诊断陷阱 / 冰冻诊断要点

- 见到相关的畸胎瘤成分，且无其他已知原发性肿瘤的证据，应高度怀疑起源于畸胎瘤的恶性肿瘤
  - 与转移性肿瘤不同，伴有恶性转化的畸胎瘤需全面的分期手术[34]
- 与畸胎瘤相关的癌和黑色素瘤也可能与其他卵巢原发癌相似，如子宫内膜样癌、透明细胞癌和黏液性癌，尤其是畸胎瘤成分在肉眼和显微镜下都无法明确识别时

- 不影响即时手术，通常这两种情况都要进行分期手术

混合性生殖细胞和性索间质肿瘤（Mixed Germ Cell and Sex-Cord Stromal Tumors）

性腺母细胞瘤（Gonadoblastoma）

临床特征

- 非常罕见，患者年龄在 30 岁以下，几乎总是发

生于发育不良的性腺

- 大多数性腺母细胞瘤患者为女性表型，但几乎都有异常核型（46XY 或 45X/46XY）[6,7]

大体病理

- 通常较小，直径小于 8 cm [35,36]

镜下特征

- 生殖细胞和性索细胞构成的混合性病变，类似于未成熟的支持细胞或粒层细胞
- 小而圆的腺泡，充满嗜酸性物质
- 核分裂象较易见
- 钙化常见

鉴别诊断

- 无性细胞瘤
- 伴环状小管的性索间质肿瘤

诊断陷阱 / 冰冻诊断要点

- 单纯的性腺母细胞瘤为良性，然而，在约 50% 的病例中可有无性细胞瘤的成分 [35,36]
  - 该肿瘤与性腺发育不良相关且有恶性风险，所以通常行双侧卵巢切除术

（王　昀　译，于双妮　詹　阳　校）

参考文献

1. Eskander RN, Randall LM, Berman ML, Tewari KS, Disala PJ, Bristwo RE. Fertility preserving options in patients with gynecologic malignancies. Am J Obstet Gynecol. 2011;205:103–10.

2. Liu Q, Ding X, Yang J, Cao D, Shen K, Lang J, et al. The signifi-cance of comprehensive staging surgery in malignant ovarian germ cell tumors. Gynecol Oncol. 2013;131:551–4.

3. Gershenson DM. Fertility-sparing surgery for malignancies in women. J Natl Cancer Inst Monogr. 2005;34:43–7.

4. Schwartz PE. Surgery of germ cell tumours of the ovary. Forum (Genova). 2000;10:355–65.

5. Evans KN, Taylor H, Zehnder D, Kilby MD, Bulmer JN, Shah F, et al. Increased expression of 25-hydroxyvitamin D-1alphahydroxylase in dysgerminomas: a novel form of humoral hypercalcemia of malignancy. Am J Pathol. 2004;165:807–13.

6. Joki-Erkkila MM, Karikoski R, Rantala I, Lenko HL, Visakorpi T, Heinonen PK. Gonadoblastoma and dysgerminoma associated with XY gonadal dysgenesis in an adolescent with chronic renal failure: a case of Frasier syndrome. J Pediatr Adolesc Gynecol. 2002;15:145–9.

7. Hanlon AJ, Kimble RM. Incidental gonadal tumors at the time of gonadectomy in women with Swyer Syndrome: a case series. J Pediatr Adolesc Gynecol. 2015;28:e27–9.

8. Kurman RJ, Carcanglu ML, Herrington CS, Young RH. WHO classification of tumours of female reproductive organs. 4th ed. Lyon: International Agency for Research on Cancer (IARC); 2014.

9. Billmire DF. Malignant germ cell tumors in childhood. Semin Pediatr Surg. 2006;15:30–6.

10. Gershenson DM, Del Junco G, Herson J, Rutledge FN. Endodermal sinus tumor of the ovary: the M. D. Anderson experience. Obstet Gynecol. 1983;61:194–202.

11. Kurman RJ, Norris HJ. Endodermal sinus tumor of the ovary: a clinical and pathologic analysis of 71 cases. Cancer. 1976;38:2404–19.

12. Park SH, Park A, Kim JY, Kwon JH, Koh SB. A case of nongestational choriocarcinoma arising in the ovary of a postmenopausal woman. J Gynecol Oncol. 2009;20:192–4.

13. Hirabayashi K, Yasuda M, Osamura RY, Hirasawa T, Murakami M. Ovarian nongestational choriocarcinoma mixed with various epithelial malignancies in association with endometriosis. Gynecol Oncol. 2006;102:111–7.

14. Kurman RJ, Norris HJ. Embryonal carcinoma of the ovary: a clinicopathologic entity distinct from endodermal sinus tumor resembling embryonal carcinoma of the adult testis. Cancer. 1976;38:2420–33.

15. Roth LM, Talerman A. Recent advances in the pathology and classification of ovarian germ cell tumors. Int J Gynecol Pathol. 2006;25:305–20.

16. Koonings PP, Campbell K, Mishell Jr DR, Grimes DA. Relative frequency of primary ovarian neoplasms: a 10-year review. Obstet Gynecol. 1989;74:921–6.

17. Blackwell WJ, Dockerty MB, et al. Dermoid cysts of the ovary: their clinical and pathologic significance. Am J Obstet Gynecol. 1946;51:151–72.

18. Abbott TM, Hermann Jr WJ, Scully RE. Ovarian fetiform teratoma (homunculus) in a 9-year-old girl. Int J Gynecol Pathol. 1984;2:392–402.

19. Weldon-Linne CM, Rushovich AM. Benign ovarian cystic teratomas with homunculi. Obstet Gynecol. 1983;61:88S–94.

20. Gershenson DM, del Junco G, Silva EG, Copeland LJ, Wharton JT, Rutledge FN. Immature teratoma of the ovary. Obstet Gynecol. 1986;68:624–9.

21. Smith HO, Berwick M, Verschraegen CF, Wiggins C, Lansing L, Muller CY, Qualls CR. Incidence and survival rates for female malignant germ cell tumors. Obstet Gynecol. 2006;107: 1075–85.

22. Norris HJ, Zirkin HJ, Benson WL. Immature (malignant) teratoma of the ovary: a clinical and pathologic study of 58 cases. Cancer. 1976;37:2359–72.

23. Woodruff JD, Rauh JT, Markley RL. Ovarian struma. Obstet Gynecol. 1966;27:194–201.

24. Smith FC. Pathology and physiology of struma ovarii. Arch Surg. 1946;53:603–26.

25. Robboy SJ, Shaco-Levy R, Peng RY, Snyder MJ, Donahue J, Bentley RC, et al. Malignant struma ovarii: an analysis of 88 cases, including 27 with extraovarian spread. Int J Gynecol Pathol. 2009;28:405–22.

26. Shaco-Levy R, Peng RY, Snyder MJ, Osmond GW, Veras E, Bean SM, et al. Malignant struma ovarii: a blinded study of 86 cases assessing which histologic features correlate with aggressive clinical behavior. Arch Pathol Lab Med. 2012;136:172–8.

27. Davis KP, Hartmann LK, Keeney GL, Shapiro H. Primary ovarian carcinoid tumors. Gynecol Oncol. 1996;61:259–65.

28. Robboy SJ, Norris HJ, Scully RE. Insular carcinoid primary in the ovary. A clinicopathologic analysis of 48 cases. Cancer. 1975;36:404–18.

29. Soga J, Osaka M, Yakuwa Y. Carcinoids of the ovary: an analysis of 329 reported cases. J Exp Clin Cancer Res. 2000;19:271–80.

30. Talerman A, Evans MI. Primary trabecular carcinoid tumor of the ovary. Cancer. 1982;50:1403–7.

31. Stamp GW, McConnell EM. Malignancy arising in cystic ovarian teratomas. A report of 24 cases. Br J Obstet Gynaecol. 1983;90:671–5.

32. Ayhan A, Bukulmez O, Genc C, Karamursel BS, Ayhan A. Mature cystic teratomas of the ovary: case series from one institution over 34 years. Eur J Obstet Gynecol Reprod Biol. 2000;88:153–7.

33. Hirakawa T, Tsuneyoshi M, Enjoji M. Squamous cell carcinoma arising in mature cystic teratoma of the ovary. Clinicopathologic and topographic analysis. Am J Surg Pathol. 1989;13:397–405.

34. Choi EJ, Koo YJ, Jeon JH, Kim TJ, Lee KH, Lim KT. Clinical experience in ovarian squamous cell carcinoma arising from mature cystic teratoma: a rare entity. Obstet Gynecol Sci. 2014;57:274–80.

35. Scully RE. Gonadoblastoma. A review of 74 cases. Cancer. 1970;25:1340–56.

36. Talerman A, Roth LM. Recent advances in the pathology and classification of gonadal neoplasms composed of germ cells and sex cord derivatives. Int J Gynecol Pathol. 2007;26:313–21.

卵巢性索间质肿瘤

10

概述

卵巢性索间质肿瘤（Ovarian Sex Cord-Stromal Tumors）的发生率在卵巢肿瘤中居第 3 位，占卵巢肿瘤的 5%~10%。其中最常见的是卵巢纤维瘤，冰冻诊断比较容易，而其他的性索间质肿瘤因具有形态多样性，冰冻诊断可能富有挑战性。此外，与其他类型的卵巢肿瘤不同，性索间质肿瘤的生物学行为常常与它们镜下的多形性或细胞异型性的程度无直接相关性。例如，尽管大多数成人型颗粒细胞瘤的细胞形态较一致，核分裂象也相对较少，肿瘤仍有局部侵袭性和 20%~30% 的总体复发率。同理，幼年型粒层细胞瘤和具有侵袭性的支持 – 间质细胞瘤的核异型性都可能不明显。虽然卵巢原发性上皮性恶性肿瘤的冰冻诊断的组织学分型不必要，可以等待石蜡切片的结果，但对于卵巢性索间质肿瘤，仅确认其来源于性索间质而无具体的组织学分型，不足以预测其良恶性，从而不能有效地指导进一步的手术。

相对于其他类型的卵巢肿瘤，内分泌 / 激素相关症状（雌激素或雄激素）的异常表现在卵巢性索间质肿瘤中相对常见，这一点可能有助于与其他肿瘤的鉴别诊断。

纤维瘤（Fibroma）

临床特征

- 最常见的卵巢纯间质肿瘤

- 多见于中年女性（平均年龄为 48 岁）
- 可伴有腹水，腹水合并胸腔积液（Meigs 综合征）罕见（约 1%）[1,2]
  - 肿瘤直径超过 10 cm 的患者更常出现腹水
- 可发生于 Gorlin 综合征（痣样基底细胞癌综合征）的患者 [3]
- 可因扭转发生急腹症 [4]

大体病理（图 10.1）

- 肿瘤的平均直径为 6.8 cm [5]
- 近 8% 为双侧肿瘤，多数与 Gorlin 综合征相关
- 肿瘤表面光滑
- 切面呈实性，质韧，白色或棕褐色
- 可因扭转发生出血和坏死

镜下特征（图 10.2）

- 梭形细胞呈丛状或束状交错排列
- 常呈现席纹状排列、玻璃样变性，可见胶原带或斑块
- 细胞密度不一
  - 约 10% 的肿瘤以细胞丰富、排列致密为特点，称为富于细胞性纤维瘤 [6,7]
- 可因扭转而出现水肿、出血和梗死
- 无或轻度的核异型性
- 核分裂不活跃（少于或等于 3 个 /10 HPF）
  - 细胞丰富的肿瘤，如果核分裂象不少于 4 个 /10 HPF，无或轻度核异型性，则称为核分裂活跃的富于细胞性纤维瘤 [7]

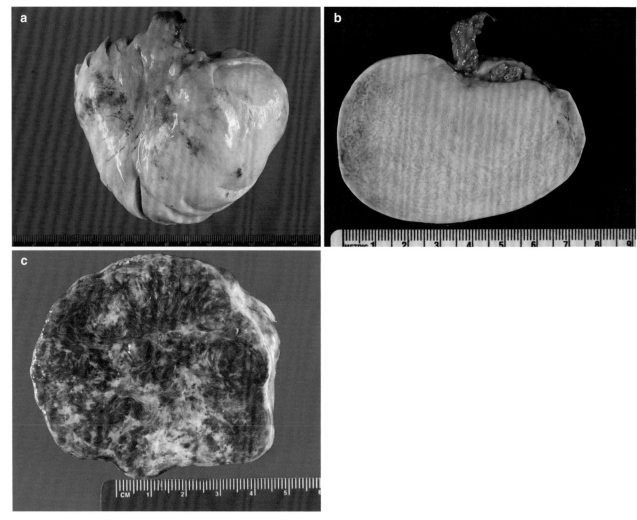

图 10.1　纤维瘤。卵巢表面光滑且有光泽（a），切面呈实性，质韧、黄白色（b），也可因发生扭转而出血（c）

- 无病理性核分裂象
- 可出现少量的性索成分——粒层细胞或支持样的小管结构（在任意切片上少于 10% 的肿瘤成分）[8]

鉴别诊断

- 转移性印戒细胞癌（Krukenberg 瘤）
- 成人型颗粒细胞瘤
- 纤维肉瘤
- 卵泡膜细胞瘤
- （卵巢固有）间质增生 /（卵巢固有）间质卵泡膜细胞增生

诊断陷阱 / 冰冻诊断要点

- 临床最相关的鉴别诊断是成人型颗粒细胞瘤和伴

有反应性卵巢间质增生的转移性癌

- 典型的纤维瘤出现少量的性索成分（占比小于肿瘤的 10%），无临床意义
  - 冰冻诊断后应做充分的石蜡取材，进一步排除成人型颗粒细胞瘤或支持 – 间质细胞瘤
- 成人型颗粒细胞瘤组织学上可表现为梭形、肉瘤样的细胞形态，类似于纤维瘤 / 富于细胞性纤维瘤
  - 成人型颗粒细胞瘤的典型细胞核特征（核膜不规则，伴核沟形成）在冰冻切片上可能难以识别
  - 识别成人型颗粒细胞瘤其他形态特点（如岛状、小梁状或微滤泡结构）可能有助于冰冻诊断，冰冻切片可适当多取材

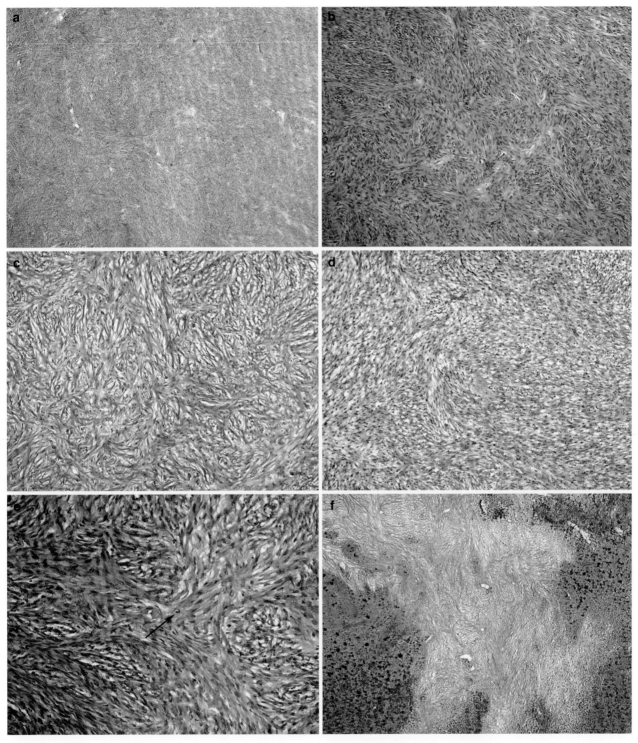

图 10.2　纤维瘤。细胞密度和间质的玻璃样变性程度不一（a，b）。梭形的肿瘤细胞排列成席纹状（c）或交错呈束状（d）。核分裂象可见（e 图箭头所示）。纤维瘤由于扭转出现出血性梗死（f）并不罕见

- 冰冻切片镜下应仔细观察以排除 Krukenberg 瘤
  - 仅 8% 的纤维瘤可为双侧，累及两侧卵巢的病变应考虑转移性肿瘤的可能
  - 仅低倍镜下观察可能遗漏散在于反应性 / 增生

性卵巢间质中的单个转移性肿瘤细胞（如印戒细胞癌或乳腺小叶癌）

- 卵巢纤维肉瘤至少应有中度的核异型性和活跃的核分裂（不少于 4 个 /10 HPF），常伴病理性的核

分裂象

- 纤维瘤与其他良性肿瘤之间的鉴别，如卵泡膜细胞瘤、（卵巢固有）间质增生 /（卵巢固有）间质卵泡膜细胞增生，在冰冻诊断时并不重要

卵泡膜细胞瘤（Thecoma）

临床特征

- 不常见
- 常发生于绝经后女性
- 可出现激素分泌的相关症状（常见雌激素症状）
- 黄素化卵泡膜细胞瘤多发生于绝经前女性，可分泌雄激素[9]

大体病理

- 大多单侧发生
- 肿瘤的常见直径为 5~10 cm
- 切面呈实性、黄色，部分区域可为白色

镜下特征（图 10.3）

- 卵圆形或圆形细胞片状排列
- 中等至丰富的弱嗜酸性胞质
- 无或轻度核异型性
- 核分裂象罕见
- 可见玻璃样变性斑块和局灶钙化
- 可见簇状黄素化细胞，胞质粉染或透明
- 类似于纤维瘤的区域并不少见，这些肿瘤可称为

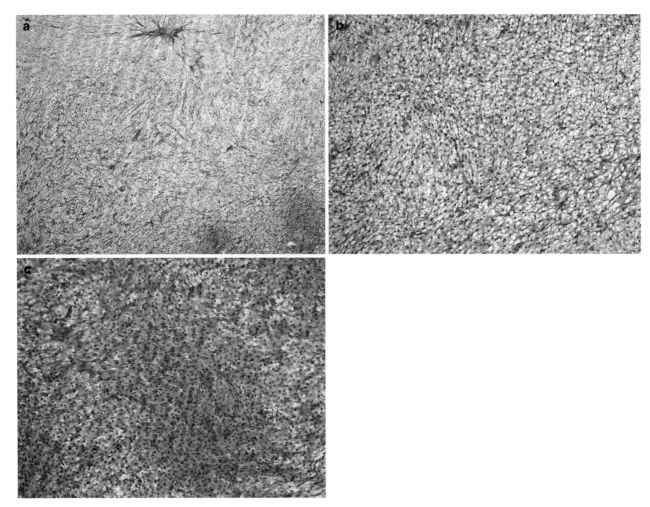

图 10.3　卵泡膜细胞瘤。圆形至卵圆形细胞呈片状分布，瘤细胞形态一致，具有丰富的嗜酸性或透明胞质（a~c）。可见玻璃样变性的斑块（a，c）

卵泡膜纤维瘤（fibrothecoma）

鉴别诊断

- 成人型颗粒细胞瘤
- 支持 – 间质细胞瘤
- 纤维瘤
- 类固醇细胞瘤
- 睾丸型间质细胞瘤（Leydig 细胞瘤）
- （卵巢固有）间质 - 睾丸型间质细胞瘤（Stromal–Leydig 细胞瘤）
- （卵巢固有）间质增生 /（卵巢固有）间质卵泡膜细胞增生

诊断陷阱 / 冰冻诊断要点

- 最重要的鉴别诊断是成人型颗粒细胞瘤，该肿瘤常需全面的分期手术
  - 成人型颗粒细胞瘤可有黄素化，与卵泡膜细胞瘤 / 黄素化卵泡膜细胞瘤非常相似，没有辅助手段而仅靠冰冻切片来区分这两种病变可能非常困难
  - 这种情况下，冰冻诊断可以报告为"伴黄素化的性索间质肿瘤，最终诊断需待石蜡切片"，以避免过度诊断
- 卵泡膜细胞瘤的黄素化细胞可被误认为间质细胞或支持 – 间质细胞瘤的瘤细胞。冰冻诊断时，虽然 Leydig 细胞瘤和黄素化卵泡膜细胞瘤的鉴别诊断并不重要，但是，因为支持 – 间质细胞瘤需要外科分期手术，识别是否有支持细胞成分很有必要[10]
  - 胞质内出现 Reinke 结晶可证实为间质细胞，而冰冻切片能比福尔马林固定过的石蜡切片更好地保存 Reinke 结晶，故冰冻诊断时较容易识别
- 在冰冻诊断时，区分纤维瘤和其他良性病变——卵泡膜细胞瘤、（卵巢固有）间质增生 /（卵巢固有）间质卵泡膜细胞增生并不重要
  - 同时具有纤维瘤样区域和卵泡膜细胞瘤特征（局灶的黄素化）的肿瘤可称为卵泡膜纤维瘤

黄素化卵泡膜细胞瘤伴硬化性腹膜炎（Luteinized Thecoma with Sclerosing Peritonitis）

- 罕见，具有独特的临床病理特点
- 通常发生在年轻女性（平均年龄为 27 岁），表现为腹水引起的腹胀，偶尔因肠粘连引起[11]
- 多见于双侧，切面为黄褐色至红棕色
- 富于细胞性，肿瘤细胞呈梭形，罕见情况下为圆形，伴黄素化
- 水肿、微囊形成和核分裂象易见的情况并不少见

成人型颗粒细胞瘤（Adult Granulosa Cell Tumor，AGCT）

临床特征

- 见于任何年龄，最常见于绝经后女性，高峰发病年龄为 50~55 岁[12–14]
- 可出现盆腔包块 / 疼痛
- 内分泌症状常见，以雌激素症状为主，包括绝经后出血、月经过多、子宫出血或停经
  - 部分病例可同时伴有子宫内膜增生或高分化子宫内膜癌（分别出现在约 25% 和 5% 的病例中）[15]
- 分泌孕酮和雄激素的病例很少见[16,17]
- 约 10% 的病例因肿瘤破裂、腹腔积血或扭转而表现为急腹症[13]

大体病理（图 10.4）

- 多为单侧（超过 95%）
- 大小从仅在显微镜下可见到直径 40 cm 不等，常见直径为 10~12 cm[12]
- 切面常为实性和囊性，呈黄褐色或白色
  - 少见为完全实性或完全囊性（单房或多房）
- 局灶性出血很常见
- 切面质韧、质软或质脆，取决于肿瘤内纤维间质的含量

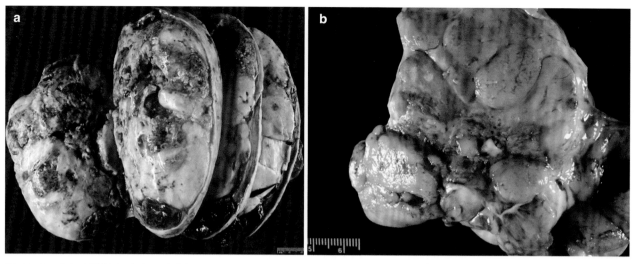

图 10.4　成人型颗粒细胞瘤。肿瘤切面呈实性，棕黄色（a）或棕粉色（b）。常伴出血和囊性变（a）

镜下特征（图 10.5~10.7）

- 多种组织形态，通常混合存在
  - 常见模式
    - ◆ 弥漫性：为最常见的模式，肿瘤细胞呈大片状随意排列
    - ◆ 小梁状：小梁状或条索状排列
    - ◆ 岛状：界限清晰的肿瘤细胞巢由纤维瘤样间质包绕
  - 少见的模式
    - ◆ 微滤泡结构：肿瘤细胞巢内的圆形空腔，腔内充满嗜酸性物质（Call-Exner 小体），仅见于少数颗粒细胞瘤
    - ◆ 巨滤泡结构：由肿瘤细胞衬覆形成的较大的囊性结构
    - ◆ "水洗绸"和脑回状结构：肿瘤细胞成排或波浪状排列
    - ◆ 假乳头状：肿瘤细胞围绕中央血管轴心分布，可能是一种退变现象
    - ◆ 肉瘤样：梭形细胞，类似于富于细胞性纤维瘤
- 肿瘤细胞相对均匀一致，胞质少，细胞核圆

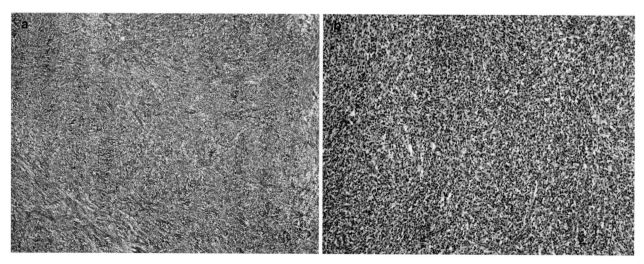

图 10.5　成人型颗粒细胞瘤的组织学特征。注意有多种形态学模式：弥漫性（a，b）、小梁状（c）、岛状（d）、微滤泡结构（e，f）、巨滤泡结构（g）、假乳头状（h）和肉瘤样（i，j）。出血并不少见（k）

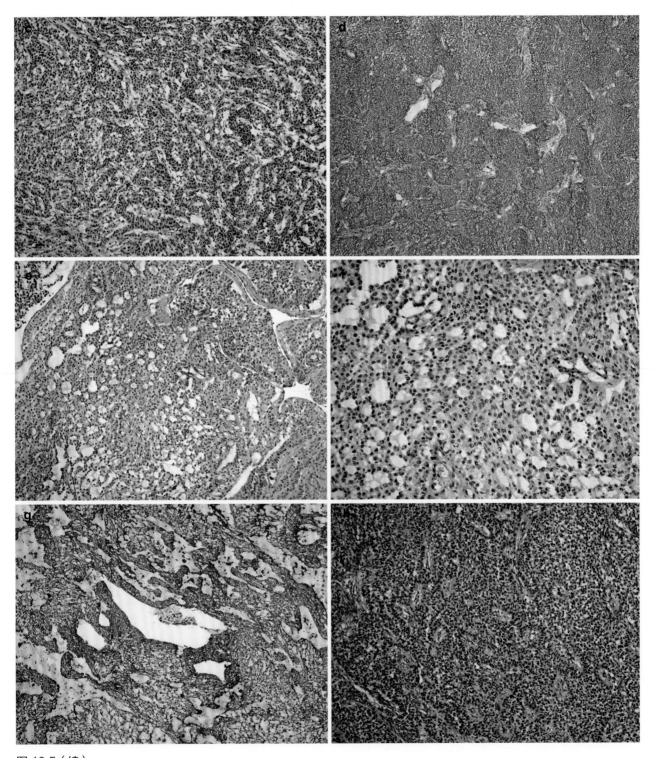

图 10.5（续）

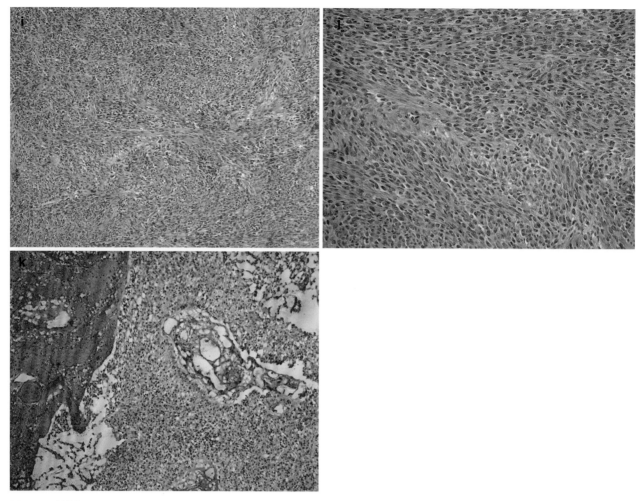

图 10.5（续）

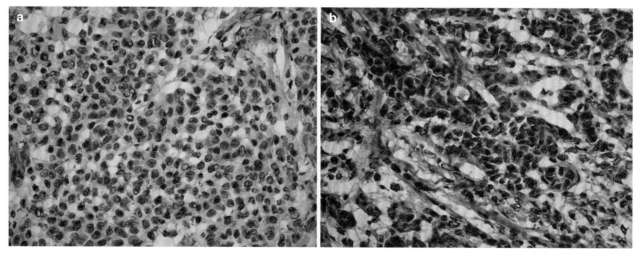

图 10.6　成人型颗粒细胞瘤的细胞学特征。肿瘤细胞具有圆形至卵圆形的核，核膜不规则，有纵向核沟，染色质淡染，核仁小，有少量嗜酸性胞质（a~c）。在 1 例弥漫性生长为主的肿瘤中，注意肿瘤细胞可排列成模糊的小梁状（b）

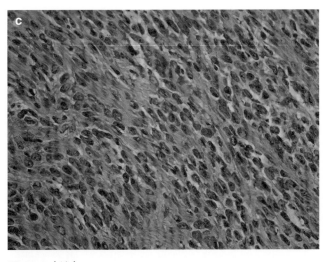

图 10.6（续）

形至卵圆形

- ◆ 染色质淡染，核膜的特征是不规则、有褶皱，形成核沟
- – 核沟在冰冻切片上可能难以识别
- 黄素化的瘤细胞有更丰富的粉染胞质，常缺乏核沟
- 核分裂象多少不等，大多数肿瘤中核分裂象通常少于3 个 /10 HPF
- – 通常无病理性核分裂象
- 罕见情况下肿瘤可有显著的细胞异型性，可见奇异形细胞核[18]
- 可见出血和坏死，后者通常继发于扭转

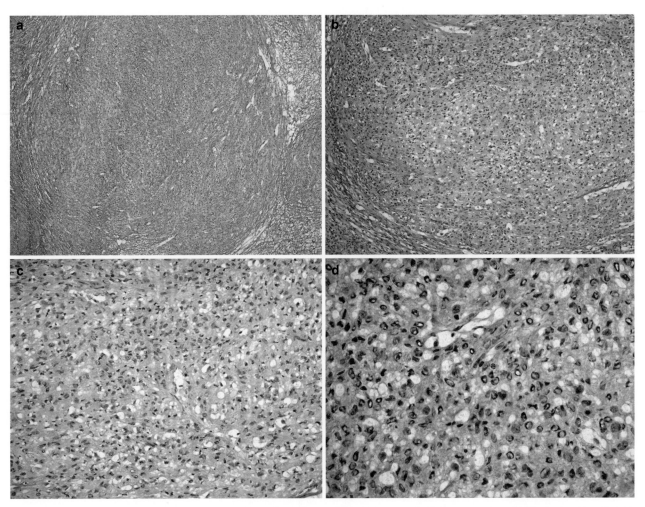

图 10.7　黄素化的成人型颗粒细胞瘤。注意其弥漫性的肿瘤生长模式（a，b）和特征性的丰富的嗜酸性胞质，缺乏核沟的圆形细胞核（c，d）。冰冻切片制片时的人为因素可能导致胞质空亮，类似于印戒细胞（e）

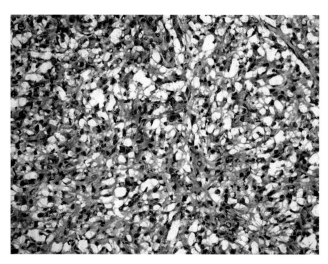

图 10.7（续）

鉴别诊断（表 10.1）

- 卵巢原发癌——子宫内膜样癌、透明细胞癌和小细胞癌
- 转移性癌——乳腺癌、胰腺癌和小细胞癌
- 原发性或转移性类癌
- 性索间质肿瘤——支持 – 间质细胞瘤、幼年型颗粒细胞瘤、卵泡膜细胞瘤和纤维瘤
- 生殖细胞肿瘤——无性细胞瘤

- 淋巴瘤
- 滤泡囊肿与单房的 AGCT 鉴别

诊断陷阱 / 冰冻诊断要点

- 绝经后的患者，作为行全面分期手术的一部分人群，手术治疗包括全子宫和双侧输卵管 – 卵巢切除[19]
  - 对于较年轻的患者，当肿瘤局限于一侧卵巢（无表面受累）时，可行保留生育功能的手术，包括单侧输卵管 – 卵巢切除术或分期手术（包括或不包括淋巴结切除），并行对侧卵巢的术中评估[19,20]
  - 如冰冻诊断时肉眼或镜下发现有卵巢表面受累，应及时报告手术医师，因为在这种情况下不应考虑保留生育功能的手术

- 临床上，冰冻诊断的关键是对 AGCT 与良性性索间质肿瘤及转移性卵巢癌的鉴别，因为后两类病变无须分期手术
  - 双侧发生、明显的核异型性和核分裂象易见并伴有病理性核分裂象，这些都不是 AGCT 的典型特征，应考虑是原发性或转移性癌
  - 既往恶性肿瘤的临床病史及与既往活检标本的

表 10.1　成人型颗粒细胞瘤（AGCT）的鉴别诊断

项目	AGCT	子宫内膜样癌	支持 – 间质细胞瘤	原发性类癌	无性细胞瘤
年龄	多见于绝经后（50~55岁）	40~60 岁（58 岁）	多见于年轻患者（25~30 岁）	14~79 岁（平均为53 岁）	10~30 岁（平均为22 岁）
双侧发生	非常罕见	接近 17%	非常罕见	非常罕见（如果是双侧，考虑转移）	10%~20%
大小（直径）	10~12 cm	15 cm	12~14 cm	大小不一	多数超过 10 cm
临床症状	盆腔包块 / 疼痛；激素相关症状（雌激素水平高于雄激素）	无临床症状或盆腔包块 / 疼痛	激素相关症状常见（雄激素水平高于雌激素）	可能偶然发现；1/3 的患者有类癌综合征	盆腔包块 / 疼痛；血清 LDH 升高
胞质特征	胞质少，细胞膜边界不清，黄素化 AGCT 例外	中度至丰富；可以显示鳞状分化和黏液分化	间质细胞有丰富的嗜酸性胞质，胞质内含脂褐素颗粒和 Reinke 结晶	中等量，可显示黏液分化（杯状细胞类癌）	丰富的透明或弱嗜酸性胞质；细胞边界清晰
细胞核特征	多数为一致的、淡染的细胞核，核膜褶皱，有核沟	核的异型性程度不一；无核沟	依赖于肿瘤级别；有时在支持细胞可见核膜褶皱及核沟	小的、一致的圆形细胞核，染色质细腻、颗粒状	大而一致的细胞核，核仁明显
坏死	可以见到	常见	可以见到（在分化差的肿瘤中）	缺乏	常见

形态学比较（如能提供）有助于冰冻诊断

- 癌通常比 AGCT 具有更丰富的胞质

  - AGCT 特征性的细胞核——形态一致的卵圆形核，核膜不规则、折叠、有核沟，这些与癌明显不同

- 冰冻诊断时区分卵巢原发癌和 AGCT 相对来讲不重要，因多数情况下两者的手术处理是相同的

  - AGCT 的年轻患者可行保留生育功能的手术，但对于上皮性恶性肿瘤，是否采用这种手术方式仍有争议

- 具有微滤泡结构的 AGCT 可与原发性或转移性类癌类似

  - 类癌的特征为细胞核圆形、核膜光滑，染色质呈颗粒状，与 AGCT 的卵圆形细胞核并伴有核沟明显不同

- 弥漫性生长的 AGCT 可类似于纤维瘤或富于细胞性纤维瘤

  - 识别 AGCT 其他的形态结构——岛状、小梁状或微滤泡结构，有助于 AGCT 的诊断，这需要仔细的镜下观察或适当增加取材

- 冰冻诊断黄素化 AGCT 可能具有挑战性，因为与卵泡膜细胞瘤 / 卵泡膜纤维瘤非常相似

  - 黄素化 AGCT 常有更丰富的粉染胞质，并缺乏核沟

  - 明显的肿瘤性结节更支持 AGCT 的诊断，而弥漫性生长更常见于卵泡膜细胞瘤

  - 诊断困难时，冰冻诊断可报告为"伴黄素化的性索间质肿瘤"，诊断需待石蜡切片来明确

- 在冰冻切片中区分成人型和幼年型颗粒细胞瘤对于手术处理并不重要

- 冰冻切片的假象通常会影响形态学诊断

  - 透明胞质的假象可能会增加误诊为透明细胞癌或无性细胞瘤的可能性

  - 透明细胞核的假象可能会掩盖 AGCT 细胞核的特征

- 子宫内膜的评估：如冰冻诊断为 AGCT，建议对子宫内膜进行冰冻取材，至少是大体上的评估，或大体结合显微镜下评估（如果是子宫切除术的

标本），排除并发的子宫内膜癌

  - 如需保留子宫，应行子宫内膜诊刮，以排除子宫内膜增生或子宫内膜癌的可能

幼年型颗粒细胞瘤（Juvenile Granulosa Cell Tumor，JGCT）

临床特征

- 发生率远低于 AGCT，约占颗粒细胞瘤的 5%

- 通常发生于 30 岁以下的女性，罕见于年龄较大的女性[21]

- 可有盆腔疼痛和（或）雌激素分泌症状：同性性早熟和异常阴道出血

- 可出现腹水

- 可因破裂或扭转而发生急腹症

大体病理（图 10.8）

- 通常为单侧[21]。

- 平均直径为 12.5 cm（3~32 cm）[21]

- 切面为囊实性，也可为均匀的实性或囊性

- 可见出血

镜下特征（图 10.9，10.10）

- 细胞呈实性片状生长，伴大小不等的滤泡和囊腔结构，腔内含嗜碱性分泌物

- 可出现假乳头结构

- 罕见情况下可见显著的间质纤维化

- 肿瘤细胞有丰富的嗜酸性、双嗜性或透明胞质

- 核圆形，染色质淡染，缺乏核沟

- 轻度至中度核异型性

  - 10%~15% 的肿瘤出现局灶性显著的异型性

- 核分裂象常见

- 可见坏死和出血

鉴别诊断

- 囊状滤泡 / 滤泡囊肿

- 成人型颗粒细胞瘤

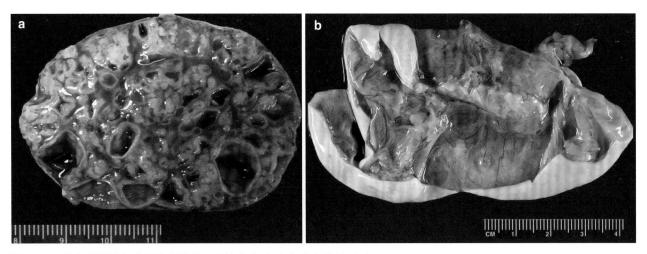

图 10.8　幼年型颗粒细胞瘤大体外观：实性为主（a）和单房囊性（b）

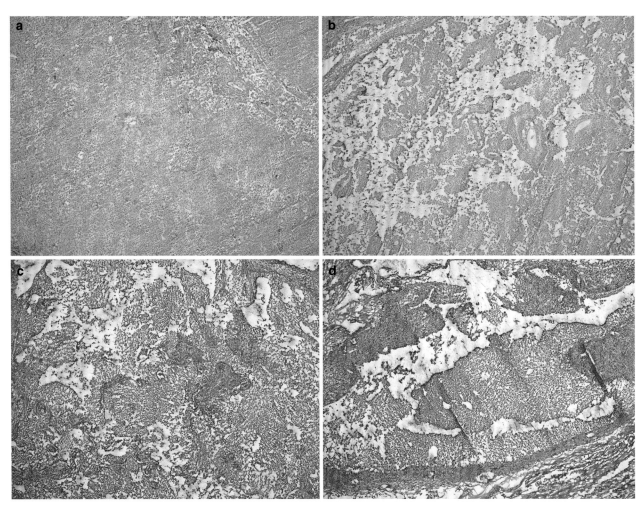

图 10.9　幼年型颗粒细胞瘤的组织学特征。生长方式可以是实性（a）、假乳头状（b），或表现为囊腔（c）和滤泡（d，e）。注意特征性改变：衬覆在囊壁上的多层粒层细胞内见到滤泡结构形成（d），囊腔内含有嗜碱性分泌物（e）

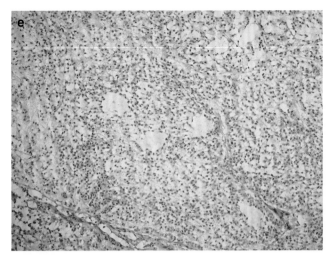

图 10.9（续）

- 恶性生殖细胞肿瘤（如无性细胞瘤、卵黄囊瘤）
- 透明细胞癌

诊断陷阱 / 冰冻诊断要点

- JGCT 仅局限于一侧卵巢且无卵巢表面受累的年轻患者，可采取保留生育功能的手术：单侧输卵管 – 卵巢切除和分期手术 [19,20]
    - 如冰冻诊断时大体或显微镜下发现卵巢的表面受累，则应做出报告，因为这种情况不适合行保留生育功能的手术
- 冰冻切片中最重要的是与良性囊肿（滤泡囊肿 / 囊状滤泡）进行鉴别诊断

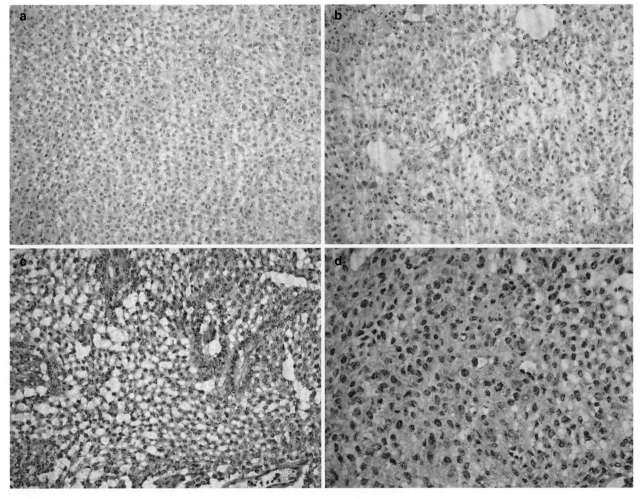

图 10.10 幼年型颗粒细胞瘤的细胞学特征。肿瘤细胞圆形，核中度至重度异型性，无核沟，有丰富的嗜酸性、双嗜性或透明胞质（a~d）。核分裂象易见（d）

- 囊性 JGCT 的一个特征是粒层细胞层内形成小的滤泡结构，这在滤泡囊肿中不会出现
- 良性病变，如滤泡囊肿或囊状滤泡，治疗上仅采用囊肿剔除术
- 由于相似的临床特征（患者年龄）和形态学上的重叠，JGCT 可能与无性细胞瘤和其他恶性生殖细胞肿瘤混淆
  - 临床表现和血清肿瘤标志物有助于鉴别
    - JGCT 患者常有雌激素症状
    - 恶性生殖细胞肿瘤患者的血清肿瘤标志物水平可升高：无性细胞瘤——LDH，卵黄囊瘤——AFP
  - 无性细胞瘤具有特征性的间质内淋巴细胞浸润，而 JGCT 无此特点
  - JGCT 中可见大小不等的滤泡，而无性细胞瘤无此特点
  - 恶性生殖细胞肿瘤的术中处理通常与 JGCT 相似
- 成人型和幼年型颗粒细胞瘤的组织学可存在重叠部分，或可出现两种肿瘤类型的混合
- 冰冻诊断区分成人型和幼年型颗粒细胞瘤对于术中处理并不重要
  - 难以鉴别的病例，其冰冻诊断可报告为"颗粒细胞瘤，倾向于幼年型或成人型"

支持 – 间质细胞瘤（Sertoli-Leydig Cell Tumor，SLCT）

临床特征

- 罕见，占所有卵巢肿瘤的不足 0.5%
- 最常见于 30 岁以下的女性，平均年龄为 25 岁[22]
  - 少见于绝经后女性
- 可出现盆腔包块 / 疼痛
- 超过 50% 的患者有雄激素增多症：多毛、阴蒂肿大和闭经
  - 雌激素症状很少见
- 罕见腹水和肿瘤破裂

大体病理（图 10.11）

- 大多数（98% 以上）为单侧肿瘤[22]
- 直径从不足 1 cm 到 35 cm 不等（多为 12~14 cm）
- 切面大多为实性、黄褐色，局部可呈囊性
  - 囊性成分更常见于网状型 SLCT 和含异源性成分（黏液性上皮）的病例
- 坏死和出血在低分化肿瘤中并不少见

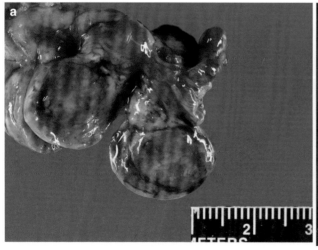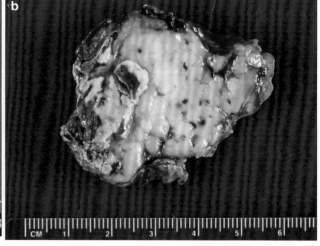

图 10.11　支持 – 间质细胞瘤（SLCT）。1 例偶然发现的体积较小的高分化 SLCT，切面为实性、黄褐色（a）。低分化 SLCT 大体显示为实性、黄褐色、肉质样，伴坏死（b）。注意 1 例低分化 SLCT 的切面呈囊实性，该例伴有异源性黏液性上皮成分（c）

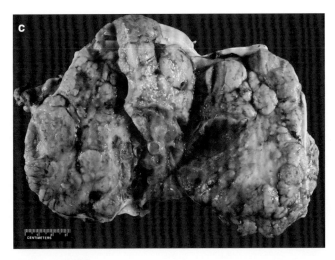

图 10.11（续）

镜下特征

- 高分化 SLCT（图 10.12）
  - 支持细胞形成易于识别的开放管腔或实性 / 被压实的小管
  - Leydig 细胞以单个或小簇状聚集于间质内
  - 支持细胞核卵圆形或圆形，可见小核仁和核沟
  - Leydig 细胞核圆形，含有丰富的特征性的嗜酸性胞质，胞质内含脂褐素
    - ◆ 胞质内可见 Reinke 结晶，该晶体在冰冻切片上比在福尔马林固定后的石蜡切片上保存得要好

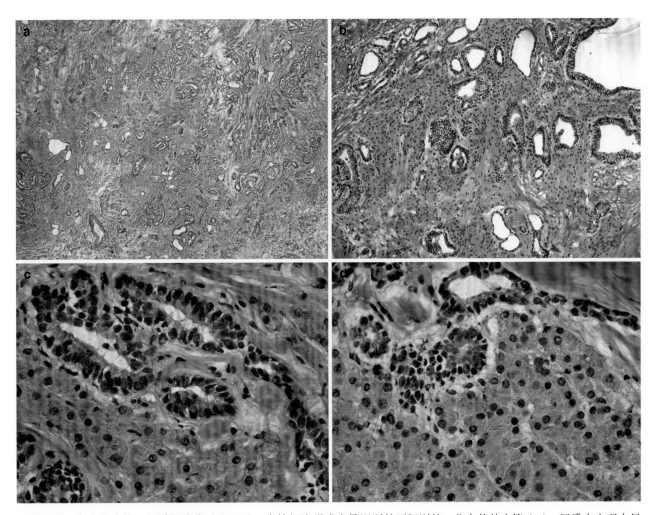

图 10.12 高分化支持 – 间质细胞瘤（SLCT）。支持细胞形成容易识别的不规则的、分支状的小管（a）。间质中出现大量的 Leydig 细胞（b）。支持细胞的核呈圆形至卵圆形，深染，可见纵向核沟（c，d）。Leydig 细胞核圆形，有小核仁，丰富的嗜酸性胞质，胞质内见 Reinke 结晶（c 图的下半部）和脂褐素（d）

- 两种成分均无明显的细胞核多形性或核分裂象
- 中分化 SLCT（图 10.13）
  - 低倍镜下呈弥漫性或分叶状，富于细胞区和间质水肿的细胞稀疏区交替出现

- 支持细胞呈弥漫片状或条索状和实性挤压的小管结构，混有散在的 Leydig 细胞成分
  - Leydig 细胞常比高分化的 SLCT 少见
- 支持细胞核深染、卵圆形或梭形，具有轻度至

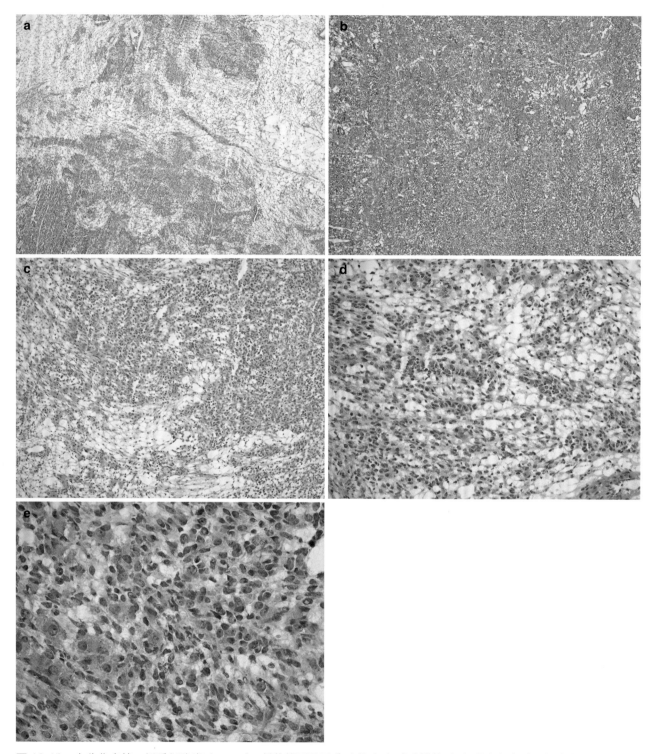

图 10.13 中分化支持 – 间质细胞瘤（SLCT）。低倍镜下显示分叶状（a）或弥漫性（b）的生长方式。深染的、卵圆形或纺锤状的支持细胞形成压实的小管和条索，混有圆形、嗜酸性的 Leydig 细胞（c，d）。支持细胞核显示出中度异型性，核仁明显（e）

中度的多形性

 - 可见核分裂象
 - 罕见病例可见小灶的奇异形核及退行性的细胞核异型性

- 低分化 SLCT（图 10.14）
 - 肉瘤样或弥漫片状分布的原始性腺间质样的支持细胞
 - 仅局部可有形态上不确定、常难以辨识的实性

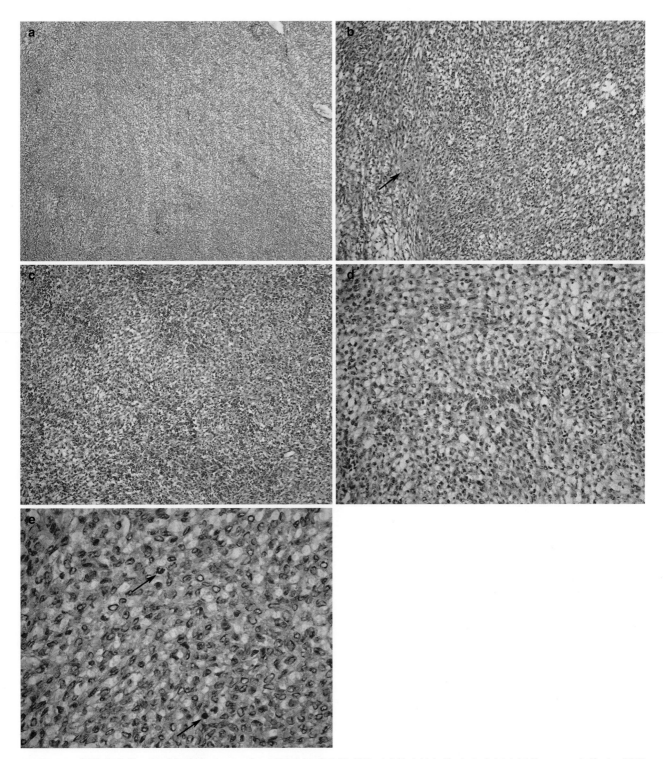

图 10.14　低分化支持 – 间质细胞瘤（SLCT）。可见弥漫成片排列的不成熟支持细胞（a）和极少量的 Leydig 细胞（b 图箭头所示），后者通常位于肿瘤周边。局灶见支持细胞排列成模糊的条索状，这是一条重要的诊断线索（c，d）。中度至重度的核多形性，核分裂象多见（e 图箭头所示）也是其特征性表现

小管或条索状结构

- Leydig 细胞罕见，通常位于肿瘤结节的边缘
- 支持细胞有中度至重度核多形性
- 核分裂象可高达 20 个 /10 HPF

• 伴异源性成分的 SLCT（图 10.15）

- 约 20% 的 SLCT 伴有异源性成分，最常见的是黏液性（肠型或胃型）上皮成分
  - ◆ SLCT 中的黏液性上皮可以是良性的、交界性的或癌
- 异源性间叶组织不常见，如软骨或骨骼肌
- 异源性成分仅见于中分化、低分化 SLCT 和网状型 SLCT

• 网状型 SLCT

- 罕见，约占所有 SLCT 的 15%，有局部或弥漫的网状结构
- 相互吻合、不规则的裂隙，类似于睾丸网
- 也可见乳头或多囊结构

鉴别诊断（表 10.2）

• 卵巢子宫内膜样癌

• AGCT

• 卵巢原发性和转移性黏液性肿瘤（与伴异源性成分的 SLCT 鉴别）

• 管状型 Krukenberg 瘤

• 畸胎瘤（与伴异源性成分的 SLCT 鉴别）

• 癌肉瘤（与伴异源性成分的 SLCT 鉴别）

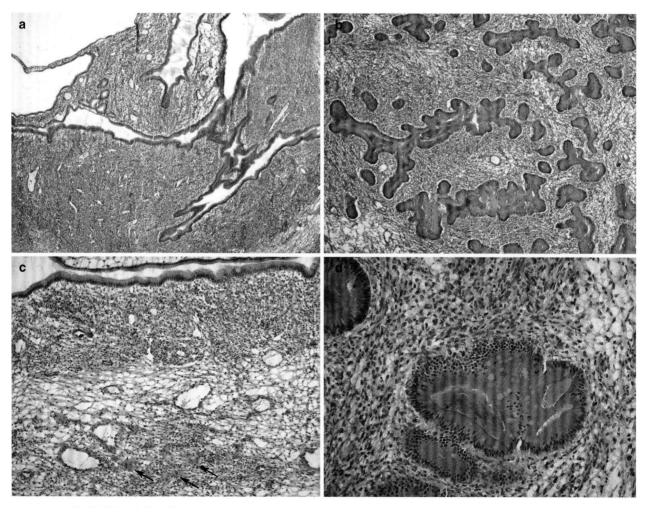

图 10.15　伴异源性成分的支持 - 间质细胞瘤（SLCT）。胃小凹型和肠型上皮周围包绕着增生的未成熟的支持细胞（a，b）。Leydig 细胞可能较难辨认，但通常能给诊断提供重要的线索（c 图箭头所示）。注意肠型腺体（含有杯状细胞）周围包绕原始的、肉瘤样的支持细胞（d）

表 10.2　支持 – 间质细胞瘤（SLCT）的鉴别诊断

项目	支持细胞瘤 /SLCT	子宫内膜样癌	AGCT	卵巢原发性黏液性肿瘤
年龄	最常见于年轻患者（25~30 岁）	40~60 岁（平均为 58 岁）	最常见于绝经后（50~55 岁）	平均为 45 岁
双侧	罕见	高达 17%	罕见	不常见
大小（直径）	12~14 cm	15 cm	10~12 cm	10 cm 以上（多为 18~22 cm）
临床症状	常见激素相关症状（雄激素水平高于雌激素）	无症状或盆腔包块 / 疼痛	盆腔包块 / 疼痛；激素相关症状（雌激素水平高于雄激素）	盆腔包块 / 疼痛
鳞状分化	缺乏	常见	缺乏	缺乏
黏液分化	罕见（胃型或肠型异源性成分）	不常见（无杯状细胞）	缺乏	有，大量杯状细胞
细胞核特征	与级别相关；支持细胞可见核沟	核异型性程度不一；无核沟	大多形态一致，核淡染，核膜褶皱，有核沟	核中度至重度异型性
坏死	可见（在分化差的肿瘤中）	常见	可见	常见

- 卵黄囊瘤（与网状型 SLCT 鉴别）
- 浆液性交界性肿瘤或癌（与网状型 SLCT 鉴别）
- 肉瘤（与低分化 SLCT 鉴别）
- 纤维瘤
- 支持细胞瘤

诊断陷阱 / 冰冻诊断要点

- SLCT 的生物学行为与组织学分级、亚型和分期相关
  - 高分化 SLCT 表现为良性的临床过程[22]
  - 根据大宗病例报道，11% 的中分化 SLCT 病例具有恶性行为[22]
  - 高达 59% 的低分化 SLCT 为临床恶性（不同研究报道的恶性率为 13%~59%）[10,22-24]
  - 网状型和伴异源性成分也为不良的预后因素
- 保留生育功能的手术——单侧输卵管 – 卵巢切除术和分期术（包括或不包括淋巴结切除术），常用于 I 期肿瘤的年轻患者[10,23,24]
- 双侧输卵管 – 卵巢切除术、全子宫切除术和全面的分期手术（包括或不包括淋巴结切除术）通常用于无生育需求的患者
- 一般来说，AGCT 和 SLCT（尤其是中分化或低分化肿瘤）的术中处理相似；对于形态学重叠、不确定的病例，冰冻诊断可为"性索间质肿瘤，鉴别诊断包括 AGCT 和 SLCT"
- 冰冻诊断时，SLCT 与卵巢上皮性恶性肿瘤的鉴别诊断至关重要，尤其是对于年轻患者
  - 卵巢癌患者较少使用保留生育功能的手术
  - 与 SLCT 相比，卵巢上皮性恶性肿瘤的分期手术范围更广泛
  - 卵巢子宫内膜样癌可出现类似于高分化 SLCT 的支持细胞样的结构。支持诊断 SLCT 的线索包括以下
    - 肿瘤单侧发生
    - 患者年龄更小
    - 缺乏鳞状分化
    - 间质中出现 Leydig 细胞，尽管在子宫内膜样癌中黄素化的间质细胞可与其相似
    - 缺乏明显的核异型性和核分裂象（高分化 SLCT）

支持细胞瘤（Sertoli Cell Tumor）

- 仅由支持细胞构成的罕见肿瘤
- 可发生于任何年龄（平均年龄为 30 岁）
- 可有激素相关症状（雌激素水平高于雄激素）[25]
- 罕见病例与 Peutz–Jeghers 综合征相关

- 单侧发生，肿瘤直径为 0.8~30 cm[26]
- 大多数肿瘤表现为良性临床过程，也有罕见恶性病例的报道[25,26]
- 支持细胞形成的实性或空心小管，呈小叶状排列，有间质分隔
  - 不太常见的生长模式包括弥漫性、假乳头状、网状、梭形和巢状[26]
  - 大多数肿瘤缺乏核异型性，核分裂象较少
  - 在罕见的恶性肿瘤中发现中度至重度的核异型性、核分裂象多于5 个 /10 HPF 和坏死[26]

睾丸型间质细胞瘤（Leydig 细胞瘤，Leydig Cell Tumor）

临床特征

- 罕见肿瘤，约占卵巢类固醇细胞肿瘤的 20%
- 平均年龄为 58 岁
- 常见雄激素相关症状

大体病理（图 10.16）

- 通常为单侧，平均直径为 2.4 cm[27,28]
- 切面呈实性、红褐色或黄色

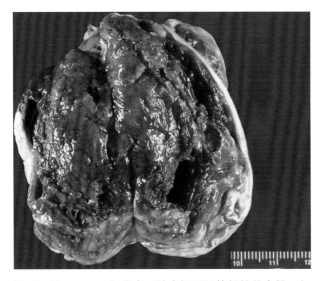

图 10.16　Leydig 细胞瘤。肿瘤切面呈特征性的实性、红褐色（本例局部伴囊性变）

镜下特征（图 10.17）

- 可位于卵巢门部（"门型"）或卵巢间质内（"非门型"）
- Leydig 细胞呈片状分布，含丰富的嗜酸性或

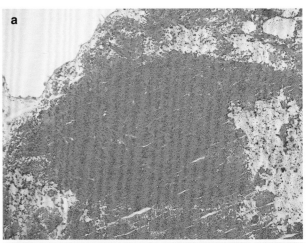

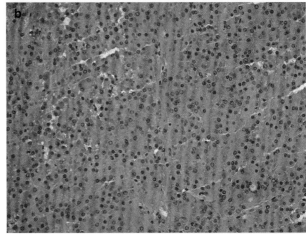

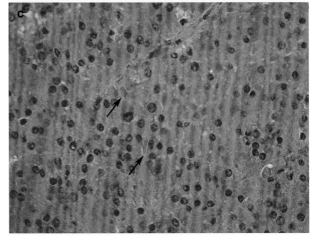

图 10.17　Leydig 细胞瘤的组织学特征。形态一致的 Leydig 细胞弥漫成片（a），细胞核圆形，有丰富的嗜酸性胞质（b），胞质内含有 Reinke 结晶（c 图箭头所示）

淡染的胞质，胞质内含有脂褐素和特征性的 Reinke 结晶

- 一致、圆形的细胞核，有小核仁
- 罕见细胞核多形性，核分裂象极少见
- 卵巢固有间质和 Leydig 细胞混合增生的肿瘤被称为 Stromal–Leydig 细胞瘤（图 10.18）[29]

鉴别诊断

- 非特异性类固醇细胞瘤
- SLCT
- 黄素化卵泡膜细胞瘤
- 卵巢的非肿瘤性病变，如门细胞增生、黄体

诊断陷阱 / 冰冻诊断要点

- Leydig 细胞瘤行为良性，因此，冰冻诊断的重

点是与非特异性类固醇细胞瘤和 SLCT 等其他具有潜在恶性临床行为的肿瘤相鉴别
  - 非特异性类固醇细胞瘤中缺乏 Reinke 结晶

非特异性类固醇细胞瘤 [Steroid Cell Tumor，Not Otherwise Specified（NOS）]

临床特征

- 约占所有卵巢肿瘤的 0.1%，占类固醇细胞瘤的 80%
- 患者年龄通常比 Leydig 细胞瘤患者年轻，平均年龄为 43 岁（2~80 岁）[30]
- 常见激素相关症状，最常见的是雄激素相关症状

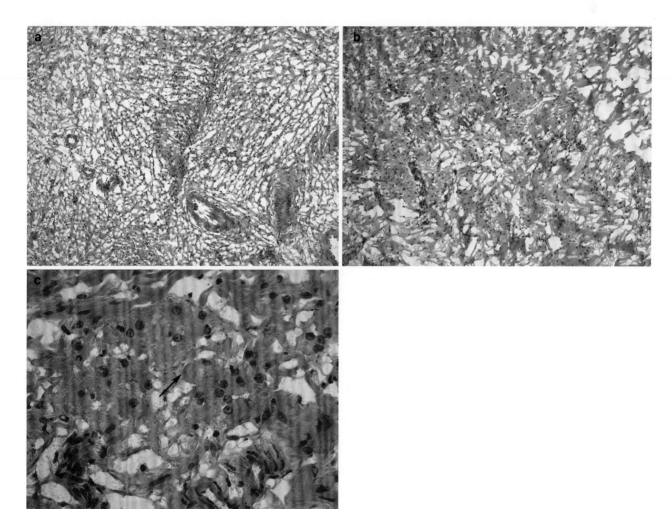

图 10.18 Stromal–Leydig 细胞瘤由卵巢固有间质细胞和 Leydig 细胞混合组成（a，b）。Leydig 细胞核圆形、一致，核仁明显，有丰富的嗜酸性胞质，胞质内含有 Reinke 结晶（c 图箭头所示）

大体病理（图 10.19）

- 通常是单侧，约 5% 的肿瘤为双侧
- 肿瘤平均直径为 8.4 cm[30]
- 切面呈实性，黄色、棕色、红色或黑色
- 可见出血和坏死

镜下特征（图 10.20）

- 圆形或多角形的肿瘤细胞呈弥漫性或巢状排列
- 丰富的嗜酸性、淡染或透明的泡沫状胞质，可含有脂褐素
  - 缺乏 Reinke 结晶
- 细胞核圆形，核仁明显

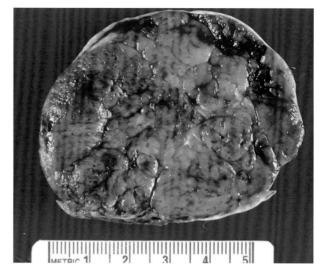

图 10.19 非特异性类固醇细胞瘤。切面呈实性，黄褐色

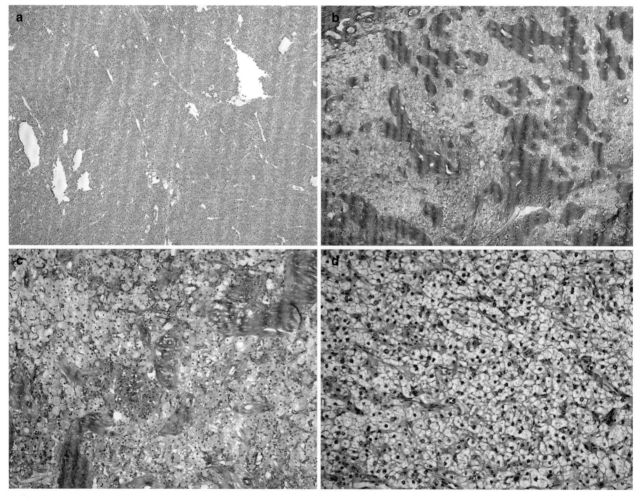

图 10.20 非特异性类固醇细胞瘤的镜下特征。肿瘤细胞呈弥漫性（a）或巢状排列，常伴有间质的玻璃样变性（b，c）。肿瘤细胞的特征是含有丰富的嗜酸性（c）或透明的泡沫状胞质（d，e），核圆形、一致。中度至重度核异型性（f）和坏死（g 图右侧）少见

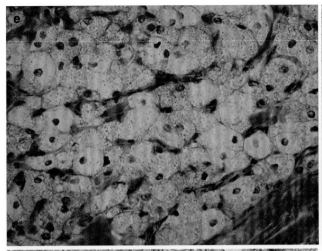

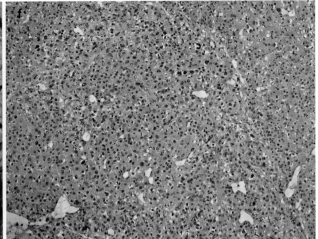

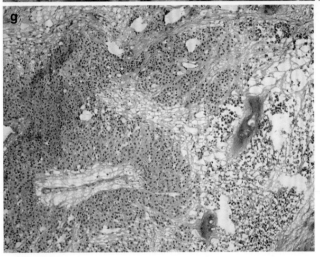

图 10.20（续）

- 核异型性通常较轻，核分裂象少于 2 个 /10 HPF
- 少数情况下会出现中度至重度异型性，核分裂象增多（多于 2 个 /10 HPF），这些特征提示与恶性的临床进程相关[30]
- 肿瘤直径超过 7 cm、出血和坏死也是预后不良的因素[30]
- 间质的改变包括玻璃样变性、水肿、黏液样改变和钙化
- 肿瘤细胞周围的血管网可以很明显

鉴别诊断

- Leydig 细胞瘤
- 卵巢透明细胞癌
- 转移性肿瘤：黑色素瘤、肝细胞癌、肾透明细胞癌和神经内分泌癌
- 卵巢非肿瘤性病变，如门细胞增生、黄体

诊断陷阱 / 冰冻诊断要点

- Leydig 细胞瘤为良性，而大的（直径＞7cm）、有中度至重度异型性、核分裂象增多、伴出血和坏死的类固醇细胞瘤可能表现出恶性的临床过程
    - 发现 Reinke 结晶应诊断为 Leydig 细胞瘤
- 类固醇细胞瘤可与卵巢的转移性肿瘤类似
    - 既往有恶性肿瘤的临床病史，尤其是黑色素瘤、肝细胞癌、肾透明细胞癌和神经内分泌癌，应考虑转移的可能
    - 与患者之前的原发性肿瘤样本进行形态学比较（如果可能）对冰冻诊断很有帮助

– 转移性病变更常发生于双侧，而类固醇细胞瘤只有约 5% 为双侧

• 卵巢透明细胞癌通常有多种形态结构，包括管囊状和乳头结构，这些不是类固醇细胞瘤的特征

– 适当多取材有助于发现肿瘤内的多种形态结构

硬化性间质瘤（Sclerosing Stromal Tumor）

临床特征

• 罕见的良性间质肿瘤

• 最常发生于 30 岁以下的女性，平均年龄为 27 岁[31,32]

• 表现为盆腔包块 / 疼痛，很少出现激素相关症状（雄激素或雌激素）[33,34]

大体病理（图 10.21）

• 通常是单侧的

• 直径为 1.5~17 cm（平均为 10 cm）[31]

• 切面为实性，白色至黄色

镜下特征（图 10.22）

• 细胞稀疏区和富于细胞区交替出现，呈现出假小叶结构

• 富于细胞的结节由卵圆形或梭形细胞组成，排列杂乱或呈席纹状排列

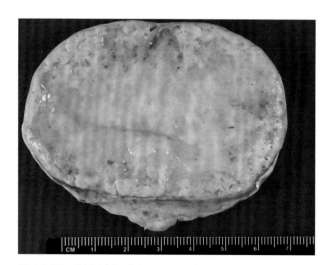

图 10.21　硬化性间质瘤。切面呈实性，黄褐色

• 典型的薄壁分支血管，呈"血管外皮细胞瘤样"外观

• 细胞核小，形态相对一致，有小核仁

• 无明显的核异型性，缺乏核分裂象

• 可见黄素化细胞

• 胞质可呈空泡状，类似于印戒细胞

鉴别诊断

• 纤维瘤

• 卵泡膜细胞瘤

• 间质增生 / 间质卵泡膜细胞增生

• 转移性印戒细胞癌

诊断陷阱 / 冰冻诊断要点

• 冰冻诊断时，硬化性间质瘤与其他良性病变（如纤维瘤、卵泡膜细胞瘤、间质增生 / 间质卵泡膜细胞增生）的鉴别并不重要

– 冰冻诊断为"良性间质肿瘤，倾向于硬化性间质瘤"或"良性间质肿瘤，分类待石蜡切片进一步评估"通常满足临床需要

• 如患者有胃肠道癌或乳腺癌的临床病史，且病变呈双侧性，应怀疑有转移性癌伴反应性间质增生的可能性

• 与转移性印戒细胞癌相比，硬化性间质瘤细胞质不明显，边界不清

印戒样间质瘤（Signet-Ring Stromal Tumor）

• 非常罕见的良性卵巢间质肿瘤

• 发生于成人，年龄范围为 21~83 岁[35-37]

• 单侧，肿瘤平均直径为 8.4 cm

• 实性或部分囊性，切面呈粉白色

• 富于细胞性纤维瘤样或水肿性间质中印戒细胞呈片状或单个散在分布

– 核无异型性，核偏位，无或极少核分裂象

– 胞质呈透明的空泡状，有时含有嗜酸性小球

- 主要的鉴别诊断是转移性印戒细胞癌（Kruke-nberg 瘤）
  - 如有胃肠道癌或乳腺癌的临床病史，病变双侧

发生，应考虑转移性癌
  - 无论是良性间质肿瘤还是转移性癌，均不需分期手术

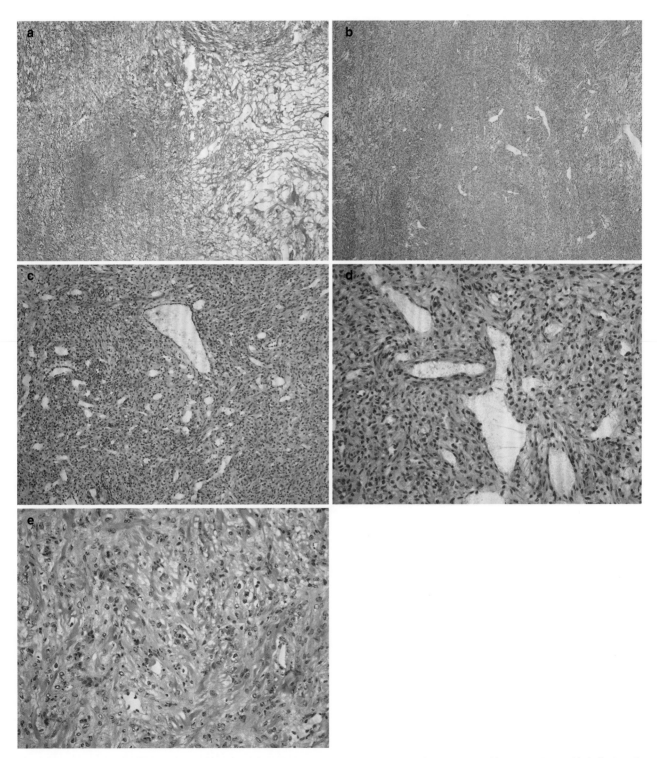

图 10.22　硬化性间质瘤在低倍镜下具有特征性的假小叶结构，细胞稀疏区和富于细胞区交替出现（a）。血管为薄壁、分支状，具有"血管外皮细胞瘤样"外观（b，c）。肿瘤细胞卵圆形或梭形，可呈席纹状排列。核异型性不明显（d，e）

微囊性间质瘤（Microcystic Stromal Tumor）

- 非常罕见的良性卵巢间质肿瘤
- 发生于成人（平均年龄为 45 岁）[38]
- 单侧，肿瘤平均直径为 8.7 cm[38]
- 切面为棕白色，呈实性、囊性或囊实性
- 肿瘤细胞呈实性、片状分布，伴有圆形至卵圆形的微囊形成
    - 也可见小的胞质内空泡
- 核异型性不明显，无或极少核分裂象

纤维肉瘤（Fibrosarcoma）

- 罕见的恶性间质肿瘤
- 大多数患者为绝经后女性，伴有盆腔包块
- 肿瘤体积大，通常为单侧，常伴有坏死和出血[6]
- 显微镜下，中度至重度异型性的梭形肿瘤细胞呈束状密集排列
    - 核分裂象不少于 4 个 /10 HPF
    - 可见病理性核分裂象
- 鉴别诊断包括良性肿瘤（如纤维瘤、富于细胞性纤维瘤）和肉瘤（如子宫内膜间质肉瘤）

（于双妮 译，王 昀 詹 阳 校）

参考文献

1. Lurie S. Meigs' syndrome: the history of the eponym. Eur J Obstet Gynecol Reprod Biol. 2000;92:199–204.
2. Samanth KK, Black 3rd WC. Benign ovarian stromal tumors associated with free peritoneal fluid. Am J Obstet Gynecol. 1970;107:538–45.
3. Gorlin RJ. Nevoid basal-cell carcinoma syndrome. Medicine (Baltimore). 1987;66:98–113.
4. Mak CW, Tzeng WS, Chen CY. Computed tomography appearance of ovarian fibrothecomas with and without torsion. Acta Radiol. 2009;50:570–5.
5. Cho YJ, Lee HS, Kim JM, Joo KY, Kim ML. Clinical characteristics and surgical management options for ovarian fibroma/fibrothecoma: a study of 97 cases. Gynecol Obstet Invest. 2013;76:182–7.
6. Prat J, Scully RE. Cellular fibromas and fibrosarcomas of the ovary: a comparative clinicopathologic analysis of seventeen cases. Cancer. 1981;47:2663–70.
7. Irving JA, Alkushi A, Young RH, Clement PB. Cellular fibromas of the ovary: a study of 75 cases including 40 mitotically active tumors emphasizing their distinction from fibrosarcoma. Am J Surg Pathol. 2006;30:929–38.
8. Young RH, Scully RE. Ovarian stromal tumors with minor sex cord elements: a report of seven cases. Int J Gynecol Pathol. 1983;2:227–34.
9. Zhang J, Young RH, Arseneau J, Scully RE. Ovarian stromal tumors containing lutein or Leydig cells (luteinized thecomas and stromal Leydig cell tumors)–a clinicopathological analysis of fifty cases. Int J Gynecol Pathol. 1982;1:270–85.
10. Bhat RA, Lim YK, Chia YN, Yam KL. Sertoli-Leydig cell tumor of the ovary: analysis of a single institution database. J Obstet Gynaecol Res. 2013;39:305–10.
11. Staats PN, McCluggage WG, Clement PB, Young RH. Luteinized thecomas (thecomatosis) of the type typically associated with sclerosing peritonitis: a clinical, histopathologic, and immunohistochemical analysis of 27 cases. Am J Surg Pathol. 2008;32:1273–90.
12. Sun HD, Lin H, Jao MSm Wang KL, Liou WS, Hung YC, et al. A long-term follow-up study of 176 cases with adult-type ovarian granulosa cell tumors. Gynecol Oncol. 2012;124:244–9.
13. Stenwig JT, Hazekamp JT, Beecham JB. Granulosa cell tumors of the ovary. A clinicopathological study of 118 cases with long-term follow-up. Gynecol Oncol. 1979;7:136–52.
14. Norris HJ, Taylor HB. Prognosis of granulosa-theca tumors of the ovary. Cancer. 1968;21:255–63.
15. van Meurs HS, Bleeker MC, van der Velden J, Overbeek LI, Kenter GG, Buist MR. The incidence of endometrial hyperplasia and cancer in 1031 patients with a granulosa cell tumor of the ovary: longterm follow-up in a population-based cohort study. Int J Gynecol Cancer. 2013;23:1417–22.
16. Young RH, Oliva E, Scully RE. Luteinized adult granulosa cell tumors of the ovary: a report of four cases. Int J Gynecol Pathol. 1994;13:302–10.
17. Norris HJ, Taylor HB. Virilization associated with cystic granulosa tumors. Obstet Gynecol. 1969;34:629–35.
18. Young RH, Scully RE. Ovarian sex cord-stromal tumors with bizarre nuclei: a clinicopathologic analysis of 17 cases. Int J Gynecol Pathol. 1983;1:325–35.
19. Schumer ST, Cannistra SA. Granulosa cell tumor of the ovary. J Clin Oncol. 2003;21:1180–9.
20. Iavazzo C, Gkegkes ID, Vrachnis N. Fertility sparing management and pregnancy in patients with granulosa cell tumour of the ovaries. J Obstet Gynaecol. 2015;35:551–5.
21. Young RH, Dickersin GR, Scully RE. Juvenile granulosa cell tumor of the ovary. A clinicopathological analysis of

125 cases. Am J Surg Pathol. 1984;8:575–96.

22. Young RH, Scully RE. Ovarian Sertoli-Leydig cell tumors. A clinicopathological analysis of 207 cases. Am J Surg Pathol. 1985;9:543–69.

23. Sigismondi C, Gadducci A, Lorusso D, Candiani M, Breda E, Raspagliese F, et al. Ovarian Sertoli-Leydig cell tumors. A retrospective MITO study. Gynecol Oncol. 2012;125:673–6.

24. Gui T, Cao D, Shen K, Yang J, Zhang Y, Yu Q, et al. A clinicopathological analysis of 40 cases of ovarian Sertoli-Leydig cell tumors. Gynecol Oncol. 2012;127:384–9.

25. Tavassoli FA, Norris HJ. Sertoli tumors of the ovary. A clinicopathologic study of 28 cases with ultrastructural observations. Cancer. 1980;46:2281–97.

26. Oliva E, Alvarez T, Young RH. Sertoli cell tumors of the ovary: a clinicopathologic and immunohistochemical study of 54 cases. Am J Surg Pathol. 2005;29:143–56.

27. Roth LM, Sternberg WH. Ovarian stromal tumors containing Leydig cells. II. Pure Leydig cell tumor, non-hilar type. Cancer. 1973;32:952–60.

28. Paraskevas M, Scully RE. Hilus cell tumor of the ovary. A clinicopathological analysis of 12 Reinke crystal-positive and nine crystalnegative cases. Int J Gynecol Pathol. 1989;8:299–310.

29. Sternberg WH, Roth LM. Ovarian stromal tumors containing Leydig cells. I Stromal-Leydig cell tumor and non-neoplastic transformation of ovarian stroma to Leydig cells. Cancer. 1973;32: 940–51.

30. Hayes MC, Scully RE. Ovarian steroid cell tumors (not otherwise specified). A clinicopathological analysis of 63 cases. Am J Surg Pathol. 1987;11:835–45.

31. Chalvardjian A, Scully RE. Sclerosing stromal tumors of the ovary. Cancer. 1973;31:664–70.

32. Qureshi A, Raza A, Kayani N. The morphologic and immunohistochemical spectrum of 16 cases of sclerosing stromal tumor of the ovary. Indian J Pathol Microbiol. 2010;53:658–60.

33. Yen E, Deen M, Marshall I. Youngest reported patient presenting with an androgen producing sclerosing stromal ovarian tumor. J Pediatr Adolesc Gynecol. 2014;27:e121–4.

34. Ismail SI, Adams SA. A large sclerosing stromal tumour of the ovary presenting with irregular uterine bleeding: first case report from the UK. J Obstet Gynaecol. 2010;30:322–3.

35. Vang R, Bague S, Tavassoli FA, Prat J. Signet-ring stromal tumor of the ovary: clinicopathologic analysis and comparison with Krukenberg tumor. Int J Gynecol Pathol. 2004;23:45–51.

36. Ramzy I. Signet-ring stromal tumor of ovary. Histochemical, light, and electron microscopic study. Cancer. 1976;38:166–72.

37. Dickersin GR, Young RH, Scully RE. Signet-ring stromal and related tumors of the ovary. Ultrastruct Pathol. 1995;19:401–19.

38. Irving JA, Young RH. Microcystic stromal tumor of the ovary: report of 16 cases of a hitherto uncharacterized distinctive ovarian neoplasm. Am J Surg Pathol. 2009;33:367–75.

概述

卵巢的非肿瘤性病变——生理性状态或反应性病变，可能表现为肿块，在临床或放射学上类似于恶性病程，并可能让医师在冰冻诊断时感到困惑。熟悉临床背景、冰冻切片组织形态学改变和可能出现的技术假象，有助于避免对这些良性病变的过度解读。然而，良性病变的术中处理很少需要精确的分类。

本章除了简要概述最常见的卵巢非肿瘤性病变外，还介绍了一些罕见的卵巢原发性肿瘤，如淋巴瘤和小细胞癌。

卵巢非肿瘤性病变（Nonneoplastic Lesions of the Ovary）

皮质包涵囊肿（Cortical Inclusion Cysts）

- 极其常见，通常为偶然发现，位于卵巢表面下皮质内
- 直径小于 1 cm
- 内衬单层上皮细胞，可以是输卵管型 / 纤毛上皮或扁平上皮细胞（图 11.1）
- 可见轻度的细胞异型性
- 可出现钙化
- 上皮细胞无乳头状增生或簇状增生

诊断陷阱 / 冰冻诊断要点

- 具有明显钙化和上皮轻度异型性的皮质包涵囊肿可能被怀疑为浆液性交界性肿瘤 / 非典型增生性浆液性肿瘤；然而，包涵囊肿缺乏上皮增生或簇状增生

囊状滤泡 / 滤泡囊肿（Cystic Follicle/Follicle Cyst）

- 可发生于任何年龄，最常见于育龄期
- 小于 3 cm 的病变通常被称为囊状滤泡，滤泡囊肿的直径通常为 3~8 cm
- 切面囊壁菲薄，内壁光滑，内含清亮或血性液体
- 显微镜下，囊肿内衬数量不等的粒层细胞（图 11.2）
  - 细胞核均匀一致，圆形至椭圆形，可见小核仁
  - 可见核分裂象
  - 常出现黄素化，富含嗜酸性胞质
  - 外层可见黄素化卵泡膜细胞

鉴别诊断

- 成人型颗粒细胞瘤（AGCT）
- 幼年型颗粒细胞瘤（JGCT）

诊断陷阱 / 冰冻诊断要点

- AGCT 可以是单房、囊性，类似于滤泡囊肿

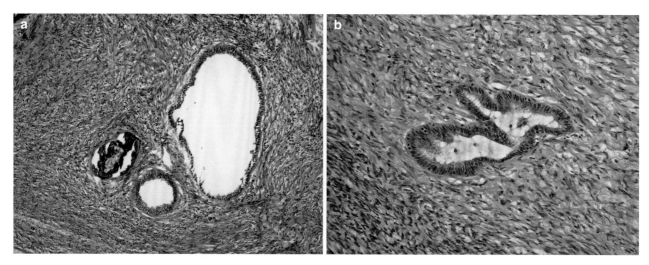

图 11.1　卵巢间质内的皮质包涵囊肿，伴局灶性钙化（a）。内衬单层无异型性的扁平上皮细胞或输卵管型上皮细胞（b）

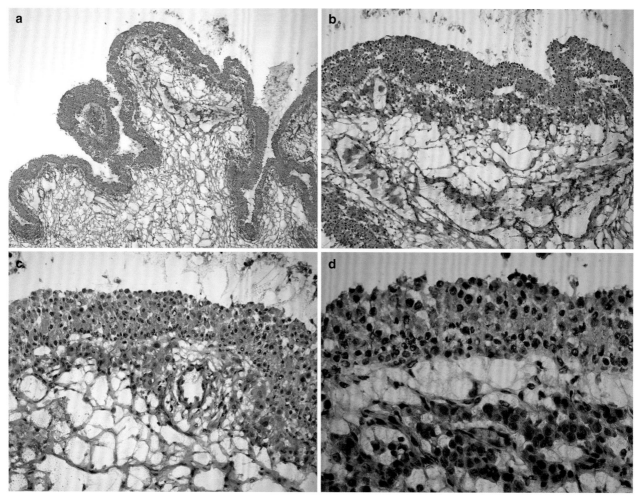

图 11.2　囊状滤泡 / 滤泡囊肿。囊肿内衬多层粒层细胞（a，b），其特征是细胞核均匀一致、圆形，常伴黄素化，胞质嗜酸性（b，c）。黄素化卵泡膜细胞也存在于粒层细胞层的下方（b~d）。粒层细胞中偶见核分裂象（d）

- 黄素化在囊性 AGCT 中少见，而在滤泡囊肿中很常见
- JGCT 的囊性生长方式和细胞学特征与滤泡囊肿相似
  - 内衬粒层细胞层的囊壁内出现滤泡形成是 JGCT 的特征（见第 10 章），而不是滤泡囊肿的表现

囊状黄体 / 黄体囊肿（Cystic Corpus Luteum/ Corpus Luteum Cyst）

- 增大的囊状黄体在育龄期女性中很常见
- 患者可表现为腹痛、月经异常，罕见因破裂导致腹腔积血[1]
- 黄色，切面呈囊性，中央常伴有出血
- 由增大的黄素化粒层细胞组成的厚而呈波浪状的内壁（图 11.3）
  - 细胞核均匀一致、圆形，可见小核仁
  - 冰冻切片中见丰富的嗜酸性胞质，可出现空泡

鉴别诊断

- 黄素化滤泡囊肿
- 类固醇细胞瘤
- Leydig 细胞瘤

诊断陷阱 / 冰冻诊断要点

- 黄体囊肿通常在冰冻切片中很容易识别
- 黄体囊肿与其他良性病变，如黄素化滤泡囊肿之间的区分，对于术中处理并不重要
- 类固醇细胞瘤和 Leydig 细胞瘤缺乏特征性的细胞波浪状排列
  - 囊性变不是类固醇细胞瘤或 Leydig 细胞瘤的特征
  - 黄体囊肿中没有 Reinke 结晶

子宫内膜异位症 / 子宫内膜异位囊肿（Endometriosis/Endometriotic Cyst）

- 子宫内膜异位症常累及卵巢，可表现为盆腔 / 腹部包块和（或）疼痛、月经不规则、痛经和不孕症
- 卵巢可能明显增大，通常大于 10 cm
- 卵巢表面粘连，常伴输卵管和卵巢粘连
- 切面可为实性、出血或囊性，充满红棕色液体（"巧克力囊肿"）（图 11.4）
  - 囊性病变可能有腔内实性 / 息肉样突起，这些区域的冰冻取材很重要
- 显微镜下可见子宫内膜上皮和子宫内膜间质，通常有大量含铁血黄素的巨噬细胞（图 11.5）

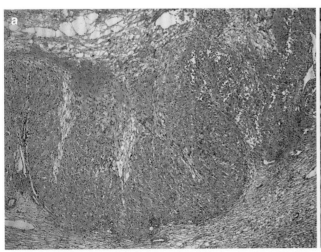
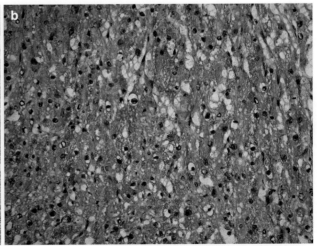

图 11.3　囊状黄体 / 黄体囊肿。囊肿有厚的波浪状粒层细胞层，细胞核相对均匀一致、圆形，胞质嗜酸性（a）。在冰冻切片中可见胞质空泡化（b）

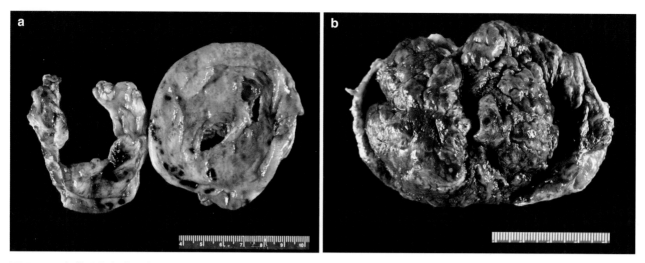

图 11.4　卵巢子宫内膜异位症。病变大体可表现为出血性囊肿、内壁光滑、局部红褐色（a），或表现为明显的实性、出血性、棕褐色肿块（b）

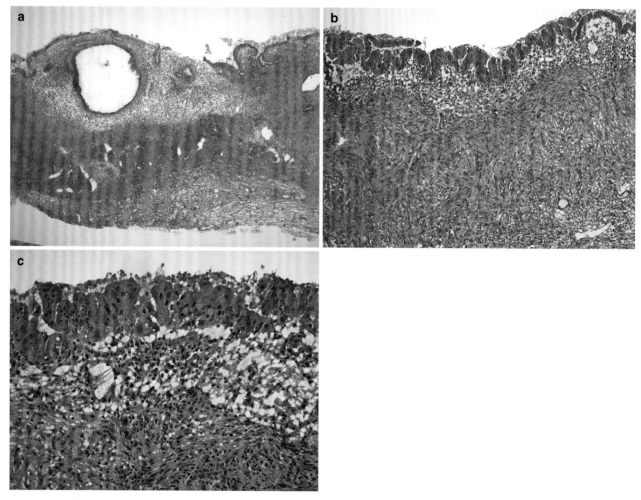

图 11.5　卵巢子宫内膜异位症。组织学上病变的特征是由不同比例的子宫内膜间质和子宫内膜腺体 / 腺上皮构成（a）。注意显微镜下子宫内膜和卵巢间质明显不同（b）。黏液化生常见于子宫内膜上皮（b，c）

- 子宫内膜间质中特征性的螺旋小动脉血管网有助于与卵巢间质的区分
- 内衬上皮细胞可有化生性改变，如输卵管性（纤毛性）、黏液性、靴钉样或嗜酸性（乳头状合体细胞）化生[2]
- 可见细胞和（或）结构异型性——"非典型子宫内膜异位症"（图 11.6，11.7；图 11.7 显示非典型子宫内膜异位症中可发生透明细胞癌）
- 息肉样子宫内膜异位症具有类似于子宫内膜息肉的生长模式和结构特征

鉴别诊断

- 出血性滤泡囊肿

- 源于子宫内膜异位症的透明细胞癌
- 源于子宫内膜异位症的子宫内膜样癌

诊断陷阱 / 冰冻诊断要点

- 非典型子宫内膜异位症——可见细胞异型性或增生性改变的子宫内膜异位症，类似于子宫内膜复杂性非典型增生，已被证实为良性病变，不需要广泛的手术[3]
- 冰冻取材应侧重腔内息肉样隆起和实性区域，以排除恶性肿瘤——透明细胞癌和子宫内膜样癌（见第 8 章）
- 子宫内膜异位症和其他相似的良性病变的区别通常对术中处理不重要

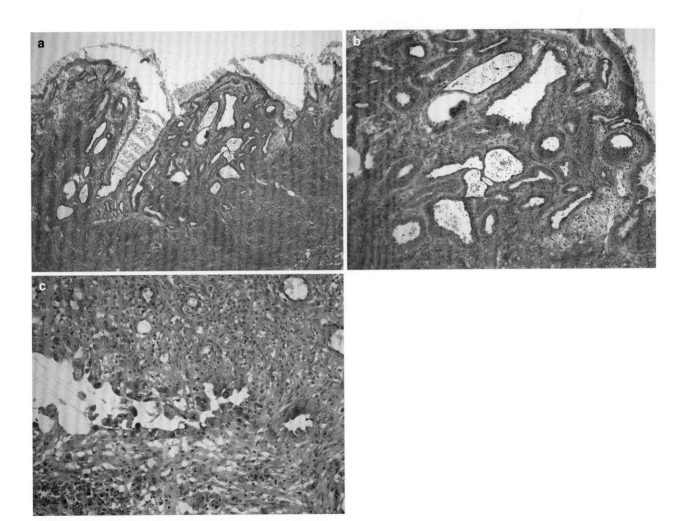

图 11.6　非典型子宫内膜异位症。腺体拥挤，结构复杂，伴异型性（a，b），类似于子宫内膜复杂性非典型增生，或子宫内膜腺上皮明显的细胞异型性（c）

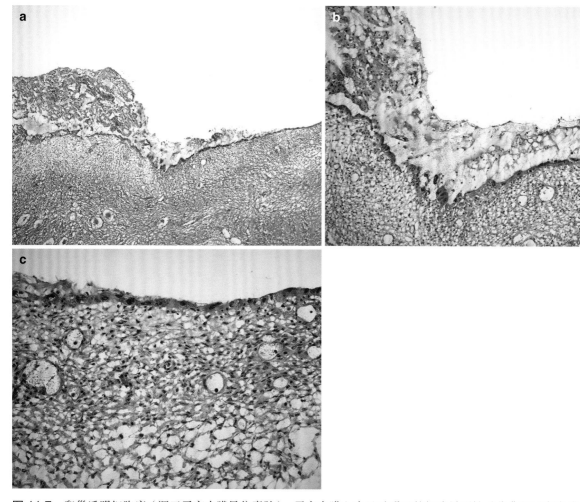

图 11.7 卵巢透明细胞癌（源于子宫内膜异位囊肿）。子宫内膜上皮显示明显的细胞异型性（非典型子宫内膜异位症）（a 图和 b 图的右侧，c）。邻近的管腔内的管囊性增生代表透明细胞癌的病灶（a 图和 b 图的左侧）

（卵巢固有）间质卵泡膜细胞增生（Stromal Hyperthecosis）

- 可见于育龄期和绝经后的女性
- 患者可能无症状或有激素相关症状（雄激素水平高于雌激素）[4]
- 卵巢大小正常或稍有增大
- 常见双侧卵巢受累
- 切面呈实性、弥漫性的棕黄色
- 显微镜下，（卵巢固有）间质卵泡膜细胞增生通常与卵巢间质增生有关，表现为黄素化细胞——单个或形成小结节（小于 1 cm）（图 11.8）
  - 黄素化细胞均匀一致，细胞核小而圆，胞质丰富，嗜酸性（脂肪含量少）或透明（富含脂肪）

鉴别诊断

- 间质黄体瘤
- 纤维瘤 / 卵泡膜细胞瘤
- 转移性印戒细胞癌（Krukenberg 瘤）

诊断陷阱 / 冰冻诊断要点

- 区分（卵巢固有）间质卵泡膜细胞增生和其他良性病变（如间质黄体瘤、纤维瘤 / 卵泡膜细胞瘤）对于术中处理并不重要
- 富含脂质的黄素化细胞胞质透明，可能与印戒细胞相似
  - 黄素化的间质细胞胞核呈圆形、居中，而 Krukenberg 瘤具有偏心性，常呈新月形的细

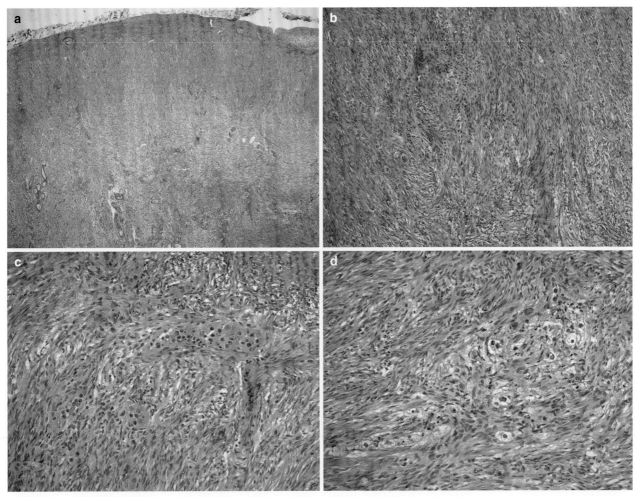

图 11.8 （卵巢固有）间质增生 /（卵巢固有）间质卵泡膜细胞增生。梭形的卵巢间质细胞（a，b）弥漫性增生，混有圆形小巢状、均匀一致的黄素化细胞，胞质丰富，嗜酸性（c）或透明（d）

胞核

- Krukenberg 瘤常伴明显的卵巢间质增生并可能有黄素化细胞，低倍镜下类似于（卵巢固有）间质增生 /（卵巢固有）间质卵泡膜细胞增生。累及双侧卵巢的（卵巢固有）间质卵泡膜细胞增生应当在中倍镜或高倍镜下仔细检查，以排除转移性印戒细胞癌的可能

巨大水肿（Massive Edema）

- 罕见的良性病变，多见于年轻患者（20~22 岁）[5,6]
- 临床表现包括腹痛、月经异常，少数病例可有激素变化
- 常为单侧卵巢肿大，直径可达 35 cm（平均约为10 cm）[5,6]
- 切面呈棕褐色、水肿或胶冻状
- 细胞稀疏并水肿的卵巢间质围绕着固有的卵巢结构（如卵泡），一般不累及卵巢皮质层

鉴别诊断

- 伴水肿的纤维瘤 / 卵泡膜细胞瘤
- 转移性印戒细胞癌（Krukenberg 瘤）

卵巢扭转（Ovarian Torsion）

- 可见于任何年龄，发生在妊娠期间的病例高达25%[7]
- 临床症状包括急性腹痛、恶心、呕吐、发热
- 最常见的诱发病变为卵巢囊肿、良性囊性或实性

肿瘤

- 只有不足 5% 的病例诱因为卵巢恶性肿瘤[8]
- 儿童患者的扭转可累及正常的卵巢附件

- 出血性梗死可累及整个卵巢，也可能为局灶性
- 取材需要全面彻底，以获取有诊断价值的区域
- 如果冰冻时的充分取材不能发现有诊断价值的病变，可以等待石蜡切片明确诊断

表面乳头状间质增生（Surface Papillary Stromal Proliferation）

- 常偶然发现，可见于任何年龄
- 卵巢表面有多个小的（直径<1 cm）乳头状间质突起，被覆一层表面上皮
  - 缺乏假复层或簇状结构
  - 无明显的核异型性或增多的核分裂象

鉴别诊断

- 浆液性交界性肿瘤 / 非典型增生性浆液性肿瘤

输卵管卵巢脓肿（Tubo-ovarian Abscess）

- 通常继发于盆腔炎性疾病
  - 较少见的情况是来自憩室炎或阑尾炎的直接蔓延
- 临床表现包括腹痛 / 腹部包块、发热、恶心、阴道排液或出血
- 大体检查典型的表现为附件增大，伴输卵管卵巢粘连，切面不均匀，常伴有明显的囊性黄色脓腔（图 11.9）
  - 较大的病变（直径>10 cm）通常需手术切除，而较小的病变可以保守治疗[9]
- 最常见的是多重微生物感染，包括淋球菌和其他需氧菌和厌氧菌感染，很少由放线菌感染引起[9]
  - 混合性炎症细胞浸润：中性粒细胞、组织细胞、淋巴细胞和浆细胞
  - 诊断性的放线菌（"硫磺"）颗粒——圆形、嗜碱性的细菌放射状聚集（图 11.10）

卵巢原发性杂类肿瘤（Miscellaneous Primary Ovarian Tumors）

淋巴瘤（Lymphomas）

- 卵巢原发性淋巴瘤罕见
  - 卵巢继发受累更常见[10]
- 可发生于任何年龄，表现为腹部包块 / 疼痛，常伴有全身症状，如乏力、体重减轻和发热
- 卵巢原发性淋巴瘤通常是单侧的（Burkitt 淋巴瘤除外[11]）
- 体积大小不等，小至仅显微镜下可见，大至直径 20 cm 左右[10]
- 切面通常为实性、结节状、棕褐色、鱼肉样，或质韧如同橡胶（图 11.11）
- 最常见的组织学亚型为弥漫性大 B 细胞淋巴瘤（DLBL）
  - 显微镜下表现与其他部位相似
    - 大细胞弥漫成片排列，核圆形到不规则（图 11.12）
    - 胞质少到中等量，细胞边界不清
    - 中度至重度的核多形性
    - 核分裂活跃
    - 可见坏死
    - 卵巢 DLBL 特有的组织学特征是间质硬

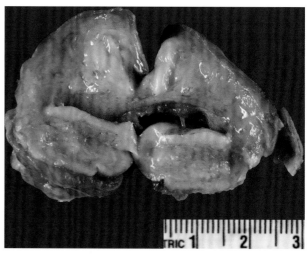

图 11.9　输卵管卵巢脓肿。切面质软，棕黄色，表面粘连

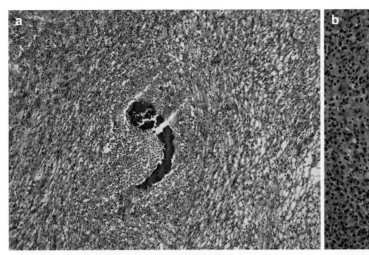
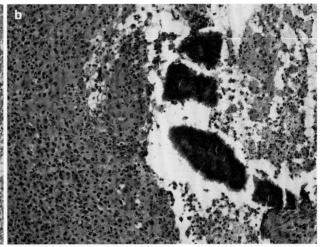

图 11.10 输卵管卵巢脓肿中的放线菌（"硫磺"）颗粒。卵巢中可见圆形的、嗜碱性分支菌丝呈放射状聚集，周围伴混合性炎症细胞（中性粒细胞性和淋巴浆细胞性）浸润

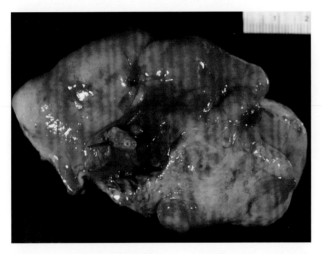

图 11.11 卵巢原发性弥漫性大 B 细胞淋巴瘤。大体呈结节状、棕褐色，切面呈鱼肉样

化，导致肿瘤细胞呈席纹状或小梁状排列

鉴别诊断

- 卵巢原发癌
- 转移性肿瘤
- 无性细胞瘤
- 成人型颗粒细胞瘤

诊断陷阱 / 冰冻诊断要点

- 对未分化圆形蓝细胞肿瘤的鉴别诊断应保持宽泛，并确保充足的病变组织进行冰冻后的辅助

研究

- 如果形态学怀疑为淋巴组织增殖性疾病，应采集新鲜组织进行淋巴瘤的病理学检查
  - 淋巴瘤的减瘤手术范围 / 分期没有统一的指南；然而，由于对淋巴瘤的警惕性不高，患者经常接受分期手术[12,13]
  - 对于希望保留生育能力的年轻患者，冰冻诊断时应考虑保守的结果。冰冻诊断为"恶性肿瘤，不能排除或倾向于淋巴瘤"，以待石蜡切片明确诊断

高钙血症型小细胞癌（Small Cell Carcinoma, Hypercalcemic Type）

- 罕见的未分化恶性肿瘤，发生于年轻患者（平均年龄为 24 岁）[14,15]
- 临床表现为腹部包块，超过一半的患者有副瘤综合征的高钙血症
- 几乎总是单侧发生，切面呈实性、棕褐色
- 肿瘤的平均直径为 15 cm[15]
- 弥漫性生长，伴滤泡样结构
  - 肿瘤细胞很少形成巢状或条索样结构
- 小而圆的深染细胞，具有较高的核分裂活性
  - 约一半的病例可见富含胞质的大细胞成分

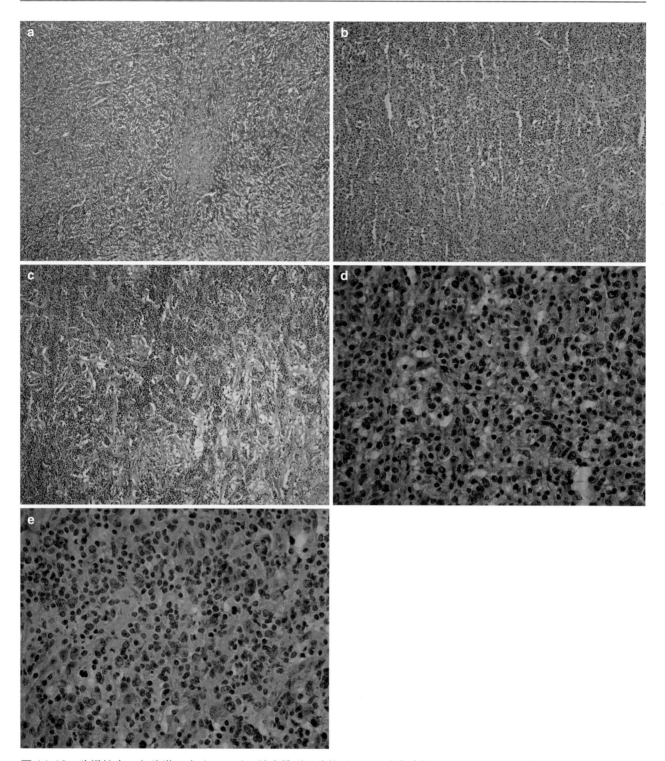

图 11.12　弥漫性大 B 细胞淋巴瘤（DLBL）。肿瘤排列呈片状（a，b）或条索样（c），由大的、显著非典型的淋巴样细胞组成，核分裂象易见，核不规则，细胞膜不清晰（d，e）。间质玻璃样变性也是卵巢 DLBL 的常见特征（c）

- 可见出血、坏死

鉴别诊断

- 幼年型颗粒细胞瘤
- 透明细胞癌
- 无性细胞瘤
- 淋巴瘤
- 转移性肿瘤

诊断陷阱 / 冰冻诊断要点

- 高侵袭性肿瘤，通常在发现时已有卵巢外扩散
- 有罕见的病例报道保留生育能力的单侧输卵管 – 卵巢切除术和减瘤术[16–18]

肺型小细胞癌（Small Cell Carcinoma, Pulmonary Type）

- 罕见肿瘤，见于老年患者（平均年龄约为 60 岁）[19]
- 通常表现为腹部 / 盆腔包块
- 体积大、呈实性
- 直径可以超过 20 cm
- 通常双侧发生
- 显微镜下的特征类似于小细胞肺癌
    - 弥漫性生长，较少见呈小梁状、巢状生长
    - 小或中等大小，深染，核圆形到椭圆形
    - 胞质少
    - 核分裂活跃，凋亡小体和坏死常见
    - 冰冻诊断时对细胞染色质模式和核型特点很难识别
- 与其他组织学亚型混合也不少见，如子宫内膜样癌或黏液性癌
- 罕见发生于成熟性畸胎瘤内[20,21]

鉴别诊断

- 其他类型的卵巢原发癌，特别是高级别浆液性癌和子宫内膜样癌
- 高钙血症型小细胞癌

- 转移性小细胞癌

诊断陷阱 / 冰冻诊断要点

- 应排除转移性小细胞癌，从而避免不必要的妇科分期手术
    - 临床病史和复阅患者之前的活检切片进行形态学比较很有帮助

（陈佳敏　译，王志强　金玉兰　校）

参考文献

1. Hallatt JG, Steele Jr CH, Snyder M. Ruptured corpus luteum with hemoperitoneum: a study of 173 surgical cases. Am J Obstet Gynecol. 1984;149:5–9.
2. Fukunaga M, Ushigome S. Epithelial metaplastic changes in ovarian endometriosis. Mod Pathol. 1998;11:784–788.
3. Seidman JD. Prognostic importance of hyperplasia and atypia in endometriosis. Int J Gynecol Pathol. 1996;15:1–9.
4. Irving JA, McCluggage WG. Ovarian spindle cell lesions: a review with emphasis on recent developments and differential diagnosis. Adv Anat Pathol. 2007;14:305–19.
5. Young RH, Scully RE. Fibromatosis and massive edema of the ovary, possibly related entities: a report of 14 cases of fibromatosis and 11 cases of massive edema. Int J Gynecol Pathol. 1984;3:153–78.
6. Roth LM, Deaton RL, Sternberg WH. Massive ovarian edema. A clinicopathologic study of five cases including ultrastructural observations and review of the literature. Am J Surg Pathol. 1979;3:11–21.
7. Sasaki KJ, Miller CE. Adnexal torsion: review of the literature. J Minim Invasive Gynecol. 2014;21:196–202.
8. Ganer Herman H, Shalev A, Ginath S, Kemer R, Keidar R, Bar J, Sagiv R. Clinical characteristics and the risk for malignancy in postmenopausal women with adnexal torsion. Maturitas. 2015;81:57–61.
9. Lareau SM, Beigi RH. Pelvic infl ammatory disease and tuboovarian abscess. Infect Dis Clin North Am. 2008;22:693–708.
10. Vang R, Medeiros LJ, Fuller GN, Sarris AH, Deavers M. Non-Hodgkin's lymphoma involving the gynecologic tract: a review of 88 cases. Adv Anat Pathol. 2001;8:200–17.
11. Lagoo AS, Robboy SJ. Lymphoma of the female genital tract: current status. Int J Gynecol Pathol. 2006;25:1–21.
12. Yadav BS, George P, Sharma SC, Gorsi U, McClennan E, Martino MA, et al. Primary non-Hodgkin lymphoma of the ovary. Semin Oncol. 2014;41:e19–30.
13. Ahmad AK, Hui P, Litkouhi B, Azodi M, Rutherford T, McCarthy S, et al. Institutional review of primary non-

hodgkin lymphoma of the female genital tract: a 33-year experience. Int J Gynecol Cancer. 2014;24:1250–5.

14. Dickersin GR, Kline IW, Scully RE. Small cell carcinoma of the ovary with hypercalcemia: a report of eleven cases. Cancer. 1982;49:188–97.

15. Young RH, Oliva E, Scully RE. Small cell carcinoma of the ovary, hypercalcemic type. A clinicopathological analysis of 150 cases. Am J Surg Pathol. 1994;18:1102–16.

16. Walker NH, Sabanli M, Sykes PH, Russell P, Perez D. Successful reproductive outcome following treatment of advanced small cell carcinoma of the ovary. Gynecol Oncol Case Rep. 2012;2:115–7.

17. Powell JL, McAfee RD, McCoy RC, Shiro BS. Uterine and ovarian conservation in advanced small cell carcinoma of the ovary. Obstet Gynecol. 1998;91:846–8.

18. Distelmaier F, Calaminus G, Harms D, Sträter R, Kordes U, Fleischhack G, et al. Ovarian small cell carcinoma of the hypercalcemic type in children and adolescents: a prognostically unfavorable but curable disease. Cancer. 2006;107:2298–306.

19. Eichhorn JH, Young RH, Scully RE. Primary ovarian small cell carcinoma of pulmonary type. A clinicopathologic, immunohistologic, and flow cytometric analysis of 11 cases. Am J Surg Pathol. 1992;16:926–38.

20. Ikota H, Kaneko K, Takahashi S, Kawarai M, Tanaka Y, Yokoo H, Nakazoto Y. Malignant transformation of ovarian mature cystic teratoma with a predominant pulmonary type small cell carcinoma component. Pathol Int. 2012;62:276–80.

21. Lim SC, Choi SJ, Suh CH. A case of small cell carcinoma arising in a mature cystic teratoma of the ovary. Pathol Int. 1998;48:834–9.

卵巢转移性肿瘤

12

概述

在西方国家，卵巢转移性肿瘤占卵巢恶性肿瘤的 15%，冰冻诊断可能极具挑战性[1,2]。原发性肿瘤最常见的部位是胃肠道，约占 30%，主要来自结肠，其次是阑尾、胃和胰腺[3,4]。乳腺癌是最常见的卵巢转移性肿瘤的非胃肠道来源[3,5]，也可能在预防性或治疗性卵巢切除标本中偶然发现。与其他的转移来源相比，子宫内膜癌和宫颈癌转移至卵巢的发生率相对较低，其冰冻诊断对术中处理的影响较小。卵巢原发的恶性肿瘤通常需要全面的外科分期手术，但是转移至卵巢的生殖道以外的原发性肿瘤则不需要。因此，冰冻切片的鉴别诊断在指导外科手术范围上发挥着关键的作用。

区分肿瘤是原发性还是转移性时，最重要的是全面回顾患者的临床病史。然而，临床上原发性肿瘤可能很隐匿，转移性肿瘤经常在原发性肿瘤之前被发现。在一项研究中，51% 的胃肠道来源的卵巢转移性肿瘤先于原发性肿瘤被发现[3]。卵巢转移性肿瘤患者的中位年龄是 53~55 岁，但是克鲁肯贝格（Krukenberg）瘤的患者发病年龄更早（平均年龄为 45 岁）[6]。转移性肿瘤可能与原发性肿瘤有相似的临床表现——盆腔疼痛和包块，由于卵巢转移性肿瘤的间质功能正常，因此，罕见激素（雄激素或雌激素）相关的表现[6]。大体特征上，双侧、肿瘤小于 10 cm、卵巢表面受侵及多结节状的生长模式在转移性肿瘤中更常见[7]，但也有例外。总而言之，显微镜下广泛的淋巴管血管侵犯和

卵巢门受累更倾向于转移性癌。转移性癌的组织学与原发性肿瘤可能略有不同，冰冻诊断时如有先前的标本，应与原发性肿瘤做组织学比较。例如，黏液性肿瘤转移至卵巢可能会出现一种"成熟现象"，类似于卵巢原发的黏液性良性肿瘤或交界性肿瘤[8]。实性为主的原发性肿瘤，其卵巢转移性肿瘤也可呈现囊性[6]。

冰冻诊断（特别是疑难或模棱两可的病例）应尽量与外科医师进行术中讨论，避免单独做出诊断。如送检标本是一侧卵巢，应询问外科医师对侧卵巢的情况及双侧肿瘤的可能性，尤其是黏液性肿瘤。如果怀疑是转移性肿瘤，外科医师应进行盆腔及腹部的术中探查，并对盆腔脏器、腹腔内肠道、阑尾、胃部的病变和腹腔内增大的淋巴结进行活检。术中发现腹膜假黏液瘤或卵巢表面有黏液性物质时都应高度怀疑阑尾原发性肿瘤，即使阑尾大体上看似正常，通常也要进行阑尾切除术。

其他妇科器官的转移性肿瘤较少见，按发生概率依次是阴道、外阴、子宫颈、子宫内膜和输卵管[5]。由于转移性肿瘤可类似于原发性肿瘤，加上发生率较低，在这些部位更容易误诊。出现异常的形态学表现，如杯状细胞的肠型分化或广泛的淋巴管血管侵犯，应考虑转移性肿瘤的可能。

本章对最常见的转移性肿瘤（转移至卵巢的肠癌、印戒细胞癌、胰胆管癌、阑尾腺癌、乳腺癌和妇科原发性肿瘤）的临床表现、大体和镜下特征及特定部位的术中冰冻诊断要点加以总结。其他原发部位（肺、泌尿道肿瘤及恶性黑色素瘤和肉瘤）的

转移性肿瘤极其罕见，它们的临床和组织病理学特征主要取决于原发性肿瘤。

- 杯状细胞罕见
- 至少局灶可见伴有促纤维增生性反应的间质浸润

胃肠道（Gastrointestinal Tract）

肠腺癌（Intestinal Adenocarcinoma）

临床特征和大体病理

- 卵巢转移性肿瘤中最常见的肿瘤类型
- 可能伴有功能性的卵巢间质
- 最常见的原发部位是直肠和乙状结肠（77%），其次是盲肠（9%）、升结肠（9%）和降结肠（5%）[9]
- 通常双侧发生，质地呈实性或囊实性，切面呈灰黄色或灰色（图 12.1）
- 卵巢表面经常受累，通常呈多结节状
- 常伴坏死和出血

镜下特征（图 12.2）

- 腺体不规则、大小不等，常呈囊状
- 可以见到筛状结构
- "污秽性坏死"——腺腔内含有嗜酸性坏死碎片伴核破裂，周围包绕的腺上皮呈花环状
- 核中度至重度异型性

鉴别诊断

- 卵巢原发性黏液性癌
- 卵巢原发性子宫内膜样癌
- 伴有黏液性异源成分的支持 – 间质细胞瘤

诊断陷阱 / 冰冻诊断要点

- 卵巢转移性肿瘤可先于大肠原发性肿瘤被发现
  - 首次以卵巢转移性肿瘤就诊的患者比已知大肠原发性肿瘤的患者更年轻（平均年龄分别为48 岁和 61 岁）[10]
- 双侧发生，肿瘤直径小于 10 cm，卵巢表面受累，多结节的生长模式和伴有促纤维增生性反应的间质浸润，支持卵巢转移性肿瘤的诊断（见第8 章，表 8.1）
- 结直肠癌的卵巢转移性肿瘤可具有分泌雌激素和孕激素的功能性间质
- 卵巢原发性黏液性癌和结直肠癌的转移，冰冻诊断有时无法鉴别，特别是在缺乏已知的原发灶的情况下
  - 正确识别黏液分化能够提高转移性肿瘤诊断的可能性，为包括肠道在内的全面腹腔术中评估提供机会

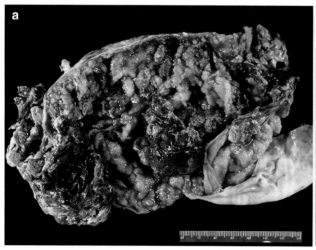
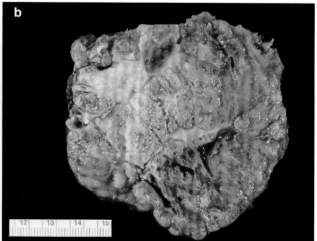

图 12.1　转移性结直肠腺癌。显示主要为囊性（a）或切面呈实性、棕褐色和多结节状（b）

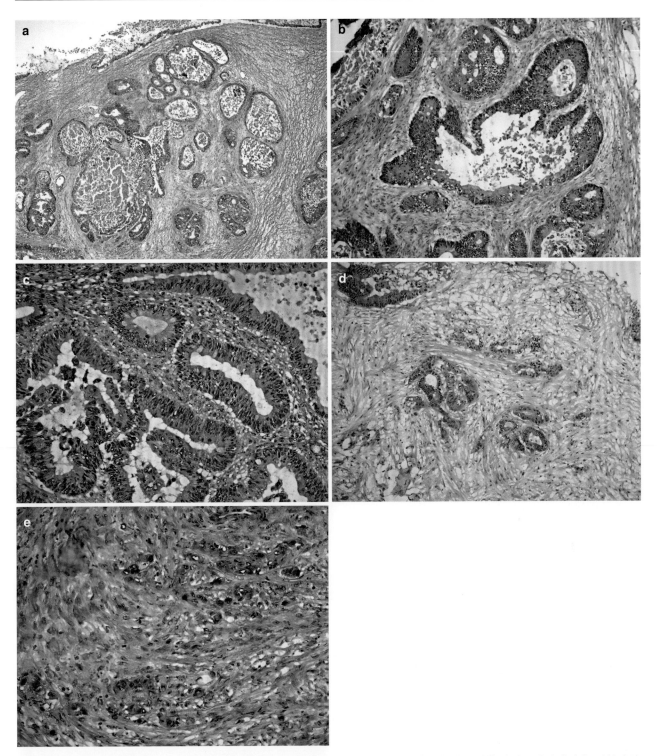

图 12.2 转移性结直肠腺癌。其重要的镜下特征包括：大小不等、不规则和囊状扩张的腺体（a），腺腔内有坏死性碎片（b），核中度至重度异型性（c），可见杯状细胞，但通常数量很少（c），伴有促纤维增生性反应的间质浸润（d），单个细胞浸润（e）

- 转移性肠癌 / 结直肠癌可能类似于卵巢原发的子宫内膜样癌
  - 最能帮助区分卵巢子宫内膜样癌的组织学特征

是鳞状分化，肠型腺癌缺乏鳞状分化
  - 如果冰冻切片样本仅来自一侧卵巢，应该向外科医师了解对侧卵巢的大体情况，评估双侧肿

瘤发生的可能性

- 与成熟性畸胎瘤相关的肿瘤更倾向于卵巢原发

具有印戒细胞特征的转移性腺癌 / 克鲁肯贝格瘤（Metastatic Adenocarcinoma with Signet-Ring Cells/Krukenberg Tumor）

临床特征和大体病理

- 原发部位约 70% 来自胃（常为幽门部），来自结直肠、阑尾、乳腺和胰胆管系统的少见[6,11]
- 常见于年轻患者，平均年龄为 45 岁
- 可伴有产生内分泌效应的卵巢功能性间质
- 可出现腹胀和腹痛症状
- 据报道，超过 40% 的病例出现腹水[11]
- 超过 80% 的病例双侧发生[6]
- 肿瘤平均直径为 10.4 cm，大多数为 5~20 cm
- 卵巢表面不规则，常被肿瘤侵犯
- 切面常为实性，黄褐色或白色，多结节状。质硬，或质软，甚至为胶冻状，取决于黏液和纤维性间质的比例（图 12.3）
- 可见出血，但坏死不常见

镜下特征（图 12.4~12.6）

- 低倍镜下可见假小叶的生长模式，细胞密集区与寡细胞区（水肿区），或与富于细胞的密集间质交替分布
- 单个印戒细胞浸润，或形成小簇状、弥漫片状和小管状结构
  - 细胞核偏位，伴有丰富的嗜碱性、嗜酸性或透明胞质
  - 核异型性和核分裂活性程度不一，通常仅有轻微异型性，且核分裂象相对较少
- 可见细胞外黏液池
- 间质可以很明显，可有黄素化细胞

鉴别诊断

- 卵巢良性间质肿瘤：纤维瘤、富于细胞性纤维瘤、卵泡膜细胞瘤、硬化性间质瘤和印戒样间质瘤
- （卵巢固有）间质增生 /（卵巢固有）间质卵泡膜细胞增生
- 支持 - 间质细胞瘤（与管状 Krukenberg 瘤相鉴别）
- 杯状细胞（黏液性）类癌

诊断陷阱 / 冰冻诊断要点

- 在低倍镜下，富于细胞的间质背景中，印戒细胞不易察觉

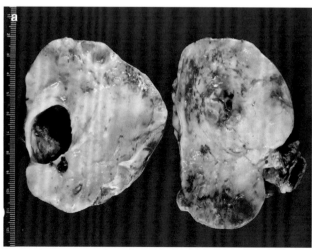
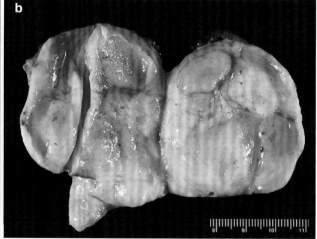

图 12.3 Krukenberg 瘤 / 转移性印戒细胞癌。特征性的实性、黄褐色、多结节状，大体切面为胶冻状

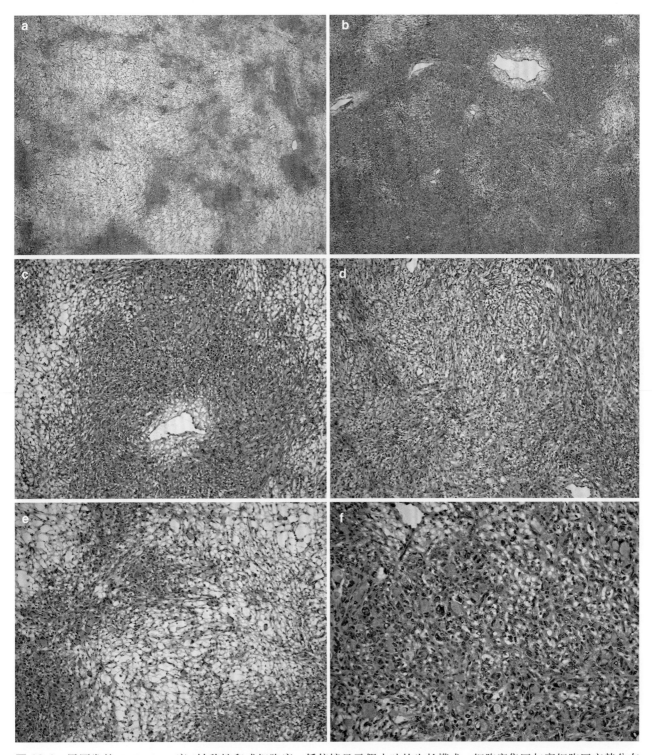

图 12.4 胃原发的 Krukenberg 瘤 / 转移性印戒细胞癌。低倍镜显示假小叶的生长模式，细胞密集区与寡细胞区交替分布（a）。富于细胞的卵巢间质，类似于卵巢间质肿瘤（b）。散在的单个肿瘤细胞浸润间质，瘤细胞具有相对温和、小而偏位的细胞核，并有丰富的弱嗜碱性或嗜酸性的胞质（c~e）。少见显著的核异型性，核分裂象不常见（f）

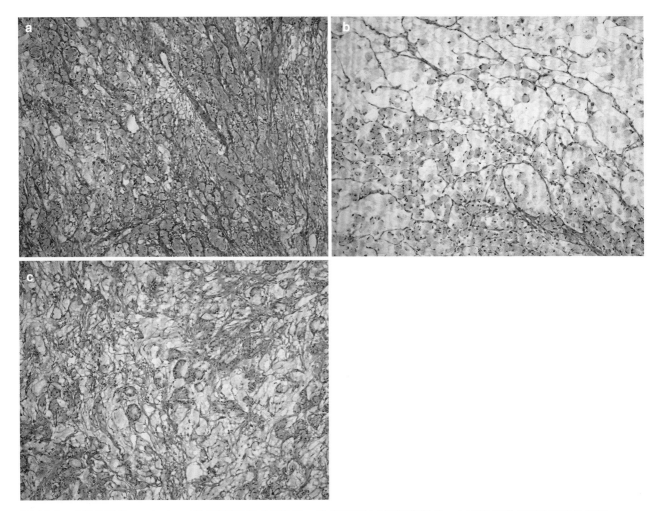

图 12.5　大肠原发的 Krukenberg 瘤 / 转移性印戒细胞癌。印戒细胞呈小簇状和管状，也可以见到丰富的细胞外黏液

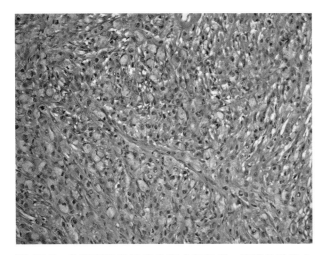

图 12.6　乳腺原发的转移性印戒细胞癌。转移性乳腺小叶癌可以呈现印戒细胞形态，以单个细胞的形式浸润卵巢间质

- 在做出卵巢纤维瘤或卵泡膜纤维瘤诊断之前，需高倍镜观察来排除转移性印戒细胞癌
- Krukenberg 瘤常为双侧发生（80% 的病例），良性卵巢间质和性索间质肿瘤很少为双侧（仅有约 8% 的卵巢纤维瘤双侧发生）

胰胆管系统腺癌（Pancreatobiliary Adenocarcinomas）

临床特征和大体病理

- 相对少见的卵巢转移性肿瘤
- 平均发病年龄约为 58 岁 [12,13]
- 常呈双侧性（80% 以上的病例）
- 肿瘤的平均直径为 10 cm [12,13]

- 肿瘤切面可能为实性或多房囊性（图 12.7a 为胰腺，图 12.7b 为胆囊）
- 多呈结节状生长，常见卵巢表面受累

镜下特征（图 12.8，12.9）

- 大小不等的肿瘤性腺体，常呈囊状
- 常见类似于卵巢黏液性囊腺瘤或黏液性交界性肿瘤的区域（成熟现象）
  - 同一个肿瘤内，细胞核异型性程度不一，可有轻度至重度异型性
- 腺腔内黏液和细胞外间质黏液可能很丰富
- 伴促纤维增生性反应的间质浸润
  - 单个肿瘤细胞的浸润
  - 可见印戒细胞

鉴别诊断

- 卵巢原发性黏液性肿瘤：黏液性囊腺瘤、黏液性交界性肿瘤 / 非典型增生性黏液性肿瘤和黏液性癌

诊断陷阱 / 冰冻诊断要点

- 转移性胰胆管系统腺癌可表现为令人迷惑的温和形态学特征和囊性生长，形态学上类似于卵巢原发的黏液性囊腺瘤或黏液性交界性肿瘤 / 非典型增生性黏液性肿瘤

- 冰冻诊断需要多取材来识别浸润性生长和（或）显著的细胞异型性
- 如果能获得原发性肿瘤的病理切片，应与冰冻切片进行形态学比较
- 如果是双侧性，应倾向于诊断转移性癌，而不是原发性黏液性肿瘤
- 如果伴有成熟性畸胎瘤，更倾向于卵巢原发性肿瘤

阑尾肿瘤（Appendiceal Tumors）

- 大多数卵巢转移性肿瘤为低级别阑尾黏液性肿瘤
- 其次是阑尾原发的肠型腺癌、高级别黏液性癌、印戒细胞癌和黏液性（杯状细胞）类癌
- 转移性肠型腺癌和印戒细胞癌详见本章前几节内容

低级别阑尾黏液性肿瘤（Low-Grade Appendiceal Mucinous Neoplasm, LAMN）

临床特征和大体病理

- 平均发病年龄为 50 岁左右[14,15]
- 大多数患者表现出与卵巢转移性肿瘤相关的症状：盆腔包块、盆腔疼痛，腹围增大，通常会发现阑尾肿物
- 通常与腹膜假黏液瘤有关（详见第 13 章）

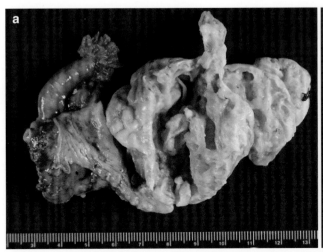
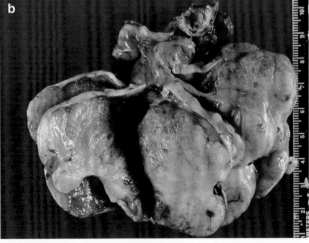

图 12.7 转移至卵巢的胰胆管系统腺癌。显示多房囊性（a），或以实性为主，切面呈黄褐色（b）

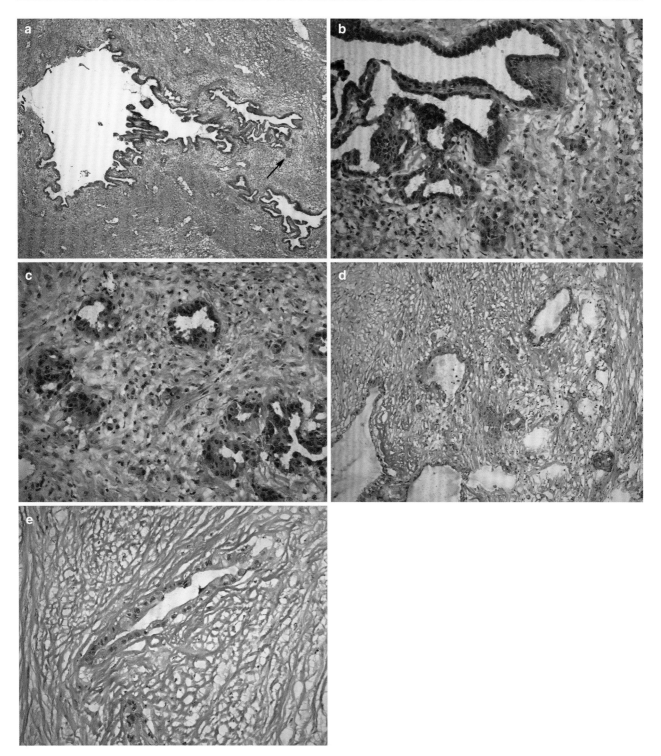

图 12.8 转移性胰腺癌。大小不一的黏液样腺体，腺体常呈囊状扩张，类似于卵巢原发的黏液性囊腺瘤或黏液性交界性肿瘤（a，b）。单个或簇状肿瘤细胞的间质浸润是一个非常有帮助的诊断线索（a 图箭头所示，b，c）。可见促纤维增生性反应性间质和细胞外黏液池（d）。核异型性可能很轻微（e）

- 通常是双侧卵巢受累，在单侧卵巢受累病例中，右侧卵巢转移更常见[14,15]
- 肿瘤平均直径为 16 cm[14]
- 典型切面为多房囊性，棕灰色，黏液样外观（图

　12.10a）
　– 常有卵巢表面受累
- 大多数病例的阑尾外观不正常，表现为阑尾尖端扩张，腔内充满黏液（图 12.10b）

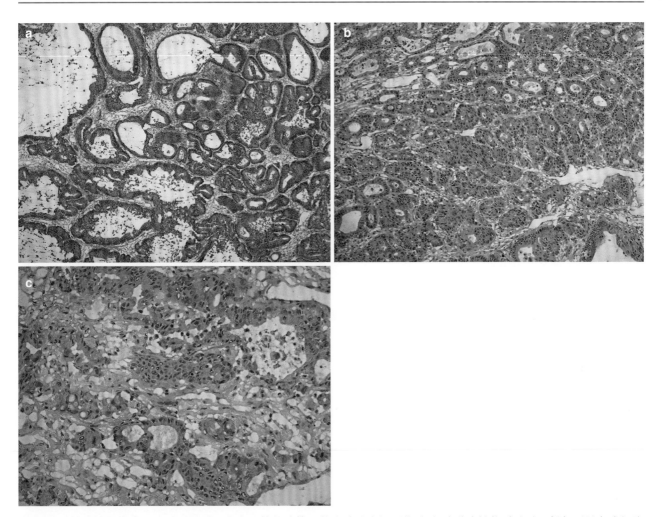

图 12.9 转移性胆囊癌。显示不规则、大小不等的腺体，伴有腺腔内坏死物（a）或黏液性物质（b）。偶尔可见印戒细胞和细胞外黏液（c）

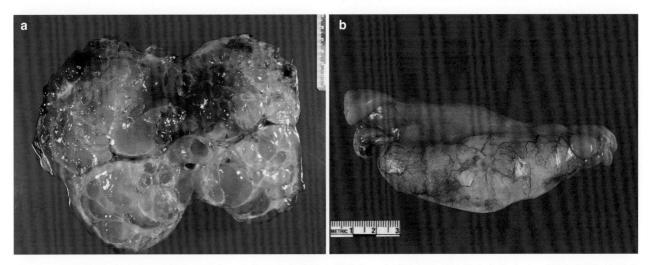

图 12.10 转移性低级别阑尾黏液性肿瘤。大体为多房囊性卵巢肿物，充满浓稠的黏液性内容物（a）。阑尾因原发性肿瘤而异常扩张（b）

– 大体上可见阑尾破裂或表面受累

镜下特征（图 12.11）

- 囊状腺体内衬扁平或波浪状黏液性上皮
- 囊状扩张的腺腔内可见丰富的嗜碱性黏液样物质，其黏液可外渗或分割卵巢间质（卵巢假黏液瘤），并常累及卵巢表面
- 肿瘤细胞呈高柱状，细胞核位于基底部，核均匀一致、温和
- 胞质丰富，弱嗜酸性或嗜碱性
- 可见多少不等的杯状细胞
- 无显著的核分裂象

鉴别诊断

- 卵巢原发性黏液性交界性肿瘤 / 非典型增生性黏液性肿瘤或黏液性囊腺瘤

诊断陷阱 / 冰冻诊断要点

- 腹膜假黏液瘤，双侧性，卵巢表面受累更倾向于卵巢转移性肿瘤
- 与卵巢原发性黏液性交界性肿瘤 / 非典型增生性黏液性肿瘤相比，转移性 LAMN 更容易出现上皮下裂隙（上皮细胞收缩与其下方支持的基底膜分离开），扇形腺体和卵巢假黏液瘤[16]

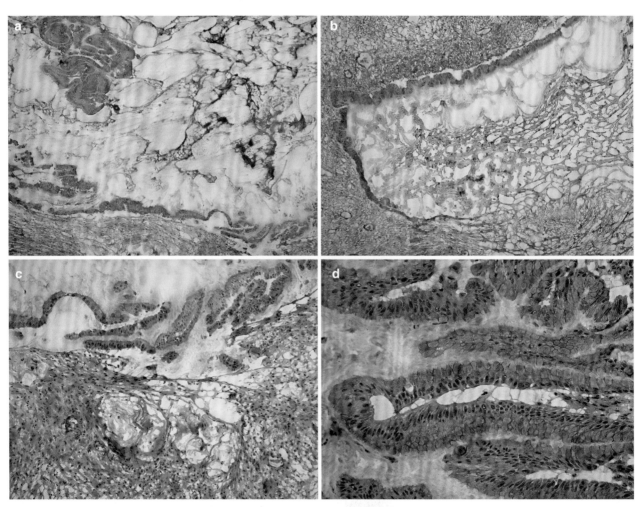

图 12.11 转移性低级别阑尾黏液性肿瘤。镜下表现为富含嗜碱性黏液样物质的囊状结构，内衬扁平或波浪状黏液性上皮（a，b）。常见黏液外渗引起的卵巢假黏液瘤（c）。肿瘤细胞均匀一致，细胞核位于基底部，丰富的黏液性胞质（d）。通常可见一定数量的杯状细胞（c，d）

- 如果伴有成熟性畸胎瘤，则倾向于卵巢原发
  - 畸胎瘤相关的卵巢原发性黏液性肿瘤可表现为类似 LAMN 的形态学特征，也可以伴有腹膜假黏液瘤
- 冰冻诊断时应询问外科医师是否有如下术中发现
  - 腹膜假黏液瘤
  - 阑尾的外观
  - 对侧卵巢的大体表现（双侧发生的可能性）
- 即使阑尾没有明显的大体异常，也应考虑阑尾切除术并进行冰冻评估

乳腺（Breast）

临床特征和大体病理

- 大多数患者有乳腺癌病史
- 转移性肿瘤常在预防性和治疗性输卵管 – 卵巢切除标本中偶然发现
- 罕见卵巢转移性肿瘤的诊断先于原发性乳腺癌[17]
- 一项近期的研究发现，从乳腺癌诊断到出现卵巢转移的中位时间为 5 年[18]
- 转移性肿瘤通常为双侧，体积较小（直径一般小于 5 cm）
- 切面为实性，灰白色或黄褐色，也可以呈多结节状（图 12.12）

  - 偶然发现小的转移性肿瘤，可无大体的异常表现

镜下特征（图 12.13）

- 尽管乳腺浸润性小叶癌（ILC）比浸润性导管癌（IDC）更容易出现卵巢转移[19]，但临床上 IDC 发病率更高，所以大多数卵巢转移性乳腺癌的组织学类型为导管癌
- 转移性导管癌可能为实性、微乳头状、筛状或腺管状（伴有不同程度的小管形成）
  - 肿瘤细胞常有中度至重度核异型性和高核质比
- 转移性小叶癌通常表现为典型的随机排列或呈列兵样排列的单个细胞
  - 肿瘤细胞可呈弥漫片状排列
  - 细胞核较小、偏位，伴有轻度至中度异型性
  - 胞质空腔内可见靶样分泌物
  - 印戒细胞不常见（详见 Krukenberg 瘤，图 12.6）

鉴别诊断

- 卵巢原发的高级别浆液性癌和子宫内膜样癌
- 成人型颗粒细胞瘤
- 淋巴瘤

诊断陷阱 / 冰冻诊断要点

- 多数情况下，原发性乳腺癌的诊断先于卵巢转移

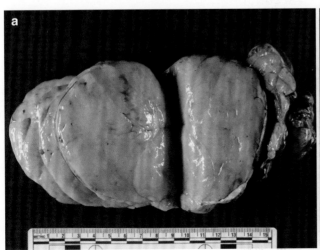
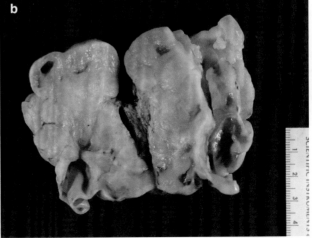

图 12.12 转移性乳腺癌的大体病理。切面呈实性，黄褐色或灰白色的多结节状的包块

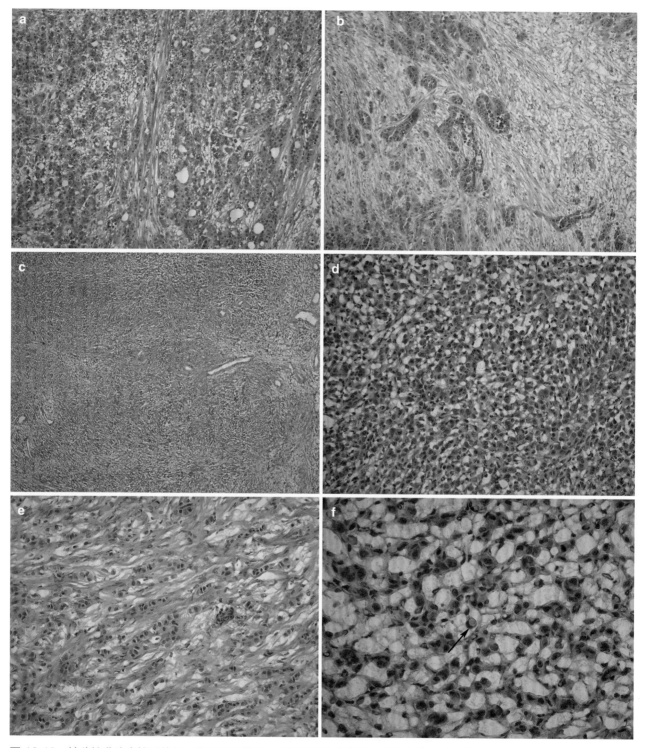

图 12.13 转移性乳腺癌镜下特征。转移性导管癌由不同程度的小管组成并伴中度至重度核异型性（a，b）。可见腺腔内坏死碎片（b）。转移性小叶癌肿瘤细胞可弥漫穿插于卵巢间质（c，d）或呈单个细胞排列（e）。细胞核较小，常表现为轻度至中度异型性（d~f）。胞质内可见靶样分泌物（f图箭头所示）。

性肿瘤。原发性乳腺癌和卵巢转移性肿瘤的时间间隔可能相当长（最长可达 20 年）[18]

- 外科冰冻切片送检时，可能没有提供患者乳腺癌的临床病史，尤其是在临床高度怀疑卵巢原发性肿瘤的情况下
- 应及时询问临床病史和术中发现、对侧卵巢的大体特征，以及双侧卵巢受累的可能性（如果只有一侧卵巢送冰冻检查）

- 低倍镜下，弥漫生长的转移性小叶癌可能与成人型颗粒细胞瘤或淋巴细胞增生相似
  - 高倍镜下，富于胞质和胞质内空泡有助于与上述情况的鉴别
- 如能获得患者乳腺原发性肿瘤的病理切片，应及时做形态学比较

女性生殖器官（Gynecologic Organs）

普通型宫颈腺癌（Cervical Adenocarcinoma, Usual Type）

临床特征和大体病理

- 宫颈癌的卵巢转移不常见，约 5% 的宫颈腺癌和不足 1% 的宫颈鳞状细胞癌会播散至卵巢[20]
- 宫颈原发性肿瘤可能比较小，或无明确的间质浸润[21]
  - 卵巢转移可能是隐匿型宫颈腺癌的首发临床表现
- 卵巢转移灶的平均直径为 12.7 cm[21]
- 超过半数的病例为单侧
- 切面常为囊性，可含有黏液性物质（图 12.14）

镜下特征（图 12.15）

- 肿瘤大多呈膨胀性生长，侵袭性间质浸润极罕见
- 组织学上可见腺体融合、绒毛管状或筛状结构
  - 尖端呈锐角的绒毛管状结构是其特征
- 柱状宫颈型的腺上皮细胞具有中等量的弱嗜碱性或嗜酸性胞质

- 核中度异型性，核深染，拥挤，可见小核仁
- 核分裂象易见，位于细胞顶端（跳跃性核分裂象）
- 细胞的基底部可见较多核碎屑

鉴别诊断

- 卵巢黏液性交界性肿瘤 / 非典型增生性黏液性肿瘤
- 卵巢交界性 / 非典型增生性子宫内膜样肿瘤
- 卵巢原发性黏液性癌
- 卵巢原发性子宫内膜样癌

诊断陷阱 / 冰冻诊断要点

- 低倍镜下，肿瘤的生长方式类似于卵巢黏液性交界性肿瘤或子宫内膜样肿瘤
- 宫颈的原发灶可能很隐匿
  - 如果子宫切除标本也送冰冻检查，宫颈应行大体和显微镜下检查
- 细胞顶端的核分裂象和基底部凋亡小体是普通型宫颈腺癌的特征性表现

子宫内膜癌（Endometrial Adenocarcinoma）

- 子宫内膜癌或浆液性癌累及卵巢和子宫内膜，可能为同时发生的两个原发性肿瘤或子宫内膜原发转移至卵巢，反之亦然

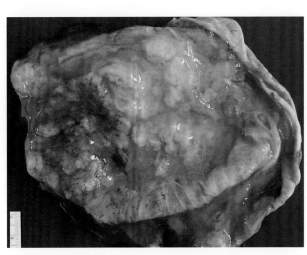

图 12.14 转移性宫颈腺癌。肿瘤切面呈囊性，可见实性区呈不规则囊内生长，并见浓稠的黏液性内容物

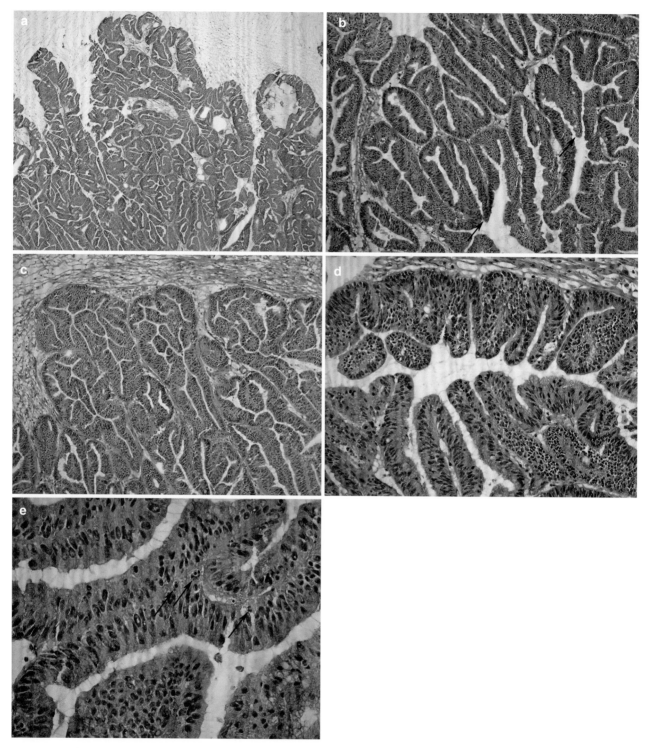

图 12.15　转移性宫颈腺癌。肿瘤呈现融合性腺体（a），伴有尖端呈锐角的腺管状或绒毛管状结构（b 图箭头所示）。大多呈膨胀性生长，无间质浸润（c）。高倍镜下，可见核中度异型性，核深染，拥挤，可见大量位于顶端的核分裂象（d，e）。凋亡小体易见也是其特征性表现（e 图箭头所示）

– 冰冻诊断中通常无法鉴别，并且鉴别对术中的
处理不必要

• 子宫内膜癌详细的组织学特征在第 4 章已讨论

（王志强 译，陈佳敏 金玉兰 校）

参考文献

1. Ulbright TM, Roth LM, Stehman FB. Secondary ovarian neoplasia. A clinicopathologic study of 35 cases. Cancer. 1984;53:1164–74.

2. de Waal YR, Thomas CM, Oei AL, Sweep FC, Massuger LF. Secondary ovarian malignancies: frequency, origin, and characteristics. Int J Gynecol Cancer. 2009;19:1160–5.

3. Skirnisdottir I, Garmo H, Holmberg L. Non-genital tract metastases to the ovaries presented as ovarian tumors in Sweden 1990–2003: occurrence, origin and survival compared to ovarian cancer. Gynecol Oncol. 2007;105:166–71.

4. Moore RG, Chung M, Granai CO, Gajewski W, Steinhoff MM. Incidence of metastasis to the ovaries from nongenital tract primary tumors. Gynecol Oncol. 2004;93:87–91.

5. Mazur MT, Hsueh S, Gersell DJ. Metastases to the female genital tract. Analysis of 325 cases. Cancer. 1984;53:1978–84.

6. Young RH. From krukenberg to today: the ever present problems posed by metastatic tumors in the ovary: part I. Historical perspective, general principles, mucinous tumors including the krukenberg tumor. Adv Anat Pathol. 2006;13:205–27.

7. Yemelyanova AV, Vang R, Judson K, Wu LS, Ronnett BM. Distinction of primary and metastatic mucinous tumors involving the ovary: analysis of size and laterality data by primary site with reevaluation of an algorithm for tumor classification. Am J Surg Pathol. 2008;32:128–38.

8. Young RH, Scully RE. Differential diagnosis of ovarian tumors based primarily on their patterns and cell types. Semin Diagn Pathol. 2001;18:161–235.

9. Lash RH, Hart WR. Intestinal adenocarcinomas metastatic to the ovaries. A clinicopathologic evaluation of 22 cases. Am J Surg Pathol. 1987;11:114–21.

10. Judson K, McCormick C, Vang R, Yemelyanova AV, Wu LS, Bristow RE, Ronnett BM. Women with undiagnosed colorectal adenocarcinomas presenting with ovarian metastases: clinicopathologic features and comparison with women having known colorectal adenocarcinomas and ovarian involvement. Int J Gynecol Pathol. 2008;27:182–90.

11. Kiyokawa T, Young RH, Scully RE. Krukenberg tumors of the ovary: a clinicopathologic analysis of 120 cases with emphasis on their variable pathologic manifestations. Am J Surg Pathol. 2006;30:277–99.

12. Meriden Z, Yemelyanova AV, Vang R, Ronnett BM. Ovarian metastases of pancreaticobiliary tract adenocarcinomas: analysis of 35 cases, with emphasis on the ability of metastases to simulate primary ovarian mucinous tumors. Am J Surg Pathol. 2011;35:276–88.

13. Khunamornpong S, Lerwill MF, Siriaunkgul S, Suprasert P, Pojchamarnwiputh S, Chiangmai WN, Young RH. Carcinoma of extrahepatic bile ducts and gallbladder metastatic to the ovary: a report of 16 cases. Int J Gynecol Pathol. 2008;27:366–79.

14. Young RH, Gilks CB, Scully RE. Mucinous tumors of the appendix associated with mucinous tumors of the ovary and pseudomyxoma peritonei. A clinicopathological analysis of 22 cases supporting an origin in the appendix. Am J Surg Pathol. 1991;15:415–29.

15. Seidman JD, Elsayed AM, Sobin LH, Tavassoli FA. Association of mucinous tumors of the ovary and appendix. A clinicopathologic study of 25 cases. Am J Surg Pathol. 1993;17:22–34.

16. Stewart CJ, Ardakani NM, Doherty DA, Young RH. An evaluation of the morphologic features of low-grade mucinous neoplasms of the appendix metastatic in the ovary, and comparison with primary ovarian mucinous tumors. Int J Gynecol Pathol. 2014;33:1–10.

17. Young RH, Carey RW, Robboy SJ. Breast carcinoma masquerading as primary ovarian neoplasm. Cancer. 1981;48:210–2.

18. Bigorie V, Morice P, Duvillard P, Antoine M, Cortez A, Flejou JF, et al. Ovarian metastases from breast cancer: report of 29 cases. Cancer. 2010;116:799–804.

19. Arpino G, Bardou VJ, Clark GM, Elledge RM. Infiltrating lobular carcinoma of the breast: tumor characteristics and clinical outcome. Breast Cancer Res. 2004;6:R149–56.

20. Shimada M, Kigawa J, Nishimura R, Yamaguchi S, Kuzuya K, Nakanishi T, et al. Ovarian metastasis in carcinoma of the uterine cervix. Gynecol Oncol. 2006;101:234–7.

21. Ronnett BM, Yemelyanova AV, Vang R, Gilks CB, Miller D, Gravitt PE, Kurman RJ. Endocervical adenocarcinomas with ovarian metastases: analysis of 29 cases with emphasis on minimally invasive cervical tumors and the ability of the metastases to simulate primary ovarian neoplasms. Am J Surg Pathol. 2008;32:1835–53.

腹　膜

概述

妇科手术中经常需要进行腹膜活检并行冰冻切片评估。腹膜表面组织活检是妇科恶性肿瘤分期的重要组成部分。术中腹膜/大网膜结节比其他盆腔/女性生殖器官的病变更容易发现，因此腹膜取材及冰冻诊断能为手术的类型和范围提供指导。虽然腹膜病变常来自女性生殖系统的各种良性和恶性肿瘤，但其他系统的肿瘤及反应性病变也会累及腹膜，这使冰冻诊断变得更为困难。

米勒管型上皮性肿瘤（Mullerian Epithelial Tumors）

- 浆液性肿瘤，包括浆液性交界性肿瘤/非典型增生性浆液性肿瘤、低级别浆液性癌和高级别浆液性癌，原发于腹膜时其组织学特征和诊断标准与卵巢来源的肿瘤基本相同（见第 8 章）
- 卵巢原发性浆液性肿瘤（交界性/非典型增生性肿瘤或癌）常通过种植而累及腹膜
  - 腹膜小活检通常不能确定肿瘤的原发部位（卵巢和腹膜）
  - 卵巢原发与腹膜原发的浆液性肿瘤在术中处理无显著差异
    - 冰冻诊断确定非典型/肿瘤性质及浆液性肿瘤（米勒管型）的组织学亚型，对术中处理至关重要

- 各种非肿瘤/反应性及肿瘤样疾病将在本章中详细讨论

间皮肿瘤（Mesothelial Tumors）

恶性间皮瘤（Malignant Mesothelioma）

临床特征

- 患者大多数为男性，有职业性石棉接触史[1]
- 最常见的部位是胸膜，腹膜间皮瘤仅占所有病例的 10%~30%[1,2]
- 女性腹膜间皮瘤患者很少有石棉接触史，平均年龄为 47.4 岁（17~92 岁）[3]
- 女性腹膜间皮瘤最常见的临床表现包括盆腔包块/疼痛、腹水和腹围增大，也可以无临床症状，为偶然发现[3,4]

大体病理

- 腹膜表面弥漫性受累，形成结节状、斑块状及乳头状赘生物[3]

镜下特征（图 13.1）

- 上皮样肿瘤细胞排列成管状、乳头状或实性，同一肿瘤内可有多种结构
  - 受挤压的管状结构可类似于网状结构
- 肿瘤细胞呈多角形或圆形，有中等量的嗜酸性胞质

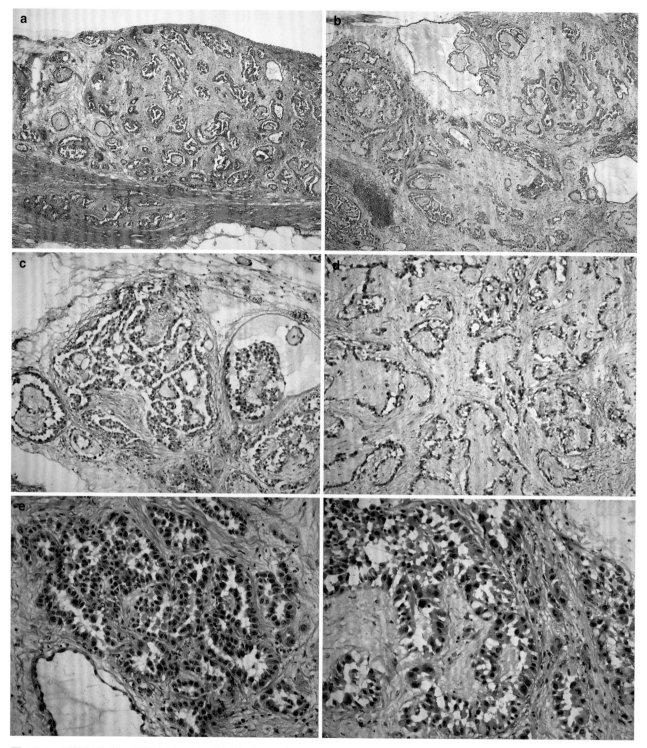

图 13.1　恶性间皮瘤。腹膜表面的斑块状肿物（a）、乳头状结构（b，c）、网状结构（d），腔内淡染的嗜碱性物质（b，c）和黏液样间质（d），肿瘤细胞轻度至中度异型性，可见"靴钉样"或"鹅卵石样"外观（e，f）

　　- 可见肿瘤细胞呈"靴钉样"或"鹅卵石样"外观
- 常有轻度至中度核异型性，少数病例呈重度核异型性
- 核分裂象通常较少，多数少于 5 个 /10 HPF[3]
- 管腔或胞质内可见淡染的嗜碱性物质

- 常见间质浸润及促纤维增生性反应
- 间质可见玻璃样变性，黏液样变性少见
- 可见砂粒体
- 罕见的组织学类型包括肉瘤样、蜕膜样、印戒细胞样及多囊样

鉴别诊断

- 米勒管型浆液性肿瘤：高级别浆液性癌、低级别浆液性癌、浆液性交界性肿瘤／非典型增生性浆液性肿瘤
- 源于其他原发部位的转移性癌
- 高分化乳头状间皮瘤
- 反应性间皮增生

诊断陷阱／冰冻诊断要点

- 女性恶性间皮瘤的发病率远低于米勒管型浆液性肿瘤
- 病理医师应充分了解术中病变的大体外观：小的孤立性结节更倾向于高分化乳头状间皮瘤
  - 冰冻取材的组织通常较小，若不了解患者的病史及标本的大体外观，仅凭镜下的组织学形态很容易误诊
- 与恶性间皮瘤相比，高级别浆液性癌的核分裂象更多、核异型性更显著
- 间皮瘤的管腔内及胞质中可见嗜碱性物质，米勒管浆液性肿瘤则无此特征
- 促纤维增生性和（或）黏液样间质反应和腔内嗜碱性物质可类似于转移性腺癌，特别是源于胃肠道或胰胆管的原发癌
- 在冰冻切片中仅凭镜下组织学形态诊断恶性间皮瘤具有挑战性；掌握患者的临床信息、肿瘤大体表现及镜下特征，可能提高间皮瘤的诊断准确率

高分化乳头状间皮瘤（Well-Differentiated Papillary Mesothelioma）

临床特征

- 最常见于女性，平均年龄为 47 岁[5,6]
- 多为手术中偶然发现

大体病理

- 肿瘤常为单发或多发的小结节，直径不超过 2 cm[6]

镜下特征（图 13.2）

- 呈乳头状或管状乳头状结构
- 乳头被覆单层扁平或立方形间皮细胞
- 无明显的核异型性，核分裂象罕见
- 缺乏间质浸润
- 可见砂粒体

鉴别诊断

- 恶性间皮瘤
- 浆液性肿瘤：低级别浆液性癌、浆液性交界性肿瘤／非典型增生性浆液性肿瘤

诊断陷阱／冰冻诊断要点

- 高分化乳头状间皮瘤为良性肿瘤
  - 罕见的病例可能会复发或具侵袭性的临床行为[6-8]
- 术中病变的大体外观有重要的诊断意义：恶性间皮瘤通常呈弥漫性、结节状或斑块状生长，而高分化乳头状间皮瘤为孤立的小结节
- 显著的核异型性和明显的核分裂象支持恶性间皮瘤的诊断
- 恶性间皮瘤常见间质浸润，这不是高分化乳头状间皮瘤的特点
- 与高分化乳头状间皮瘤相比，低级别浆液性癌、浆液性交界性肿瘤／非典型增生性浆液性肿瘤有更明显的上皮增生、复层化和簇状突起

间叶性肿瘤（Mesenchymal Tumors）

腹膜播散性平滑肌瘤病（Leimyomatosis Peritonealis Disseminata）

- 罕见的良性病变
- 腹膜表面和网膜上有多个小结节
- 由无异型性的平滑肌细胞组成，组织学与子宫平滑肌瘤相似（见第 5 章）

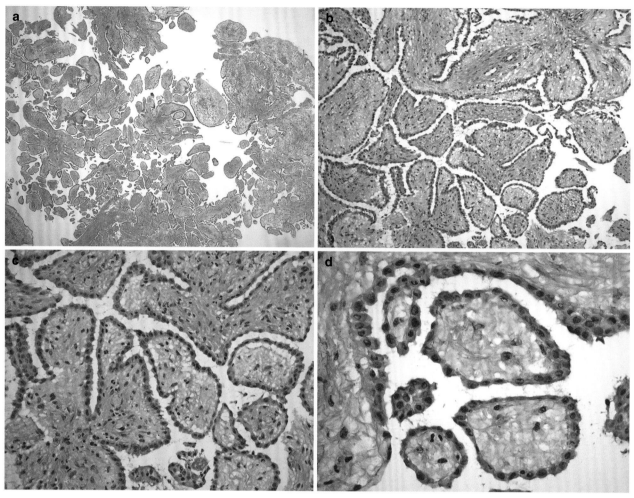

图 13.2　高分化乳头状间皮瘤。肿瘤在低倍镜下呈乳头状结构（a，b），上皮无复层及簇状结构，乳头被覆单层扁平或立方形无异型性的间皮细胞（c，d）

－ 无明显的核异型性或核分裂象
- 鉴别诊断：胃肠道间质瘤、平滑肌肉瘤；其他良性和恶性梭形细胞增生性病变
　 － 平滑肌肿瘤的组织学特征和鉴别诊断详见第5 章

胃肠道间质瘤（Gastrointestinal Stromal Tumor，GIST）

临床特征

- 胃肠道间质瘤（原发或复发）表现为大网膜、肠系膜或腹膜后的肿块[9-11]
- 最常见于中年人；病变发生于大网膜时，患者的平均年龄约为 60 岁[9]
- 患者可有腹部肿块 / 疼痛，也可以是手术中偶然发现的

大体病理（图 13.3）

- 单发或多发的结节，灰褐色或淡黄色，切面呈实性
- 肿瘤可能附着在胃或小肠表面

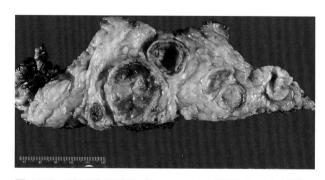

图 13.3　胃肠道间质瘤（GIST）。大网膜肿块，在纤维结缔组织内形成多个实性和囊性结节

- 肿瘤的平均直径为 14 cm[9]

- 可见坏死、出血或囊性变

镜下特征（图 13.4）

- 最常见的组织学类型是梭形细胞型，其次是上皮

样细胞型和混合型（上皮样细胞和梭形细胞混合）

- 显著的核异型性相对少见，更常见于上皮样细胞型

- 肿瘤细胞数量多少不等

- 可见细胞核栅栏状排列和核周空泡

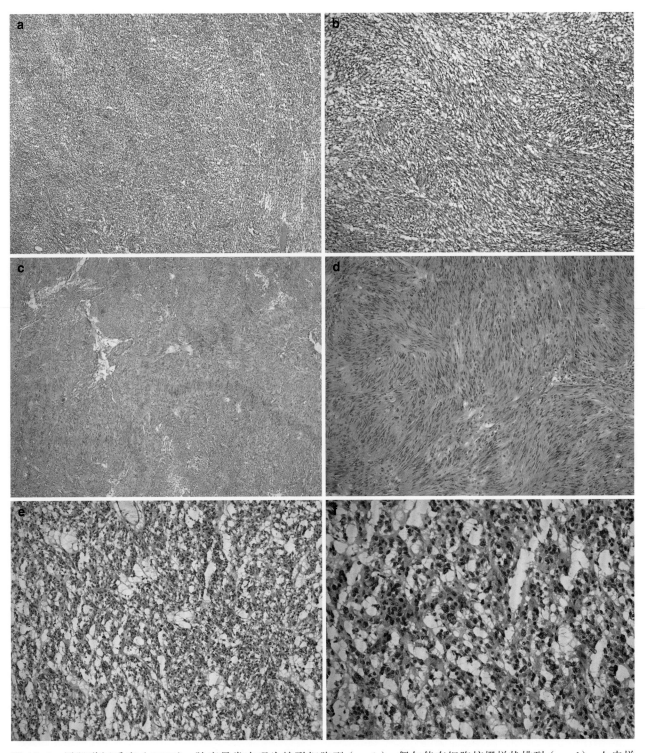

图 13.4 胃肠道间质瘤（GIST）。肿瘤最常表现为梭形细胞型（a，b），偶尔伴有细胞核栅栏状排列（c，d），上皮样 GIST 有黏液样变性和显著的核异型性（e，f），类似于癌

- 核分裂象多少不等
- 可见间质黏液样变性
- 可见坏死和出血
- 可见瘤旁脂肪浸润

鉴别诊断

- 平滑肌瘤
- 平滑肌肉瘤
- 转移性癌
- 孤立性纤维性肿瘤
- 炎性肌纤维母细胞瘤
- 纤维瘤病

诊断陷阱 / 冰冻诊断要点

- GIST 的核异型性和核分裂象通常少于恶性平滑肌肿瘤
- 冰冻诊断时明确 GIST 具有一定的挑战性，可报告为"梭形细胞肿瘤，待石蜡切片明确诊断"或"平滑肌肿瘤或 GIST 可能性大"，术中冰冻诊断报告的内容取决于肿瘤的形态学特征及病理医师的诊断水平
- 上皮样 GIST 可见明显的核多形性，类似于转移性癌
  - 如患者有上皮源性恶性肿瘤的病史，应首先怀疑转移性癌
  - 梭形细胞的成分提示 GIST 的可能性，因此术中冰冻诊断时应充分取材

起源不明的肿瘤（Tumors of Uncertain Histogenesis）

促纤维增生性小圆细胞肿瘤（Desmoplastic Small Round Cell Tumor，DSRCT）

临床特征

- 罕见的恶性肿瘤，多见于青少年或年轻人[12,13]
- 主要见于男性[13]

- 患者常有腹痛，腹部可触及肿块

大体病理（图 13.5）

- 多发结节样肿块，大小不一（平均直径为 10 cm）[13]
- 切面呈实性，质硬，分叶状，灰白色
- 可有坏死、出血和囊性变[14]

镜下特征（图 13.6）

- 蓝色小圆细胞在增生的纤维组织中呈界限清晰的岛状或片状分布
- 肿瘤细胞均匀一致，呈圆形、卵圆形，胞核深染，核仁不明显
- 周边可见栅栏样结构，但排列成腺样和菊形团状结构不常见
- 核分裂象易见
- 细胞边界不清，胞质少
- 可见单个细胞坏死或大片坏死

鉴别诊断

- 其他小圆细胞肿瘤，如横纹肌肉瘤、尤文肉瘤、神经母细胞瘤和淋巴瘤
- 高血钙型和肺型卵巢小细胞癌

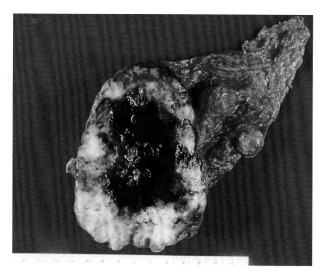

图 13.5　促纤维增生性小圆细胞肿瘤。注意累及纤维脂肪组织的实性肿块，中央伴囊性变及出血

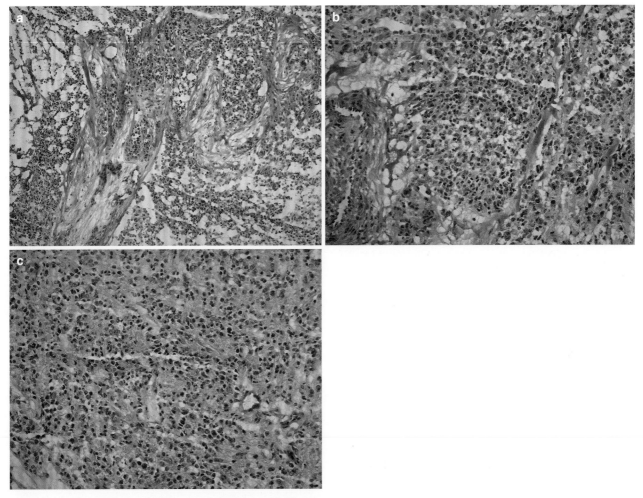

图 13.6　促纤维增生性小圆细胞肿瘤。肿瘤细胞在增生的纤维组织中呈岛状分布（a），常见局灶性坏死（a 图左侧），肿瘤细胞相对均匀，呈圆形、卵圆形，胞质少（b，c），可见菊形团状结构（c）

诊断陷阱 / 冰冻诊断要点

- 肿瘤的位置及分布情况有助于排除卵巢原发性肿瘤
  - 建议外科医师术中探查卵巢
  - 罕见的卵巢受累病例可能与卵巢原发性肿瘤类似[15]
- DSRCT 的诊断通常需要借助免疫组织化学、细胞遗传学 / 分子病理等方法，因此术中冰冻诊断可报告为"小圆细胞肿瘤，待石蜡切片明确诊断"，足以指导外科医师对患者的术中处理
  - 术中的新鲜组织标本应进行分类处理以辅助诊断

转移性肿瘤（Metastatic Tumors）

腹膜假黏液瘤（Pseudomyxoma Peritonei）

- 大量棕黄色黏液样物质累及腹膜（图 13.7）
- 通常来自低级别阑尾黏液性肿瘤（LAMN，见第 12 章）
  - 罕见病例起源于卵巢畸胎瘤相关的低级别黏液性肿瘤
  - 可见转移性 LAMN 继发性累及卵巢（见第 12 章）
- 常见于中年人，可表现为腹围增加和（或）腹部疼痛

- 显微镜下，纤维脂肪组织中可见大量细胞外黏液并形成黏液湖，有多少不等的黏液性上皮漂浮其

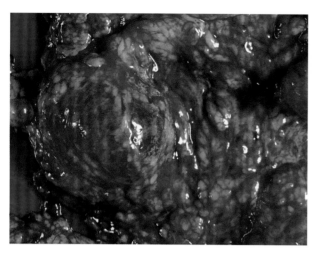

图 13.7　腹膜假黏液瘤。大网膜纤维脂肪组织内可见大量有光泽的黏液样物质

中，黏液性上皮亦可形成囊性腺体（图 13.8）

- 上皮细胞具有轻度至中度核异型性，有丰富的细胞内黏液
- 在某些情况下，肿瘤性黏液性上皮数量可非常少，冰冻切片中难以识别
  - 充分取材可能有助于识别上皮细胞
  - 发现腹膜表面或大网膜内的无细胞黏液池，需要术中探查腹腔和盆腔以确定原发部位
  - 罕见的卵巢原发性黏液性肿瘤破裂的病例可能与"黏液性腹水"有关，这通常为更局部的病变过程，缺乏上皮细胞和间质纤维化
- 间质纤维化和玻璃样变性常见，也可能伴有慢性炎症和钙化
- 如果腹膜术中冰冻显示上述腹膜假黏液瘤的形态学特征，可行描述性诊断，并建议术中探查阑

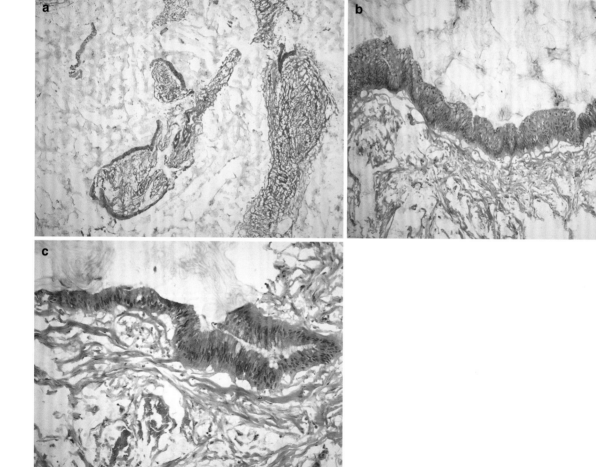

图 13.8　腹膜假黏液瘤。镜下特征包括细胞外黏液池和数量不等的"漂浮"黏液性上皮（a），肿瘤细胞表现为核轻度异型性和丰富的细胞内黏液（b，c）

尾，以确定可能的原发部位

乳腺的原发病灶累及大网膜

转移性癌（Metastatic Carcinomas）

- 转移性癌累及大网膜多见于女性生殖系统肿瘤（卵巢肿瘤多见），其次是胃肠道肿瘤
- 胃肠道肿瘤和女性生殖系统肿瘤的术中处理方式完全不同，因此，术中冰冻诊断时应根据镜下形态尽量区分出肿瘤的组织学类型
  - 浆液性癌、透明细胞癌和子宫内膜样癌是米勒管型肿瘤（详细形态学描述见第 10 章）
  - 黏液性癌可能来源于胃肠道肿瘤或女性生殖系统肿瘤，因此术中所见及相关的临床信息尤为重要
  - 印戒细胞癌可能来自胃、结肠、直肠、阑尾或

非肿瘤性 / 反应性病变（Nonneoplastic/ Reactive Conditions）

反应性间皮细胞增殖 / 增生（Reactive Meso-thelial Proliferation / Hyperplasia）

- 间皮细胞反应性 / 非肿瘤性增生大多继发于慢性炎症、卵巢 / 盆腔包块和子宫内膜异位症
- 伴有纤维化、炎症和（或）子宫内膜异位症相关的大体外观异常，通常由外科医师在活检时发现
- 显微镜下增生的间皮细胞可形成巢状、小梁状、乳头状或小管状等结构（图 13.9，13.10）
  - 核轻度至中度异型性

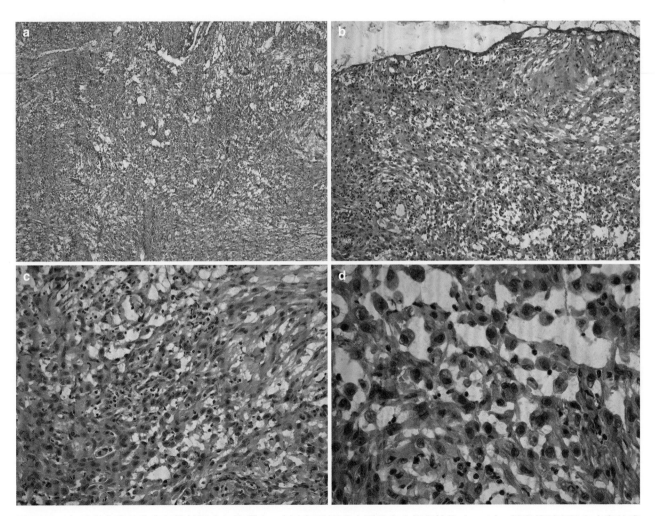

图 13.9 与子宫内膜异位症相关的间皮细胞增生。间皮细胞形成小梁状和小管状结构（a，b），轻度核异型性和丰富的嗜酸性胞质（c），可见小的、嗜碱性胞质内空泡（d）

- 可见核分裂象
- 丰富的嗜酸性或双嗜性胞质；可有类似于印戒细胞的胞质空泡
- 增生的间皮细胞常呈线性或平行排列
- "鹅卵石"样外观有助于确认间皮来源

鉴别诊断

- 恶性间皮瘤
- 高分化乳头状间皮瘤（非典型增生性）
- 浆液性肿瘤：浆液性交界性肿瘤或低级别浆液性癌
- 转移性癌，特别是印戒细胞癌

诊断陷阱 / 冰冻诊断要点

- 在严重腹膜粘连、子宫内膜异位症或显著炎症的

背景下，间皮细胞过度增生，此时应警惕，避免误诊为转移性癌（印戒细胞癌或其他类型的癌）
- 对于既往有恶性肿瘤病史的患者，如能得到之前的组织切片，应与冰冻切片做形态学比较

子宫内膜异位症（Endometriosis）

- 常见，尤其是在育龄期女性中
- 可表现为红色、紫蓝色或棕色结节，以及斑块或褶皱区域
- 可伴有严重的组织粘连及纤维化
- 镜下可见不同比例的子宫内膜腺体和子宫内膜间质（图 13.11）
- 常见出血和含铁血黄素细胞
- 上皮细胞可表现为化生性改变或反应性非典型性

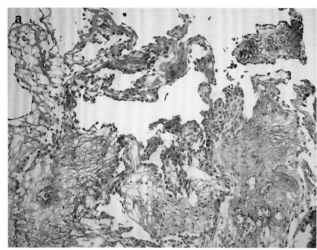
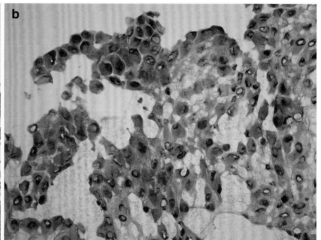
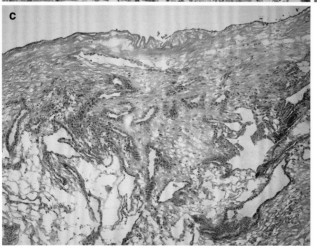

图 13.10　表面反应性乳头状间皮细胞增殖 / 增生。注意间皮细胞的乳头状结构（a），轻度核异型性和"鹅卵石"样外观（b），可见小管状结构（c），类似于肿瘤性腺体增生

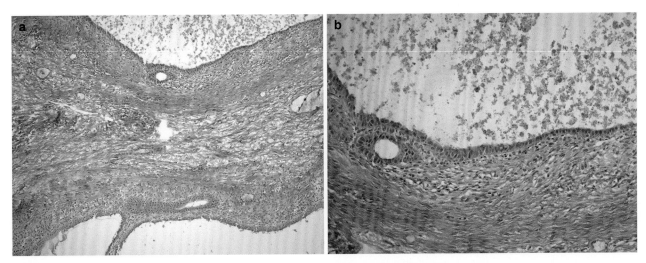

图 13.11　腹膜子宫内膜异位症。可见典型的子宫内膜间质、腺体和含铁血黄素细胞

（非典型子宫内膜异位症见第 11 章）

- 术中冰冻诊断时应警惕误诊为恶性上皮性或间叶性（子宫内膜间质）肿瘤

输卵管内膜异位症（Endosalpingiosis）

- 在腹膜、大网膜纤维组织中可见内衬输卵管型上皮的良性腺体
- 也可见于腹膜后淋巴结（见第 8 章）
- 常在育龄期女性中偶然发现，多见于浆液性肿瘤（交界性 / 非典型增生性肿瘤或低级别浆液性癌）患者
- 可见单层输卵管型上皮细胞（图 13.12）
  - 无显著的上皮增生，无乳头状结构或细胞簇
- 无明显的核异型性或核分裂象
- 无子宫内膜样间质
- 砂粒体很常见

鉴别诊断

- 浆液性交界性肿瘤 / 非典型增生性浆液性肿瘤：腹膜原发性肿瘤或卵巢原发性肿瘤种植于腹膜

诊断陷阱 / 冰冻诊断要点

- 卵巢浆液性交界性肿瘤 / 非典型增生性浆液性肿瘤及种植的诊断标准见第 8 章，此诊断标准也适

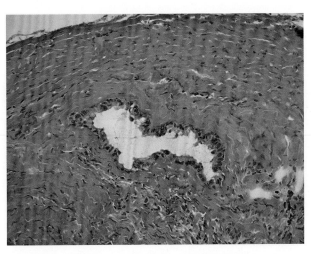

图 13.12　腹膜致密纤维组织中的输卵管内膜异位症——一个小的腺体结构，内衬无异型性的输卵管型纤毛上皮

用于腹膜病变

- 术中冰冻诊断时，即使在卵巢浆液性交界性肿瘤 / 非典型增生性浆液性肿瘤的情况下，若腹膜病变缺乏显著的上皮增生及细胞异型性时应避免过度诊断
  - 若有卵巢肿瘤的冰冻切片，与卵巢肿瘤进行形态学比较有助于诊断

宫颈内膜异位症（Endocervicosis）

- 良性宫颈内膜腺体异位发生于腹膜、淋巴结，最常见于膀胱

- 膀胱受累通常发生在膀胱后壁或膀胱顶部，可形成直径约 2.5 cm 的病灶[16]
- 显微镜下显示不规则、囊性扩张的宫颈内膜腺体累及腹膜或膀胱固有肌层（图 13.13）
  - 宫颈黏液柱状上皮
  - 细胞核小，位于基底部，富含嗜碱性胞质
  - 无明显的核异型性或核分裂象
  - 缺乏杯状细胞

鉴别诊断

- 原发性或转移性黏液性癌

诊断陷阱 / 冰冻诊断要点

- 发现显著核异型性，浸润性生长伴促纤维增生性间质反应时应考虑恶性肿瘤

- 有恶性肿瘤病史的患者，术中冰冻诊断时，如能得到之前的组织切片，应与之进行形态学比较
- 遇到疑难病例，外科医师术中应探查盆腔或腹腔病变以助诊断
  - 对于术中任何可疑病变均取材做冰冻检查以排除恶性肿瘤

腹膜包涵囊肿（Peritoneal Inclusion Cyst）

- 良性间皮增生所致的单房或多房囊肿
- 可能与既往腹部手术史、子宫内膜异位症或盆腔炎症有关
- 囊肿平均直径为 13 cm[17]
- 囊壁内衬覆单层扁平或立方形间皮细胞（图 13.14）

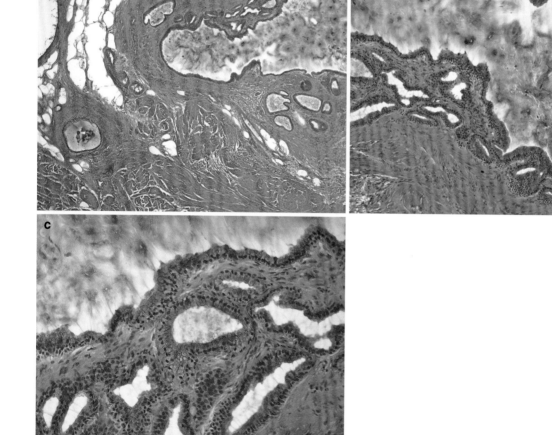

图 13.13　宫颈内膜异位症累及腹膜和膀胱壁。膀胱固有肌层平滑肌束内见不规则、囊性扩张的宫颈管型腺体（a），腺体内衬宫颈管型黏液柱状上皮细胞，细胞核小，位于基底部，富含嗜碱性胞质（b，c），缺乏杯状细胞

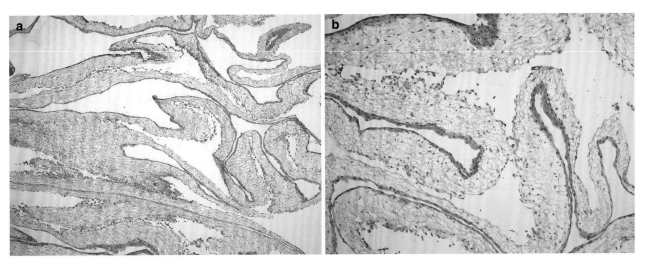

图 13.14 腹膜包涵囊肿。病变特征是折叠的、薄的纤维囊壁，衬覆单层扁平或立方形间皮细胞

– 无明显的核异型性或核分裂象

鉴别诊断

- 囊性淋巴管瘤
- 腺瘤样瘤
- 恶性间皮瘤

（吕　佳　译，杨安强　郑兴征　校）

参考文献

1. Britton M. The epidemiology of mesothelioma. Semin Oncol. 2002;29:18–25.
2. Asensio JA, Goldblatt P, Thomford NR. Primary malignant peritoneal mesothelioma. A report of seven cases and a review of the literature. Arch Surg. 1990;125:1477–81.
3. Baker PM, Clement PB, Young RH. Malignant peritoneal mesothelioma in women: a study of 75 cases with emphasis on their morphologic spectrum and differential diagnosis. Am J Clin Pathol. 2005;123:724–37.
4. Mohamed F, Sugarbaker PH. Peritoneal mesothelioma. Curr Treat Options Oncol. 2002;3:375–86.
5. Daya D, McCaughey WT. Well-differentiated papillary mesothelioma of the peritoneum. A clinicopathologic study of 22 cases. Cancer. 1990;65:292–6.
6. Malpica A, Sant'Ambrogio S, Deavers MT, Silva EG. Welldifferentiated papillary mesothelioma of the female peritoneum: a clinicopathologic study of 26 cases. Am J Surg Pathol. 2012;36:117–27.
7. Lee YK, Jun HJ, Nahm JH, Lim TS, Park JS, Ahn JB, et al. Therapeutic strategies for well-differentiated papillary mesothelioma of the peritoneum. Jpn J Clin Oncol. 2013;43:996–1003.
8. Butnor KJ, Sporn TA, Hammar SP, Roggli VL. Well-differentiated papillary mesothelioma. Am J Surg Pathol. 2001;25:1304–9.
9. Miettinen M, Sobin LH, Lasota J. Gastrointestinal stromal tumors presenting as omental masses–a clinicopathologic analysis of 95 cases. Am J Surg Pathol. 2009;33:1267–75.
10. Plumb AA, Kochhar R, Leahy M, Taylor MB. Patterns of recurrence of gastrointestinal stromal tumour (GIST) following complete resection: implications for follow-up. Clin Radiol. 2013;68:770–5.
11. Reith JD, Goldblum JR, Lyles RH, Weiss SW. Extragastrointestinal (soft tissue) stromal tumors: an analysis of 48 cases with emphasis on histologic predictors of outcome. Mod Pathol. 2000;13:577–85.
12. Gerald WL, Miller HK, Battifora H, Miettinen M, Silva EG, Rosai J. Intra-abdominal desmoplastic small round-cell tumor. Report of 19 cases of a distinctive type of high-grade polyphenotypic malignancy affecting young individuals. Am J Surg Pathol. 1991;15:499–513.
13. Lae ME, Roche PC, Jin L, Lloyd RV, Nascimento AG. Desmoplastic small round cell tumor: a clinicopathologic, immunohistochemical, and molecular study of 32 tumors. Am J Surg Pathol. 2002;26:823–35.
14. Ordonez NG. Desmoplastic small round cell tumor: I: a histopathologic study of 39 cases with emphasis on unusual histological patterns. Am J Surg Pathol. 1998;22:1303–13.
15. Young RH, Eichhorn JH, Dickersin GR, Scully RE. Ovarian involvement by the intra-abdominal desmoplastic small round cell tumor with divergent differentiation: a report of three cases. Hum Pathol. 1992;23:454–64.
16. Young RH. Tumor-like lesions of the urinary bladder. Mod Pathol. 2009;22 Suppl 2:S37–52.
17. Ross MJ, Welch WR, Scully RE. Multilocular peritoneal inclusion cysts (so-called cystic mesotheliomas). Cancer. 1989;64:1336–46.

索 引

A

AIS　参见原位腺癌（AIS）

APA　参见非典型息肉样腺肌瘤（APA）

Arias-Stella 反应　27，54

癌

　　浆液性癌　41

　　黏液性癌　37

　　神经内分泌癌　43

　　透明细胞癌　41

　　腺鳞癌　39

　　腺样基底细胞癌　40

　　腺样囊性癌　40

　　转移性癌　44

B

伴奇异形核 / 合体细胞性平滑肌瘤　85~86

冰冻切片评估

　　冰冻诊断　1

　　妇科病理　1

　　解读　1

　　评估和取材　1

播散性腹膜平滑肌瘤病　92~94

部分性葡萄胎（PHM）　120

C

CCC　参见透明细胞癌（CCC）

CHM　参见完全性葡萄胎（CHM）

成人型颗粒细胞瘤（AGCT）

病理学　203~204

黄素化　207~209

临床特征　203

细胞学特征　203，206

诊断　208~209

组织学特征　203~206

促纤维增生性小圆细胞肿瘤（DSRCT）　260~261

卒中性平滑肌瘤

　　不明确的坏死和出血　97

　　富于细胞性　87~88

　　可见广泛出血　87

D

DLBL　参见弥漫性大 B 细胞淋巴瘤（DLBL）

DSRCT　参见促纤维增生性小圆细胞肿瘤（DSRCT）

低级别浆液性癌（LGSC）

　　病理　145

　　镜下特征　145~146

　　临床特征　144

　　诊断　146

低级别阑尾黏液性肿瘤（LAMN）

　　镜下特征　246~248

　　临床特征　245

　　诊断　248

低级别子宫内膜间质肉瘤（LGESS）　103~104

E

EPS　参见胎盘部位超常反应（EPS）

ESN 参见子宫内膜间质结节（ESN）

ETT 参见上皮样滋养细胞肿瘤（ETT）

恶性 Brenner 瘤

　　镜下特征 173~175

　　临床特征 173

　　诊断 174~176

恶性间皮瘤 255~257

恶性米勒混合瘤（MMMT）

　　宫颈 45~46

　　罕见的癌性成分 110

　　浆液性或子宫内膜样癌 109~110

　　卵巢 176

　　肉瘤成分 45

　　纤维肉瘤/横纹肌肉瘤和骨肉瘤 109，111

　　子宫内膜样 109

恶性潜能未定的平滑肌肿瘤（STUMP） 99

恶性生殖细胞肿瘤（MGCT） 149

F

非典型息肉样腺肌瘤（APA）

　　不规则、增生的子宫内膜腺体 106~107

　　可见坏死 106~107

　　息肉样子宫内膜病变 106

　　子宫内膜样癌 64

非典型增生性浆液性肿瘤（APST） 参见浆液性交
　　界性肿瘤（SBT）

非典型增生性黏液性肿瘤（APMT） 参见黏液性
　　交界性肿瘤（MBT）

非典型增生性子宫内膜样肿瘤（APET） 160~161

非妊娠绒毛膜癌 185

非绒毛乳头状子宫内膜样癌 59，61

富于细胞性平滑肌瘤 85~86，88

腹膜

　　恶性间皮瘤 255~257

　　腹膜包涵囊肿 266

　　腹膜播散性平滑肌瘤 257~258

　　腹膜假黏液瘤 261~262

　　宫颈内膜异位症 265~266

　　间皮细胞增殖/增生 263~264

　　乳头状间皮瘤 257

　　输卵管内膜异位症 265

　　胃肠道间质瘤（GIST） 258~260

　　子宫内膜异位症 264~265

腹膜包涵囊肿 266

腹膜播散性平滑肌瘤病 257

腹膜假黏液瘤 158，239，245，261~262

G

GIST 参见胃肠道间质瘤（GIST）

GTD 参见妊娠滋养细胞疾病（GTD）

高级别浆液性癌（HGSC）

　　镜下特征 149~150

　　临床特征 148

　　卵巢 149~151

　　输卵管 128

　　诊断 149~151

高级别鳞状上皮内病变（HSIL） 29

高级别子宫内膜间质肉瘤 104

宫颈

　　冰冻诊断 23

　　宫颈内膜息肉 23~24

　　宫颈腺癌 23

　　鳞状细胞癌（SCC） 23

　　前哨淋巴结 23

　　深部纳氏囊肿 24

　　隧道样腺丛 24

　　小叶状和弥漫性宫颈内膜腺体增生 25~26

宫颈浸润性腺癌

　　宫颈 33~34

　　宫颈切除术 33~34，36

　　普通型 33，36

　　腺体分布 34

宫颈毛玻璃细胞癌 38

宫颈内膜息肉 23~24

宫颈内膜异位症 28，265~266

宫颈黏液性癌

肠型　37

　　普通型宫颈腺癌　38

　　微偏腺癌　38~39

宫颈绒毛管状腺癌　35

宫颈腺癌

　　镜下特征　251~252

　　临床特征　251

　　诊断　251

宫内妊娠　117

H

HGSC　参见高级别浆液性癌（HGSC）

核分裂活跃的平滑肌瘤　86~87

化生，宫颈

　　鳞状上皮　28

　　输卵管子宫内膜样　28

　　移行上皮　29

混合性癌

　　混合存在的子宫内膜样癌成分和 CCC 成分　76

混合性上皮性肿瘤　参见间叶性肿瘤

I

IVL　参见静脉内平滑肌瘤病（IVL）

J

基底细胞癌

　　结节 / 斑块状病变　11

　　腺样结构　11，13

基底细胞样鳞状细胞癌

　　个别细胞角化　31

　　皮肤附属器肿瘤　11

　　腺样囊性癌样生长模式　41

畸胎瘤

　　镜下特征　187~188

　　临床特征　187

　　诊断　188~189

急性、慢性输卵管炎　132

尖锐湿疣　5

间叶性肿瘤

　　APA　105

　　宫颈　44~45

　　宫颈米勒管腺肉瘤　45

　　腺肌瘤　105

　　子宫　81~82

浆液性癌

　　肌层浸润　67

　　镜下生长模式　68

　　细胞学特征　69

浆液性交界性肿瘤（SBT）

　　腹膜种植　146

　　镜下特征　141~143

　　临床特征　141

　　诊断　142~143

浆液性囊腺瘤

　　镜下特征　138

　　临床特征　137

　　诊断　138~139

浆液性囊腺纤维瘤 / 腺纤维瘤

　　镜下特征　139~140

　　临床特征　139

　　诊断　139~140

浆液性腺纤维瘤　125

交界性 / 非典型增生性 Brenner 瘤

　　病理　172~173

　　镜下特征　172

　　临床特征　172

　　诊断　172~173

近端型上皮样肉瘤　20

浸润性鳞状细胞癌

　　宫颈　29~31

　　宫颈切除术　32

　　基底细胞样　31

　　角化型，高分化，组织学亚型　30~31

　　淋巴上皮瘤样亚型　32

　　前哨淋巴结评估　32

　　区域淋巴结　33

乳头状鳞状细胞癌 / 鳞状 - 移行细胞癌　31

梭形细胞 / 肉瘤样　32

外阴和阴道　7~11

疣性　7~8，11

疣状癌　31

静脉内平滑肌瘤病（IVL）

间叶性肿瘤　93

静脉内病变　91

K

Krukenberg 瘤（克鲁肯贝格瘤）　200，223，232，242~244

L

LAMN　参见低级别阑尾黏液性肿瘤（LAMN）

Leydig 细胞瘤（睾丸型间质细胞瘤）

临床特征　218

组织学特征　218~219

LGESS　参见低级别子宫内膜间质肉瘤（LGESS）

LGSC　参见低级别浆液性癌（LGSC）

阑尾肿瘤　245

类癌

病理　192~193

岛状结构　193

镜下特征　193~194

临床特征　191

诊断　194

类固醇细胞瘤

镜下特征　220~221

临床特征　219

类似于卵巢性索肿瘤的子宫肿瘤（UTROSCT）　110

累及淋巴结　147

颗粒细胞瘤　20

良性 Brenner 瘤

病理　171

镜下特征　171~172

临床特征　170

诊断　171

良性鳞状上皮病变

尖锐湿疣　5

鳞状上皮增生　5

硬化性苔藓　6

脂溢性角化病　5

良性腺性病变　13

林奇综合征　58

淋巴瘤　45~47

淋巴瘤样病变　27

鳞状上皮化生　28~29

鳞状细胞癌（SCC）

病理　7

高级别鳞状上皮内病变（HSIL）　29

宫颈　29

宫颈恶性肿瘤　23

浸润性　29~31

镜下特征　7~8

临床特征　7

浅表浸润性　11

乳头状鳞状细胞癌　7，10

梭形细胞 / 肉瘤样　7

外切缘　11

外阴及阴道　7~9

诊断　7

子宫内膜　74

卵巢

表面乳头状间质增生　233~234

间质卵泡膜细胞增生　231~233

淋巴瘤　234~236

卵巢扭转　233

囊状黄体 / 黄体囊肿　229

囊状滤泡　227

皮质包涵囊肿　227

输卵管卵巢脓肿　234~235

水肿　233

小细胞癌　235~237

子宫内膜异位症 / 子宫内膜异位囊肿　229~234

卵巢癌肉瘤

病理　176

镜下特征　176~177

临床特征　176

诊断　176

卵巢表面乳头状间质增生　233~234

（卵巢固有）间质卵泡膜细胞增生　231

卵巢甲状腺肿

镜下特征　190~192

临床特征　190

诊断　191

卵巢淋巴瘤　234

卵巢卵黄囊瘤（YST）

镜下特征　184~185

临床特征　183

外阴和阴道　21

诊断　185

卵巢黏液性癌

镜下特征　156~157

临床特征　156

诊断　157

卵巢黏液性肿瘤　158

卵巢扭转　233

卵巢皮质包涵囊肿　227

卵巢生殖细胞肿瘤

非妊娠绒毛膜癌　185

混合性生殖细胞肿瘤　186

畸胎瘤　187

类癌　191

临床表现和实验室检查　181

卵巢甲状腺肿　190

卵黄囊瘤（YST）　183

胚胎性癌　186

体细胞恶性肿瘤　194

无性细胞瘤　181

性腺母细胞瘤　196

卵巢纤维瘤

镜下特征　199~201

临床特征　199

诊断　200~202

卵泡膜细胞瘤　202~203，209，219，222，232

M

MDA　参见微偏腺癌（MDA）

MGCT　参见恶性生殖细胞肿瘤（MGCT）

MGH　参见微腺体增生（MGH）

MMMT　参见恶性米勒混合瘤（MMMT）

慢性宫颈炎　27

弥漫性大 B 细胞淋巴瘤（DLBL）　234，236

弥漫性腹膜平滑肌瘤病　92~94

弥漫性宫颈内膜腺体增生　25~26

弥漫性平滑肌瘤病　82，87

米勒管腺肉瘤

宫颈　45

腺体和间质成分　108

子宫　106

子宫内膜息肉　106

子宫外转移　109

N

囊状黄体 / 黄体囊肿　229

囊状滤泡　227~228

黏液性交界性肿瘤（MBT）

镜下特征　153~155

临床特征　153

诊断　155

黏液性囊腺瘤

镜下特征　151~153

临床特征　151

诊断　151~153

黏液样平滑肌瘤

大体外观　88

黏液样平滑肌肉瘤　99

P

PEComa　参见血管周上皮样细胞肿瘤（PEComa）

PHM　参见部分性葡萄胎（PHM）

PSN 参见胎盘部位结节（PSN）

PSTT 参见胎盘部位滋养细胞肿瘤（PSTT）

胚胎残件 / 囊肿，输卵管

    输卵管旁囊肿 131~132

    中肾管残件 131

胚胎性癌 186

平滑肌瘤和平滑肌肉瘤 19，99

平滑肌母细胞瘤 87

平滑肌肉瘤

    地图样坏死 96~97

    黏液样 99~100

    凝固性肿瘤细胞坏死 96，98

    上皮样 97~98

平滑肌肿瘤

    宫颈 44~45

    宫颈平滑肌瘤，44

    子宫 81~82

葡萄胎 118

葡萄状横纹肌肉瘤 19

普通型平滑肌瘤

    伴奇异形核 / 合体细胞性平滑肌瘤 85~86

    变性 82~83

    出血性梗死 85

    卒中性平滑肌瘤 87~88

    大体表现 83

    富于细胞性 85~86

    核分裂活跃的平滑肌瘤 86~87

    弥漫性平滑肌瘤病 87

    黏液样平滑肌瘤 87~89

    上皮样平滑肌瘤（平滑肌母细胞瘤） 87，89

    水肿性平滑肌瘤 90

    脂肪平滑肌瘤 90

Q

起源于成熟性畸胎瘤的体细胞恶性肿瘤

    临床特征 194

    鳞状细胞癌（SCC） 194~195

    黏液性癌 194~196

    诊断 194

前庭大腺癌 15

侵袭性葡萄胎 120~121

侵袭性血管黏液瘤

    病理学 16

    镜下特征 16~17

    临床特征 16

    诊断 16

去分化子宫内膜癌 74，75，109

R

妊娠绒毛膜癌（GC）

    镜下特征 121~122

    临床特征 121

    诊断 121

妊娠滋养细胞疾病（GTD）

    部分性葡萄胎 120

    侵袭性葡萄胎 120~121

    滋养细胞肿瘤 117

绒毛管状子宫内膜样癌 61

肉芽组织 16~18

乳头状间皮瘤 257

乳头状鳞状细胞癌 / 鳞状 - 移行细胞癌 31

乳腺，原发，转移至卵巢

    镜下特征 249~250

    临床特征 249

    诊断 249

    转移性肿瘤 249~251

S

SBT / APST 微乳头亚型（非浸润性低级别浆液性癌） 143~144

SCC 参见鳞状细胞癌（SCC）

SEIC 参见子宫内膜浆液性上皮内癌（SEIC）

SIL 参见鳞状上皮内病变（SIL）

SLCT 参见支持 - 间质细胞瘤（SLCT）

STUMP 参见恶性潜能未定的平滑肌肿瘤（STUMP）

上皮样平滑肌瘤 87，89

上皮样平滑肌肉瘤 98

上皮样滋养细胞肿瘤（ETT） 123

深部纳氏囊肿 24~25

神经内分泌癌 43，44

输卵管

  高级别浆液性癌 127~128

  急性、慢性输卵管炎 132

  浆液性交界性肿瘤 / 非典型增生性浆液性肿瘤

    （SBT/APST） 125

  浆液性腺纤维瘤 125~126

  降低风险的输卵管卵巢切除术标本 132

  输卵管浆液性上皮内癌（STIC） 125~127

  输卵管旁囊肿 131，132

  输卵管上皮增生 129~130

  术中总体评估 125

  腺瘤样瘤 128

  异位妊娠 132~134

  中肾管残件 131

  转移性肿瘤 129

  子宫内膜异位症 131

输卵管浆液性上皮内癌（STIC） 125~127

输卵管卵巢脓肿 234

输卵管内膜异位症 265

输卵管上皮增生 129~130

输卵管子宫内膜样化生 28

术后梭形细胞结节 17

水肿性平滑肌瘤 90

隧道样腺丛 24

梭形细胞 / 肉瘤样鳞状细胞癌 32

T

胎盘部位超常反应（EPS） 124

胎盘部位结节（PSN） 124

胎盘部位滋养细胞肿瘤（PSTT） 122~123

透明细胞癌（CCC）

  宫颈 41

  卵巢 167~169

阴道 21

  子宫内膜 70，72，73

透明细胞交界性肿瘤 / 非典型增生性透明细胞

  肿瘤 166

透明细胞囊腺瘤 / 腺纤维瘤

  病理 165

  镜下特征 165

  临床特征 165

  诊断 165

U

UTROSCT 参见类似于卵巢性索肿瘤的子宫肿瘤

  （UTROSCT）

W

外阴 Paget 病

  镜下特征 14~15

  临床特征 14

  诊断 14

外阴及阴道

  恶性黑色素瘤 20

  间叶性肿瘤 16

  近端型上皮样肉瘤 20

  颗粒细胞瘤 20

  良性鳞状上皮病变 5

  淋巴瘤 21

  鳞状上皮内病变（SIL） 6

  鳞状上皮增生 5

  鳞状细胞癌（SCC） 7~11

  卵黄囊瘤（YST） 21

  平滑肌瘤和平滑肌肉瘤 19

  葡萄状横纹肌肉瘤 19

  侵袭性血管黏液瘤 16~17

  肉芽组织 16，18

  透明细胞癌 21

  纤维上皮性间质息肉 16

  血管肌纤维母细胞瘤 17

外阴乳头状汗腺瘤 14

完全性葡萄胎（CHM） 118~119

微囊性间质瘤 224

微偏腺癌（MDA） 24~25

微腺体型子宫内膜样癌 59，62

微腺体增生（MGH）

　宫颈腺细胞 26~27

　核分裂 26

未分化子宫内膜癌 74

未分化子宫肉瘤 111~112

胃肠道间质瘤（GIST）

　镜下特征 259~260

　临床特征 258

　诊断 260

无性细胞瘤

　镜下特征 182~183

　临床特征 181

　诊断 183

X

纤维肉瘤 224

纤维上皮性间质息肉 16

腺癌

　肠腺癌 240

　宫颈原位腺癌 32

　浸润性宫颈腺癌 33~35

　绒毛管状 35

　乳腺型 15

　Krukenberg 瘤 / 转移性印戒细胞癌 242~244

　中肾管腺癌 41~42

　子宫内膜样 36

腺肌瘤 105

腺鳞癌 39

腺瘤样瘤 113，128

腺样基底细胞癌

　宫颈恶性米勒混合瘤 45

　小叶状 40

腺样囊性癌 40

小叶状宫颈内膜腺体增生 25，38

性索间质肿瘤

　成人型颗粒细胞瘤（AGCT） 203~209

　黄素化卵泡膜细胞瘤 202

　卵泡膜细胞瘤 202~203

　纤维瘤 199~201

　幼年型颗粒细胞瘤（JGCT） 209~212

　支持 – 间质细胞瘤（SLCT） 212~216

性腺母细胞瘤 183，196

血管肌纤维母细胞瘤 17~18

血管周上皮样细胞肿瘤（PEComa） 110，113

Y

炎性肌纤维母细胞瘤（IMT） 110，113

移行上皮化生 29

异位妊娠 132~134

印戒样间质瘤 222

硬化性苔藓 6

疣性鳞状细胞癌 31

疣状癌 31

幼年型颗粒细胞瘤（JGCT）

　临床特征，209

　细胞学特征 209，211

　组织学特征 209~210

原位腺癌（AIS） 32

Z

支持 – 间质细胞瘤（SLCT）

　分化 212~216

　高分化 212~213

　临床特征 212

　异源性成分 212，216

　诊断 216~217

　中分化 213~214

脂肪平滑肌瘤 90，113

脂溢性角化病 5

中肾管腺癌

　宫颈 41~43

中肾管增生 28

转移性癌
  乳腺导管　76~77
  乳腺小叶　76~77
  转移至子宫内膜　76
转移性腺癌，卵巢
  镜下特征　242~244
  临床特征　242
  诊断　242
转移性胰胆管系统腺癌
  镜下特征　245~247
  临床特征　244
  诊断　245
转移性肿瘤，卵巢
  肠腺癌　240~241
  临床表现　239
  原发灶　240
  转移性腺癌　242~244
子宫间叶性肿瘤　81~82
子宫内膜癌　251
子宫内膜间质结节（ESN）　101~103
子宫内膜间质肿瘤　101
子宫内膜浆液性上皮内癌（SEIC）　51，66
子宫内膜黏液性癌
  微腺体结构　65
  子宫内膜　65
子宫内膜上皮性病变
  化生性和反应性改变　54
子宫内膜神经内分泌癌

大细胞　74
小细胞　74
  子宫内膜肿瘤类型　75
子宫内膜息肉　65，71
子宫内膜样癌
  非绒毛乳头状　59，61
  高分化　58，62，64
  宫颈　36
  宫颈受累　62~63
  林奇综合征　58
  卵巢　161~165
  卵巢伴性索分化的子宫内膜样癌　163~165
  绒毛管状　62
  微腺体　62
  子宫内膜　58
子宫内膜样交界性肿瘤（EBT）　160~161
子宫内膜样腺纤维瘤　158
子宫内膜异位囊肿　参见子宫内膜异位症
子宫内膜异位症
  表面粘连　229
  透明细胞癌　231~232
  诊断　231
子宫内膜增生
  不伴细胞非典型性　55
  非典型增生　55~56
  复杂性黏液改变　52，57

（马建慧　译，郑兴征　校）